Obesity treatment & Weight control

비만과 체중관리

이윤관 저

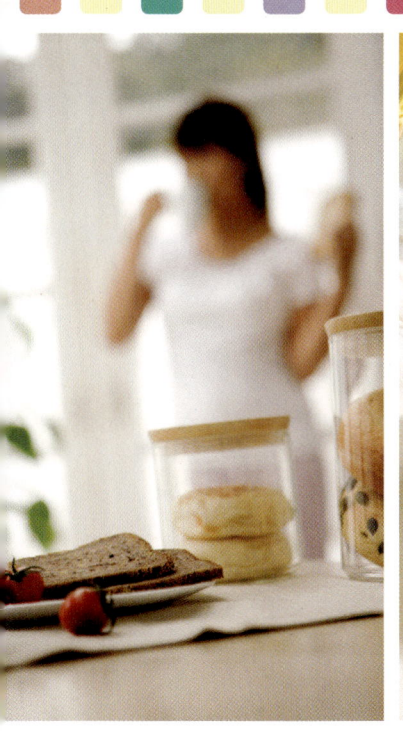
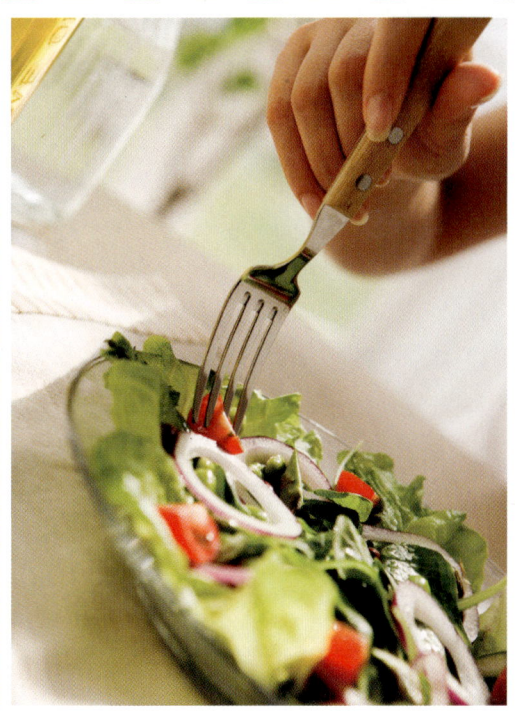
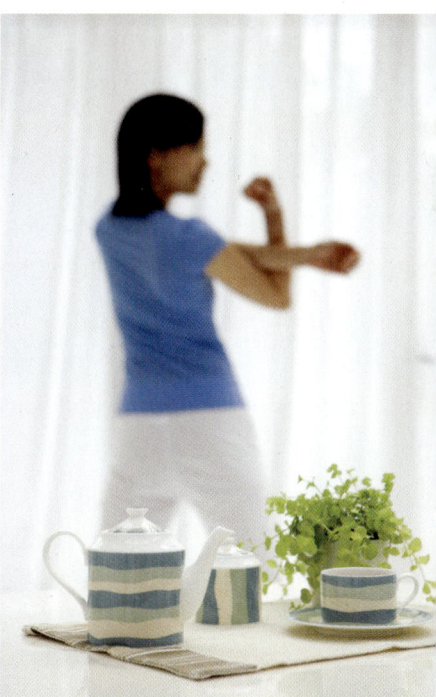

dcb
대경북스

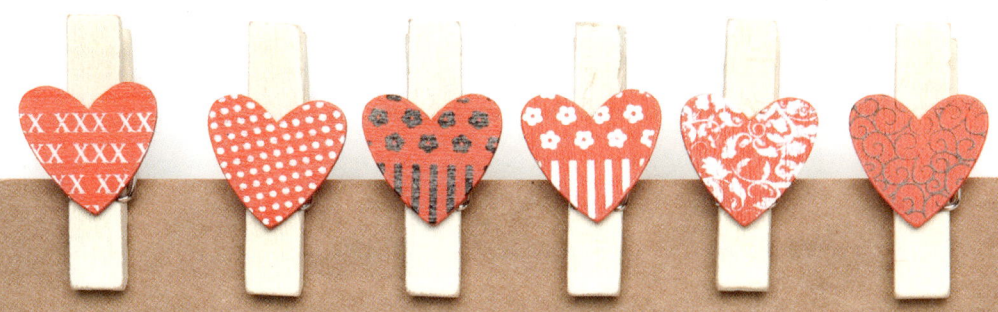

머리말

질병관리본부에 따르면 우리나라의 비만유병률은 남자는 1998년 25.1%에서 2010년 36.3%로 증가하였으며, 여자는 1998년 26.2%에서 2009년까지 26.0% 수준을 유지하다가 2010년에서는 24.8%로 약간 낮아졌다.

특히 최근 식생활의 변화와 신체활동량의 감소로 비만이 증가하고 있으며 이와 관련된 고혈압, 심장혈관계통질환, 당뇨병, 대사증후군 등의 만성질환이 증가하는 추세에 있다. 특히 우리나라 성인의 1/3은 비만이며, 남자 비만인구도 지난 10년 간 해마다 1%씩 증가되고 있다.

비만증은 그 자체도 문제이지만 다양한 질환의 밑바탕이 되기 때문에 만병의 근원이라고 불린다. 내장지방축적형비만인의 90% 정도는 비만으로 인한 합병증이 나타나는데, 특히 당대사이상, 지질대사이상, 고혈압 등은 동맥경화성질환의 위험인자로 보는 증상들이다. 가벼운 비만이라도 합병증이 발생하거나 아직 발생하지 않았더라도 발생위험성이 높은 경우에는 장래에 다양한 질환을 일으킬 수 있다.

본 서에서는 사회적인 문제가 되고 있는 비만증 발생의 메커니즘을 과학적으로 규명하고, 부적절한 다이어트법의 실체를 파헤치며, 비만을 해소하기 위한 올바른 방법을 제시하고 있다. 구체적인 내용은 다음과 같다.

Chapter 1. 비만의 개념과 체성분 측정에서는 우리나라의 비만 실태와 비만의 원인과 종류, 비만이 인체에 미치는 영향에 대해 알아보고, 체성분을 측정하는 여러 가지 방법을 설명하였다.

Chapter 2. 비만증예방·치료와 체중조절에서는 비만예방과 비만증치료의 필요성과 다양한 치료방법, 체중조절의 기전에 대해 알아보았다.

Chapter 3. 비만인의 식습관과 식이요법에서는 비만을 초래하는 잘못된 식습관에 대해 알아보고, 비만인을 위한 식사처방, 식이요법의 실시방법, 에너지밸런스와 체지방량의 조절기전, 영양소섭취상의 주의점 등을 고찰하였다.

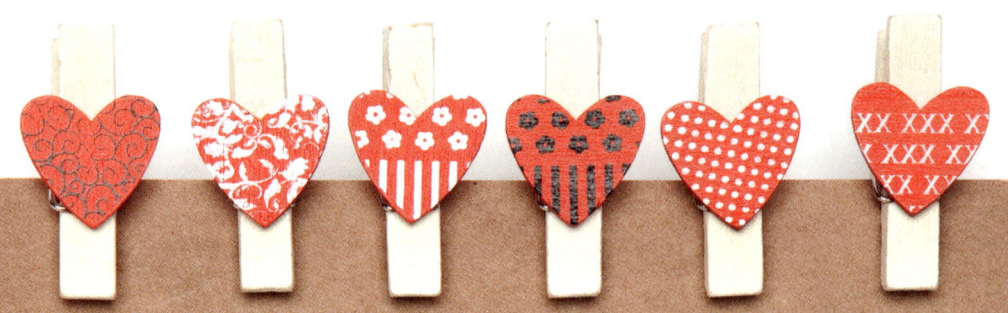

Chapter 4. 비만증치료를 위한 운동요법에서는 운동요법의 의의와 운동요법이 체중감량에 미치는 영향에 대해 알아보고, 체중감량에 좋은 운동과 운동요법 실시방법을 살펴보았다.

Chapter 5. 비만증치료를 위한 약물요법에서는 약물요법의 치료대상과 적용기준, 실시상의 주의점을 설명하고, 최근 유행하고 있는 약물 다이어트의 허와 실을 알아보았다.

Chapter 6. 비만증치료를 위한 행동요법에서는 행동요법이 무엇인지 알아보고, 행동요법의 단계와 구체적 치료법에 대해 자세하게 설명하였다.

Chapter 7. 비만증치료와 요요현상에서는 다이어트를 실패로 몰고가는 요요현상의 발생과정에 대해 알아보고, 그 방지대책을 설명하였다.

Chapter 8. 위험한 다이어트에서는 아침 바나나다이어트, 기록다이어트, 저인슐린다이어트, 단식, 매크로바이오틱스, 포뮬러식의 문제점과 보조제가 간기능에 미치는 영향을 조목조목 따져보았다.

Chapter 9. 비만과 스트레스에서는 비만을 초래하는 요인 중 하나인 스트레스의 원인과 스트레스가 비만을 초래하는 기전, 스트레스의 자가진단과 대처법 등을 서술하였다.

Chapter 10. 비만과 질병에서는 비만과 동반되어 치명적인 결과를 가져오는 대사증후군, 당내성장애, 지질대사이상, 고혈압, 고요산혈증, 지방간, 심장동맥질환, 뇌경색 등의 진단방법을 설명하고, 비만해소를 통한 질병의 치료방법을 찾아보았다.

아무쪼록 많은 사람들이 비만의 메커니즘을 올바르게 이해함으로써 비과학적인 비만해소방법에 현혹되지 않고, 자신에게 맞는 비만해소법을 찾아 건강을 유지·증진해나갈 수 있기를 기대해 본다.

2013년 7월

저 자 씀

차 례

Chapter *1.* 비만의 개념과 체성분 측정

비만의 개념

1. 우리나라의 비만 실태 …………………………………………………………… 20
2. 비만의 원인 ……………………………………………………………………… 23
   ⑴ 유전적 요인 / 24   ⑵ 심리적 요인 / 25
   ⑶ 환경적 요인 / 25   ⑷ 내분비계통이상에 의한 비만 / 28
3. 비만의 종류 ……………………………………………………………………… 28
   ⑴ 비만의 원인에 의한 분류 / 28
   ⑵ 지방세포의 수 및 크기에 따른 분류 / 28
   ⑶ 지방세포의 체내분포부위에 따른 분류 / 30
4. 비만증의 진단 …………………………………………………………………… 31
   ⑴ 우리나라 사람의 비만 특징 / 32   ⑵ 비만증의 진단기준 / 32
5. 비만이 인체에 미치는 영향 …………………………………………………… 38
   ⑴ 생활습관병의 고위험요인 / 38   ⑵ 비만과 수면무호흡증 / 39
   ⑶ 비만과 무릎관절통증 / 40   ⑷ 비만과 불임·출산 / 40
   ⑸ 비만과 치주질환 / 40   ⑹ 비만과 간염·간암 / 41
   ⑺ 비만과 피로물질 / 41   ⑻ 비만과 노화 / 41
   ⑼ 비만과 가난 / 42

체성분 측정

1. 캘리퍼를 이용한 측정법 ………………………………………………………… 43
2. 수중체중측정법 …………………………………………………………………… 43
3. 공기치환법 ………………………………………………………………………… 44
4. 이중에너지X선흡수법 …………………………………………………………… 44
5. 컴퓨터단층촬영법 ………………………………………………………………… 45
6. 체격요인을 이용한 비만도측정공식 …………………………………………… 46

Chapter 2. 비만증예방 · 치료와 체중조절

비만예방의 필요성

1. 착한 콜레스테롤을 늘려 혈압을 낮춘다 ………………………………… 50
2. 심장동맥질환의 발병위험을 낮춘다 ……………………………………… 51
3. 포도당을 소비하고 혈당치를 낮춘다 …………………………………… 51
4. 혈관의 젊음을 유지한다 …………………………………………………… 52
5. 면역력을 높여 암을 예방한다 …………………………………………… 52
6. 뼈가 튼튼해질 수 있다 …………………………………………………… 53
7. 치매나 노인질환을 예방한다 …………………………………………… 54

비만증치료의 필요성

1. 치료가 필요한 비만증 ……………………………………………………… 55
   (1) 지방세포의 질적이상 또는 양적이상에 의한 비만증 / 55
   (2) 비만증치료의 원칙은 체지방량감소 / 56
2. 비만증치료의 의의 ………………………………………………………… 56

비만증의 치료방법

1. 비만증의 기본적인 치료방법 ……………………………………………… 57
   (1) 식이요법, 운동요법 및 행동요법 / 57   (2) 약물요법 / 57
2. 비만증의 유형별 치료방법 ………………………………………………… 59
   (1) 지방세포의 질적이상에 의한 비만증의 치료방법 / 59
   (2) 지방세포의 양적이상에 의한 비만증의 치료방법 / 60
   (3) 비만증치료에서 중요한 행동요법 / 60

체중조절의 기전

1. 지방의 축적과 뇌의 작용 ………………………………………………… 62
2. 섭식중추의 발견 …………………………………………………………… 63
   (1) 체중의 세트포인트설 / 64   (2) 케네디의 지방평형 / 65
   (3) 인간과 세트포인트설 / 65

Chapter 3. 비만인의 식습관과 식이요법

비만과 식습관

1. 잘못된 식습관 ·· 70
2. 음식 남기지 않고 다 먹기 ··· 71
3. 빨리 먹기는 비만의 근원 ··· 72
4. 정크푸드의 지옥에서 탈출하는 법 ······································· 73
   (1) 공포심으로 식욕을 조절한다 / 74   (2) 기간을 정하자 / 74
   (3) 칭찬받는다 / 74
5. 편의점도시락의 공포 ··· 74
6. 외식 리터러시로 자기방어 ··· 75

비만의 식사처방

1. 식사처방전 ··· 77
2. 일일에너지섭취량의 기준 ··· 78
   (1) 빵과 밥 / 79   (2) 간 식 / 80
   (3) 술 마시는 법 / 80   (4) 우유의 좋은 점과 나쁜 점 / 81
   (5) 수분과 비만의 관계 / 82
3. 지방이 많은 식품과 콜레스테롤 ·· 83
   (1) 지방이 많은 식품 / 83
   (2) 콜레스테롤을 어떻게 생각할 것인가 / 84
4. 다이어트의 효과와 요요현상 ·· 85
   (1) 다이어트의 효과 / 85   (2) 다이어트 성공의 비결 / 86
   (3) 요요현상 / 87   (4) 살빼기의 포인트 / 89
   (5) 과도한 살빼기의 역효과 / 89

식이요법의 대상, 목적, 치료식단의 종류 및 효과

1. 식이요법의 대상 ··· 91
2. 식이요법의 목적 ··· 92
3. 치료식단의 종류 ··· 92

(1) 비만증치료식단 / 93   (2) 초저칼로리다이어트 / 93

4. 식이요법의 효과 ··· 93

식이요법의 실시방법

1. 비만증의 종류에 따른 치료식단 ·· 95
2. 비만증치료식단의 결정방법 ··· 96
3. 일일총에너지섭취량 결정 시의 주의점 ······························· 98
4. 엄격한 초저칼로리다이어트 ··· 99
5. 영양소의 배분 ··· 99

에너지밸런스와 체지방량의 조절기전

1. 에너지밸런스 ··· 100
   (1) 에너지 및 영양소 섭취현황 / 100   (2) 기초대사와 비만의 관계 / 102
   (3) 몸속에 저장된 에너지원 / 104
2. 체지방량의 조절기전 ··· 106
   (1) 렙틴의 에너지 소비증대 효과 / 106   (2) 중추에서의 식욕조절 / 107
   (3) 소화기관에서 나오는 포만감 신호 / 108   (4) 포도당에 의한 포만감 / 109
   (5) 뇌 속의 아미노에 의한 식욕조절 / 110   (6) 식욕억제와 체지방량 / 110

영양소섭취상의 주의점

1. 단백질 ··· 112
2. 탄수화물 ·· 112
3. 지 질 ·· 112
4. 비타민과 미네랄 ·· 112

식이요법 실시상의 주의점

1. 비만증치료식단 이외의 식이요법을 병행할 때의 주의점 ········· 113
2. VLCD요법의 주의점 ·· 113

(1) 비만증치료식단과 VLCD요법의 차이점 / 114

(2) VLCD요법의 금기대상과 부작용 / 115

Chapter *4.* 비만증치료를 위한 운동요법

운동요법의 의의

1. 체중감량과 인슐린저항성 개선 ···118
  (1) 체중감량 / 118   (2) 인슐린저항성 개선 / 118

2. 운동요법의 효과 ···120

운동에 의한 체중감량

1. 운동이 다이어트에 유익한 이유 ··121
  (1) 기초대사가 활발해져 마르기 쉬운 체질이 된다 / 121

  (2) 가벼운 유산소운동으로 스트레스를 줄인다 / 121

  (3) 당뇨병, 고혈압 등 생활습관병을 예방한다 / 122

2. 체중감량을 위한 운동의 3요소 ···122
3. 지방연소를 위한 운동시간 ···122
4. 운동을 지속하기 위한 요령 ···124
  (1) 목적을 확실하게 정한다 / 124   (2) 다치지 않도록 한다 / 124

  (3) 운동효과를 금전적으로 환산해 본다 / 124

  (4) 일과 똑같이 생각한다 / 125   (5) 동료와 함께한다 / 125

  (6) 지치지 않을 정도로만 한다 / 125   (7) 걷기부터 시작한다 / 126

  (8) 적어도 21일은 해본다 / 127   (9) 중(中)도 이상의 운동을 계속한다 / 127

체중감량에 좋은 운동

1. 걷 기 ···128
  (1) 걷는 속도 / 129   (2) 운동강도 / 129

2. 조 깅 ···131
3. 수 영 ···132

4. 안전한 운동방법 ……………………………………………………132
 (1) 자신의 체력을 파악한다 / 133
 (2) 격렬한 운동은 하지 않는다 / 135
 (3) 취미와 운동 / 137
 (4) 운동만으로는 살을 뺄 수 없다 / 138
 (5) 축 처진 배 / 138   (6) 운동 시 주의점 / 139
 (7) 건강검사 / 140   (8) 운동처방전 / 141

운동요법의 효과

1. 뚱뚱하기 때문에 움직이기 어렵다는 악순환 ……………………142
2. 당분간 지속되는 운동의 효과 ……………………………………143
3. 운동을 싫어하는 사람에게 드리는 선물 …………………………144
4. 비만과 스트레스와 운동의 상관관계 ……………………………144
 (1) 운동을 하면 스트레스가 해소된다 / 144
 (2) 운동은 뇌에 마약을 분비시킨다 / 145

운동요법 실시상의 주의점

1. 운동요법의 평가방법 ………………………………………………148
2. 운동요법의 지속방법 ………………………………………………148

Chapter 5. 비만증치료를 위한 약물요법

약물요법의 개요

1. 약물요법의 치료대상자와 적용기준 ………………………………152
 (1) 치료대상자 / 152   (2) 적용기준 / 152
2. 약물요법 실시상의 주의점 …………………………………………154
3. 치료기간의 설정과 치료효과의 평가 ……………………………155
 (1) 치료기간의 설정 / 155   (2) 치료효과의 평가 / 155

위험한 약물 다이어트

1. 각성제와 같은 다이어트약 …………………………………………157
2. 각종 호르몬제의 정체 …………………………………………158
　(1) 살이 엄청 빠지는 갑상샘호르몬제 / 158
　(2) 성장호르몬제 / 159　　　　　　　　　(3) 황색체호르몬제 / 159
3. 각종 다이어트보조제의 정체 …………………………………160
　(1) 식욕억제제 / 160
　(2) 감기약에 쓰이는 식욕억제성분 / 161
　(3) 아스피린 / 161　　　　　　　　　　　(4) 위험한 허브 / 162
　(5) 정체를 알 수 없는 약의 공포 / 163　　(6) 치료약 또는 한약 / 163
　(7) 인터넷에서 판매하는 다이어트보조제 / 164
4. 트러블을 일으키는 지방용해주사 ……………………………168
5. 효과가 전혀 없는 지방흡입술 …………………………………169
6. 믿을 수 없는 비만클리닉 ………………………………………170
7. 민간요법의 진실 …………………………………………………170
8. 새로운 발상의 살빼는 약 ………………………………………171
　(1) 다이어트보조제 / 171　　　　　　　(2) 미래의 비만치료제 / 172

궁극적인 다이어트약—아디포넥틴

비만의 의학요법

1. 의약품의 이용이 필요한 경우 …………………………………174
2. 비만의 약물치료지침 ……………………………………………175
3. 수술요법 …………………………………………………………176

올바른 살빼기

행동요법의 개요

1. 행동요법의 7가지 요점 …………………………………………180
　(1) 셀프 모니터링 / 180　　　　　　　　(2) 스트레스 관리 / 181

(3) 선행자극 조절 / 181   (4) 문제행동의 추출과 해결 / 181

(5) 보상을 이용한 행동수복 강화 / 181   (6) 인지재구축 / 182

(7) 사회적 서포트 / 182

2. 행동요법의 실제 ··182
   (1) 행동요법의 흐름 / 182   (2) 행동수복의 단계와 실시법 / 183

Chapter 6. 비만증치료를 위한 행동요법

행동요법의 단계와 적용방법

1. 행동요법의 단계 ··185
2. 행동요법의 적용방법 ··186
   (1) 비만증환자의 식습관 및 생활습관 파악 / 186
   (2) 적용방법 / 186

행동요법의 치료기간과 평가방법

1. 적당한 치료기간 ··189
2. 치료결과의 평가방법 ··189
3. 치료 시의 주의사항 ···189
   (1) 실행가능한 식사제한 / 190   (2) 확실한 감량효과 / 190
   (3) 감량속도 / 190

비만증치료법의 요점

1. 감량치료 적용여부의 판정 ······································192
2. 치료방법의 선택과 치료계획결정 ································192
3. 적합한 치료방법의 실시 ···192

Chapter 7. 비만증치료와 요요현상

요요현상의 발생과정

요요현상이 나타나지 않게 하는 방법

1. 1개월에 1kg 정도 감량이 이상적이다 ……………………………… 199
2. 정체기에 포기하면 더 찐다 …………………………………… 200
3. 한 달을 참는 것이 중요하다 ………………………………… 200

요요현상방지법

1. 요요현상방지법 1-운동으로 대사치를 올린다 ………………… 201
2. 요요현상방지법 2-체내 식욕억제호르몬을 이용하자 ………… 201
3. 요요현상방지법 3-더욱더 살이 찐다는 사실을 명심하자 …… 203
4. 요요현상방지법 4-다이어트는 2년 계획으로 하자 …………… 203
5. 요요현상방지법 5-뇌를 내 편으로 만들자 ……………………… 204

Chapter 8. 다이어트의 위험성

아침 바나나다이어트의 문제점

1. 칼륨과다섭취의 위험성 ……………………………………… 209
2. 잔류농약 또는 과일알러지 ………………………………… 210
3. 위험한 원푸드다이어트 ……………………………………… 211

기록다이어트의 함정

1. 기록달성만으로 느끼는 자기만족 ………………………… 212
2. 기록을 지속하지 못하는 이유 ……………………………… 212

저인슐린다이어트의 함정

1. 고기는 얼마든지 먹어도 괜찮다 …………………………… 214
2. GI가 높은 감자는 나쁜 음식인가 ………………………… 215
3. 저혈당의 위험성 ……………………………………………… 216
    (1) 저혈당과 뇌활동 저하 / 217
    (2) GI 다이어트의 보완법 / 217

요요현상의 발생과정

단식과 우울증

보조제가 간기능에 미치는 영향

포뮬러식의 단점

1. 포뮬러식은 완벽한가 ···································· 222
2. 야채나 과일에는 이길 수 없다 ···························· 223

Chapter 9. 비만과 스트레스

스트레스와 식욕

1. 시상하부 · 뇌하수체 · 부신 · 지방조직으로 구성된 시스템 ················· 226
2. 스트레스의 원인 파악 ································· 228
3. 스트레스와 과식의 메커니즘 ·························· 229
4. 스트레스와 호르몬 분비 ······························ 229
5. 스트레스로 인한 증상 ······························· 230

스트레스 자가진단

스트레스 대처법

1. 스트레스내성 향상 ··································· 233
   (1) 단백질로 스트레스에 대처한다 / 233
   (2) L-트립토판으로 스트레스에 대처한다 / 235
2. 운동으로 스트레스 해소 ····························· 235
3. 스트레스의 약물처방 ································· 236
4. 사고방식의 전환으로 스트레스 해소 ····················· 236
5. 좌선 · 명상으로 스트레스 해소 ························· 237

6. 스트레스를 식욕으로 풀지 않는 방법 ·· 237
   (1) 자기평가를 높일 것 / 238   (2) 스스로 칭찬하기 / 239

Chapter 10. 비만과 질병

대사증후군의 진단과 치료

1. 대사증후군과 비만증의 관계 ·· 242
   (1) 비만증에서 대사증후군의 위치 / 242
   (2) 대사증후군에 의해 발생하는 질환과 그 구조 / 244
   (3) 대사증후군의 예방 / 245
2. 대사증후군의 진단기준 ·· 246
3. 대사증후군의 치료방법 ·· 247
   (1) 치료의 기본개념과 치료목표 / 248
   (2) 구체적인 치료방침 / 249
   (3) 식생활의 특징과 시정 / 250
   (4) 운동의 도입 / 251
   (5) 생활습관의 개선 / 252

당내성장애 · 2형당뇨병의 진단과 치료

1. 개 요 ·· 253
2. 비만증과 2형당뇨병의 관계 ·· 253
3. 치료 전 준비사항 ··· 253
4. 2형당뇨병으로의 진행을 방지하는 생활습관개선 ································· 254
   (1) BMI와 내장지방축적 / 254   (2) 식 사 / 255
   (3) 운 동 / 256   (4) 흡연 · 음주 / 256

지질대사이상의 진단과 치료

1. 개 요 ·· 257
2. 감량에 의한 지질대사의 개선 ·· 257
3. 비만증에 동반되는 지질대상이상의 치료포인트 ··································· 258

고혈압의 진단과 치료

1. 개 요 ·· 259
2. 고혈압에 대한 감량치료의 효과 ·· 260
3. 비만증에 동반되는 고혈압치료방법 ·· 260
   (1) 식이요법 / 261   (2) 운동요법의 포인트 / 262
   (3) 약물요법의 병행 / 263
4. 약물을 사용한 혈압강하 시의 주의점 ··· 263

고요산혈증 · 통풍의 진단과 치료

1. 개 요 ·· 265
2. 고요산혈증에 대한 감량치료의 효과 ·· 266
3. 고요산혈증 · 통풍의 치료방법 ··· 266
   (1) 식이요법 / 268   (2) 운동요법 / 268
4. 약물요법 실시상의 주의점 ··· 268

지방간의 진단과 치료

1. 개 요 ·· 269
2. 지방간에 대한 감량치료의 효과 ·· 270
3. 지방간의 치료방법 ·· 270
   (1) 식이요법 / 270   (2) 운동요법 / 271
4. 약물요법 실시상의 주의점 ··· 271

심장동맥질환의 진단과 치료

1. 개 요 ·· 272
2. 관상동맥질환자에 대한 감량치료의 효과 ··· 273
3. 관상동맥질환의 치료방법 ·· 273
   (1) 치료방법─실시 첫 회 / 273   (2) 치료방법─실시 2회 이후 / 273
   (3) 적응증상 / 274
4. 감량치료 실시상의 주의점 ··· 274

뇌경색의 진단과 치료

1. 개 요 ·· 275
2. 비만증에 동반되는 뇌경색환자를 위한 식이요법 ···················· 275
   (1) 발병 직후 / 275   (2) 안정기 / 275
   (3) 후유증이 있는 경우 / 276   (4) 합병증이 있는 경우 / 276
   (5) 경구섭취가 힘든 경우 / 276
3. 뇌경색환자에 대한 운동요법 실시방법 ·································· 276
   (1) 급성기 / 276   (2) 만성기 / 277
4. 뇌경색의 치료효과 평가 ··· 277

기타 질병의 진단과 치료

1. 개 요 ·· 278
2. 변형성무릎관절증 ·· 278
   (1) 변형성무릎관절증에 대한 감량치료 / 279
   (2) 변형성무릎관절증의 치료방법 / 279
3. 비만저환기증후군 ·· 280
   (1) 비만전환기증후군과 BMI의 관계 / 281   (2) 치료효과의 기준 / 281
   (3) 치료방법 / 281
4. 월경이상 ·· 282
   (1) 치료방법 / 283   (2) 치료효과의 기준과 평가 / 283
5. 비만임산부 ·· 283
   (1) 비만임산부의 BMI 수치 / 283
   (2) 임산부에게 나타나는 대사동태의 변화 / 284
   (3) 비만임산부의 증상과 태아에 미치는 영향 / 284
   (4) 치료방법 / 284
6. 심리적 서포트가 필요한 비만증 ·· 285
   (1) 폭 식 / 285   (2) 대리섭식, 야간섭식증후군 / 286
   (3) 폭식은 하지 않으나 심리적인 갈등이 있는 경우 / 286
   (4) 성격적 특성을 고려한 행동요법 / 287
참고문헌 ··· 288
찾아보기 ··· 291

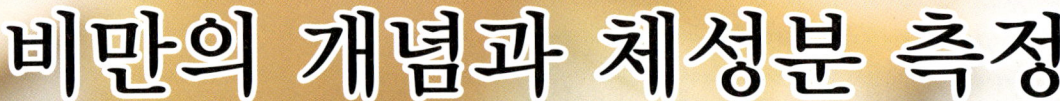

비만의 개념과 체성분 측정

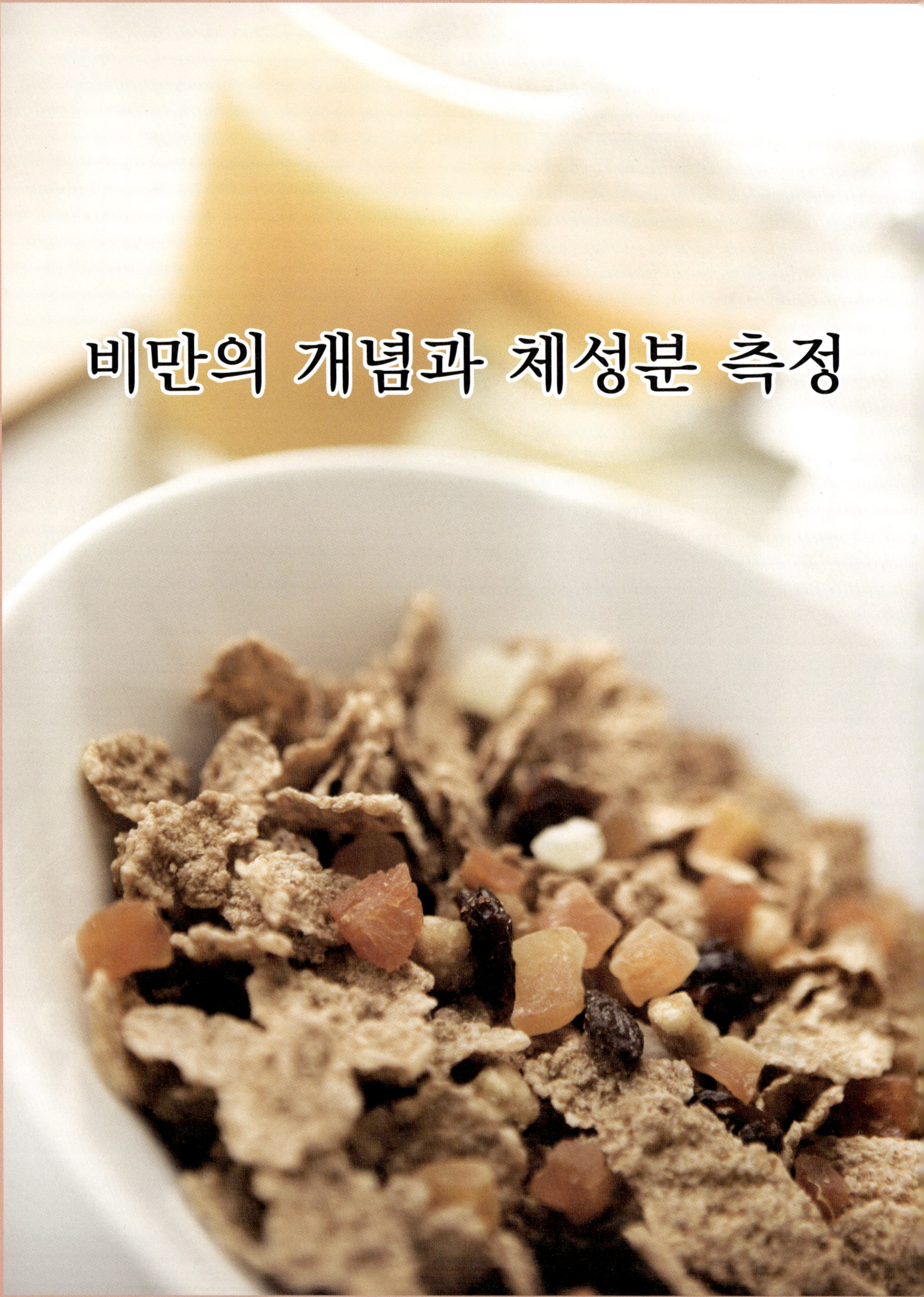

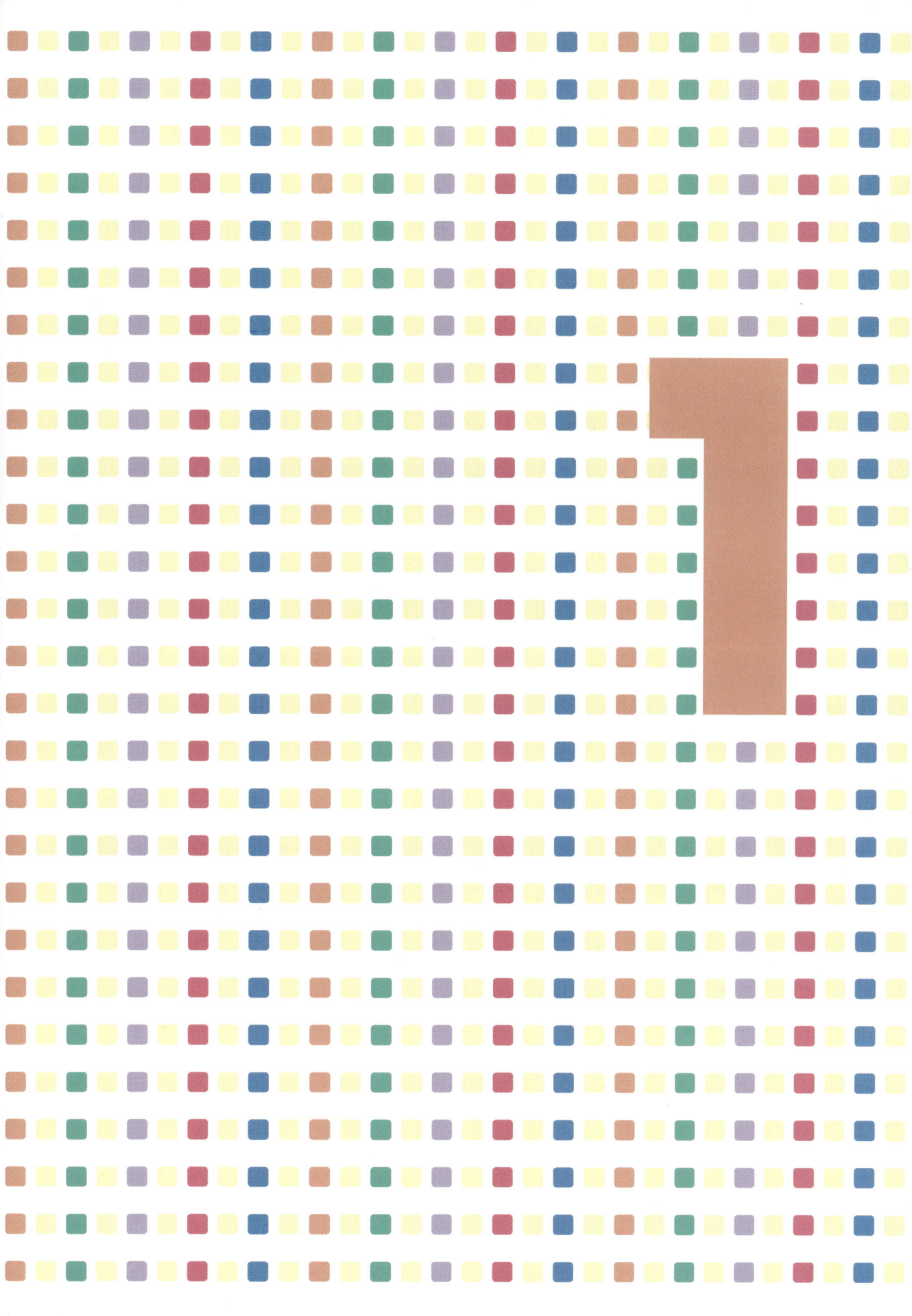

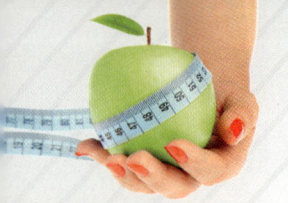

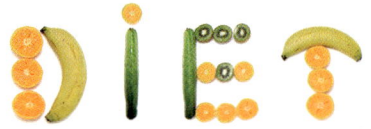

비만의 개념

1. 우리나라의 비만 실태

비만유병률(만 19세 이상, 표준화)은 남자는 1998년 25.1%에서 2007년 36.2%로 증가하여 최근 3년간 36% 정도를 유지하고 있으며, 여자는 1998년부터 2010년까지 26% 수준을 유지하고 있다(그림 참조).

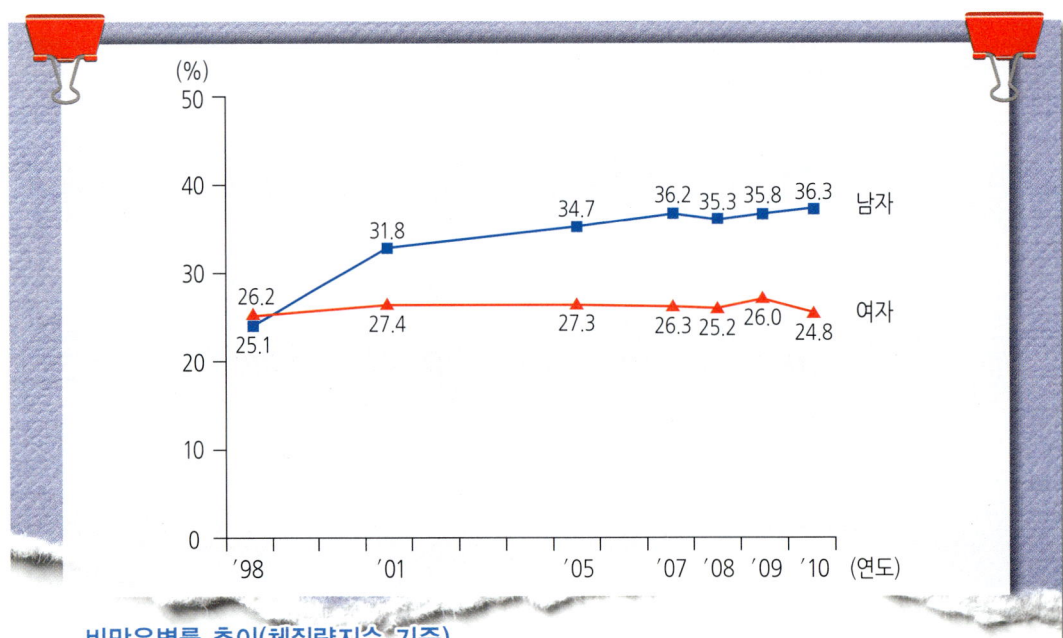

비만유병률 추이(체질량지수 기준)

※ 비만유병률 : 체질량지수(kg/m²) 25 이상인 분율, 만 19세 이상
※ 2005년 추계인구로 연령표준화

체질량지수를 기준으로 한 비만유병률		
정의	체질량지수 25 kg/m² 이상인 분율	
산출식	분자	체질량지수 25 kg/m² 이상인 사람의 수
	분모	만 19세 이상인 대상자의 수
비고	세계보건기구 아시아태평양지부, 대한비만학회 진단 기준	

2010년도의 비만유병률(만 19세 이상)은 전체 31.4%, 남자 36.5%, 여자 26.4%로 남자가 여자보다 10%p 정도 높았으나, 60대 이후 여자의 비만유병률이 남자보다 높아져 70대 이상에서는 여자의 비만유병률이 남자보다 10%p 높았다(그림 참조). 미국 (NHANES 2005~2008, 만 20세 이상)의 체질량지수 25kg/m² 이상 과체중 및 비만유병률은 남자 72.8%, 여자 63.0%였으며, 체질량지수 30kg/m² 이상 비만유병률은 남자 32.9%, 여자 35.6%였다.

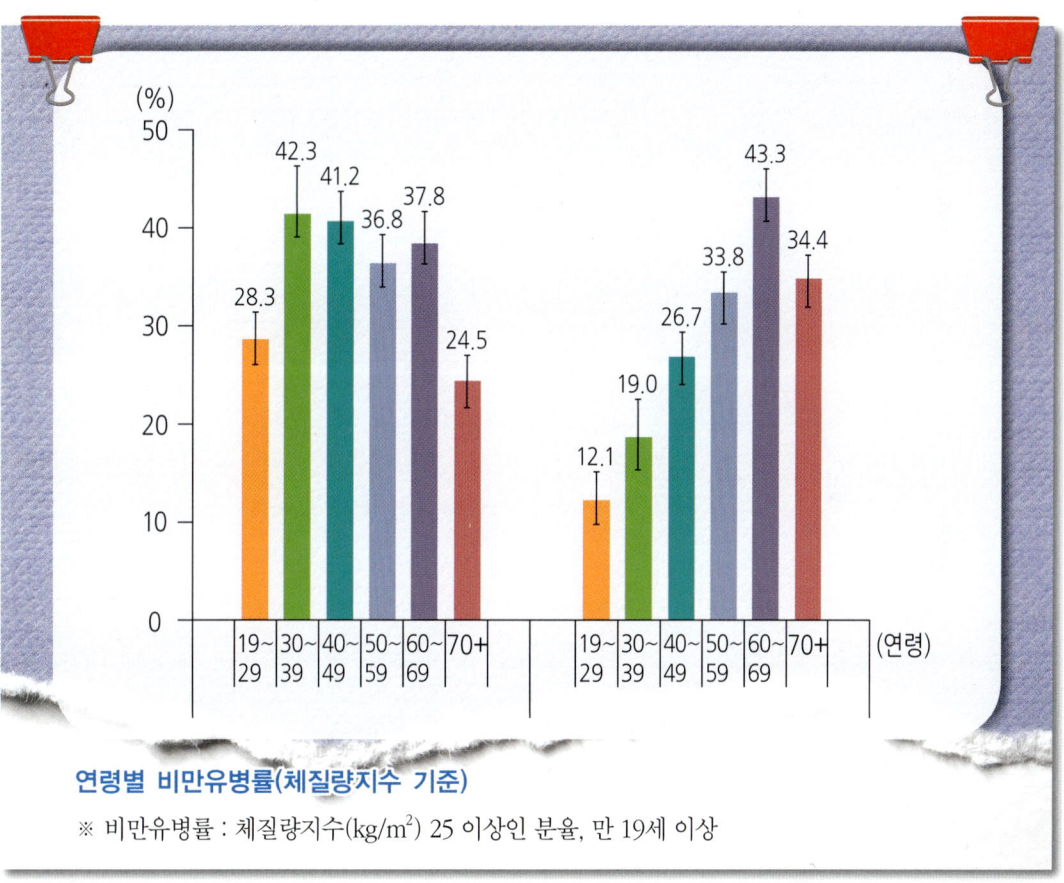

연령별 비만유병률(체질량지수 기준)

※ 비만유병률 : 체질량지수(kg/m²) 25 이상인 분율, 만 19세 이상

한편 허리둘레기준 비만유병률(만 19세 이상)은 남자 24.3%, 여자 22.9%였으며, 남자 · 여자 모두 70대에서 가장 높았다. 체질량지수 기준 비만과 마찬가지로 허리둘레기준 비만도 20~40대에서는 남자가 여자보다 높았으나, 50대 이후에서는 여자의 비만유병률이 높게 나타났다(그림 참조).

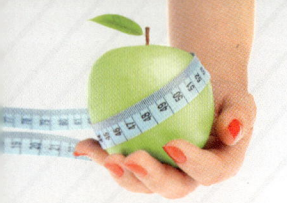

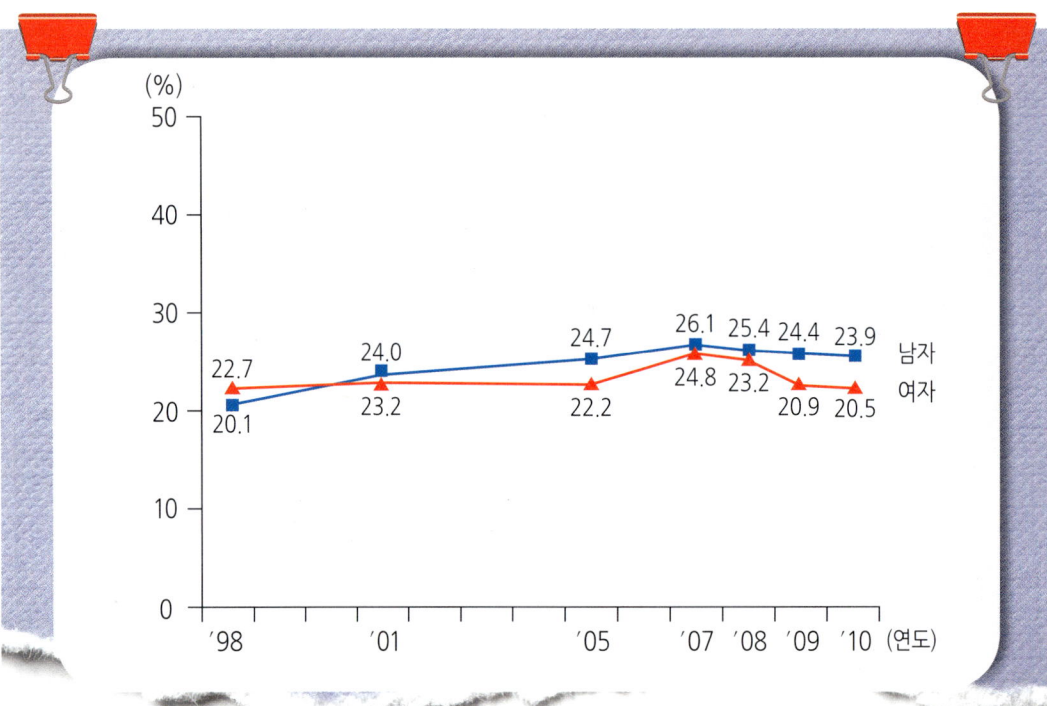

비만유병률 추이(허리둘레 기준)

※ 비만유병률(허리둘레 기준) : 허리둘레가 남자 90cm 이상, 여자 85cm 이상인 분율, 만 19세 이상
※ 2005년 추계인구로 연령표준화

허리둘레를 기준으로 한 비만유병률		
정의	허리둘레가 남자 90cm 이상, 여자 85cm 이상인 분율	
산출식	분자	허리둘레가 남자 90cm 이상, 여자 85cm 이상인 사람의 수
	분모	만 19세 이상인 대상자의 수
비고	대한비만학회 진단 기준	

　　체지방률 평균(만 19세 이상)은 남자 23.1%, 여자 34.0%로, 남녀간 10%p 정도 차이가 있었다. 미국(NHANES 1999~2004, 만 20세 이상)의 체지방률은 남자 28.0%, 여자 39.9%로, 우리나라의 체지방률이 5%p 정도 낮았고, 남녀간 10%p 정도의 차이는 유사하였다.

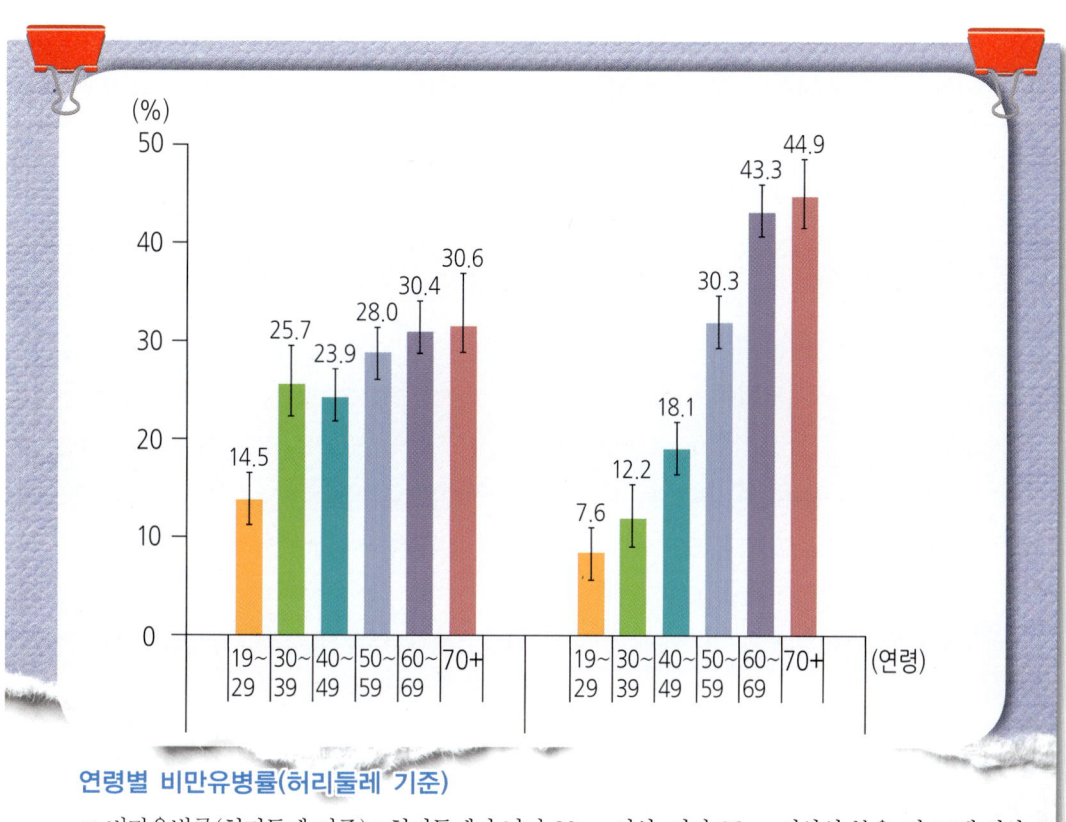

연령별 비만유병률(허리둘레 기준)

※ 비만유병률(허리둘레 기준) : 허리둘레가 남자 90cm 이상, 여자 85cm 이상인 분율, 만 19세 이상

소아청소년(만1~18세)의 비만유병률은 남자 12.7%, 여자 8.6%였다. 미국의 소아청소년(NHANES 2007~2008, 2~19세 이상)의 비만유병률은 남자 17.8%, 여자 15.9%로 우리나라보다 높았다.

② 비만의 원인

비만에는 유전적 요인과 함께 과식 등의 식습관, 심리적 요인, 내분비계통이상, 활동부족 등의 요인이 있다. 기본원칙은 에너지섭취와 소비 간의 불균형에 의해 비만이 초래된다는 점이다. 즉 어느 경우에든 과다한 지방축적은 섭취한 에너지량이 활동을 통한 에너지소비량을 초과할 때 일어난다. 반대로 에너지섭취량 이상으로 에너지를 소비하면 결국 지방대사에 의해 체중이 감소된다.

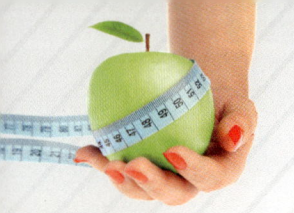
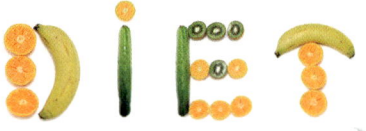

(1) 유전적 요인

학자들은 비만의 유전 가능성을 약 25~40%로 추정하고 있다. 유전적 요인이 비만의 중요한 원인임은 비만이 가계와 연관되어 집중발생하는 것으로도 알 수 있다. 양쪽 부모 모두 비만일 때 자녀가 비만일 확률은 80%나 되고, 한쪽 부모가 비만일 때 자녀가 비만일 확률은 50%이며, 부모 모두 정상체중일 때 자녀가 비만일 확률은 10%이다.

비만은 기본적으로 비만유전자가 에너지소비를 감소시키는 대사에 영향을 주거나 에너지섭취를 증가시키는 식욕에 영향을 미칠 때 일어난다. 최근 정상적인 체중조절과정을 설명하는 피드백이론으로 시상하부의 섭식중추(feeding center)의 조절기전과 관련하여 세트포인트설(setpoint theory)이 제시되고 있다(Schwartz, 1997). 즉 비만호르몬인 렙틴(leptin)이 체지방량에 비례하여 생성되고, 체지방량이 증가할 때마다 더 많은 렙틴이 순환혈류로 방출되어 시상하부에서의 신경펩타이드 Y(NPY : neuropeptide Y)의 생성과 방출을 억제한다는 것이다.

NPY는 섭식중추를 자극하여 식욕을 항진시키고 에너지소비를 억제하는 작용을 하기 때문에 더 이상 체지방이 형성되지 못하도록 억제하는 음성되먹이기(피드백)조절이 이루어진다. 따라서 렙틴(leptin)에 대한 시상하부의 단백질수용체수가 유전적으로 감소되어 있거나 감수성이 저하되어 있다면, NPY의 생성과 방출이 억제되지 못하여 비만이 촉진될 수 있다.

비만의 유전적 요인에 대한 또 하나는 결합저지단백질(UCP : uncoupling protein)과 관련된 것이다. UCP1은 인체의 갈색지방(brown fat)에서 열발생을 촉진하며, UCP2는

비만유전자와 검약유전자

비만유전자는 비만을 유발 혹은 조장하는 유전자를 말하며, 약 100종류로 알려져 있다. 렙틴(leptin)이나 그 수용체로 대표되는 식사나 운동 등 환경인자와 관계없이 비만을 유발하는 유전자부터, β_3아드레날린수용체처럼 유전자의 단일염기변이(SNP : single nucleotide polymorphism)에 의한 아주 작은 기능차이 때문에 환경인자의 영향이 달라져 비만을 조장하는 것까지 종류가 많고 다양하지만, 대부분의 비만은 복수의 비만유전자 SNP의 누적에 의해 생긴다. 이들 유전자는 먹을 것이 충분한 포식환경에서는 비만유전자로 기능한다. 그러나 기아환경에서는 지방에너지를 쌓아두는 데 유리한 유전자가 되므로 검약유전자(thrifty genotype)로도 볼 수 있는데, 이는 인류가 긴 진화과정에서 획득한 것이다.

백색지방과 근육조직에서 열발생을 촉진한다. 이 경우 결합저지단백질(UCP) 생성유전자가 비만을 초래할 수 있다는 주장이 있으나 아직 완전히 규명된 것은 아니다. 이처럼 에너지의 보존효율을 높이는 유전적 요인을 '검약유전자(thrifty genotype)'라고 한다.

(2) 심리적 요인

욕구불만이나 스트레스상황이 지속되면 먹는 행위를 통해 이것을 해소하려는 심리적 경향이 있는데, 이는 주로 유아기에 형성된다. 즉 성장기에 음식과 관련없는 모든 욕구불만이나 불안을 먹는 것으로 해소시키려는 잘못된 보상교육을 받으면 이러한 심리적 경향이 강화되어 성인이 되어서도 유지되는 경우가 많다. 그러나 이에 관련된 많은 연구에서는 비만과 관련된 심리적인 문제가 비만의 원인으로 작용하는 것보다 비만이 원인이 되어 발생된 결과인 경우가 많다고 보고한다.

(3) 환경적 요인

운송수단(교통)의 발달, 산업의 기계화, 공공장소의 자동화설비 증가, TV 등 매스미디어의 발달, 도시화 등이 신체활동량을 급속히 감소시켰다. 식생활유형, 사회문화적 요소도 비만증과 밀접한 관계가 있다. 특히 유아기의 과다한 영양공급은 비만아동으로 만들기 쉽다. 비만아동의 80%가 성인이 되면 비만인이 되는데, 이는 정상체중아동의 20%가 비만인이 되는 것과 뚜렷한 비교가 된다.

① 운동부족

비만인을 만드는 중요한 요인은 칼로리과잉섭취나 과식보다는 비활동성임이 밝혀졌다. 초등학교 비만아동과 정상아동의 칼로리섭취량 및 신체활동의 유형을 분석한 연구에서는 두 집단이 같은 에너지량을 섭취할 때 비만아동의 활동정도가 현저히 낮다고 보고되고 있다.

엡스타인(Epstein) 등(2002)은 8~12세의 정상아동을 대상으로 한 실험에서 좌업활동이 증가하였을 때 에너지섭취량이 250.9kcal 증가하는 반면 에너지소비량은 99.8kcal가 감소하여 결과적으로 일일 350.7kcal의 부가적 에너지가 축적된다는 사실을 보고하여, 좌업활동이 에너지섭취증가와 소비감소 모두에 영향을 미친다고 하였다. 어린이의 활동을 관찰해 보면 노느라고 바빠 먹을 것을 잘 먹지 않는 경향을 볼 수 있는데, 이와 일맥상통하는 결과라 생각된다.

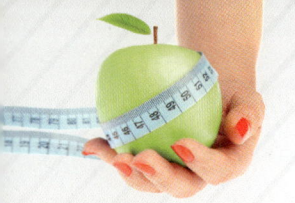
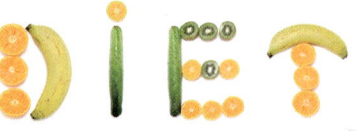

일단 비만아동이 되면 과도한 체중으로 행동이 둔해져서 점점 운동을 기피하게 되고, 자신을 부끄러워해서 친구들과 어울리는 것을 기피하거나 친구들이 운동에 끼워주지 않아 운동량이 줄어들어 비만이 더욱 심해지는 경우가 많다(정일규, 2009).

② 잘못된 식습관

비만인에게 공통된 식습관은 다음과 같다.

» 식사횟수가 적거나 불규칙하다.
» 한 번에 많은 양의 칼로리를 섭취하는 과식습관이 있다.
» 고지방 및 고당질음식을 선호한다.
» 간식과 야식습관이 있다.
» 씹는 횟수가 적다.
» 식사시간이 짧다.

한편 햄버거, 피자, 프라이드치킨, 핫도그 등을 선호하고 김치나 나물은 기피하는 패스트푸드 위주의 서구형 건식문화가 급격히 확산되고 있어 비만을 비롯한 질병유형의 서구화가 가속화될 것으로 예상된다.

성장기에 형성된 잘못된 식습관은 단순히 습관의 문제가 아니라 인체의 생리적 조절기능 자체에 장기적인 변화를 초래할 수 있다는 데 문제의 심각성이 있다. 예를 들어 인체의 식욕조절은 뇌의 시상하부에 있는 기아중추(hunger center)와 포만중추

야간섭식증후군

야식과 비만의 관계는 1955년 미국의 스턴커드(Albert Stunkard) 박사에 의해 처음 주목받기 시작했다. 그는 자기가 진단했던 비만증환자 중 야간 음식물섭취량이 많아 불면과 오전 중의 식욕저하를 일으키고, 그 탓에 아침과 점심식사 섭취량이 적어짐으로써 배가 고파지고, 야간에 다시 과식을 하는 악순환을 겪고 있는 사람이 있다는 사실에 주목하였다. 그 환자들은 감량치료결과가 나쁘고 정신적 스트레스를 떠안고 있다는 사실도 밝혀졌는데, 이를 야간섭식증후군(NES : night eating syndrome)이라고 명명하였다.

이 비만증환자들은 미국정신의학회(APA : American Psychistric Association)의 정신장애진단통계편람-Ⅳ(DSM : diagnostic statistical manual of mental disorders)의 진단분류에서는 섭식장애(과식증이나 달리 분류되지 않는 섭식장애(EDNOS : eating disorder not otherwise specified), 이른바 '폭식증' 등)가 나타나고 있어 정신요법이 필요하다고 하였다.

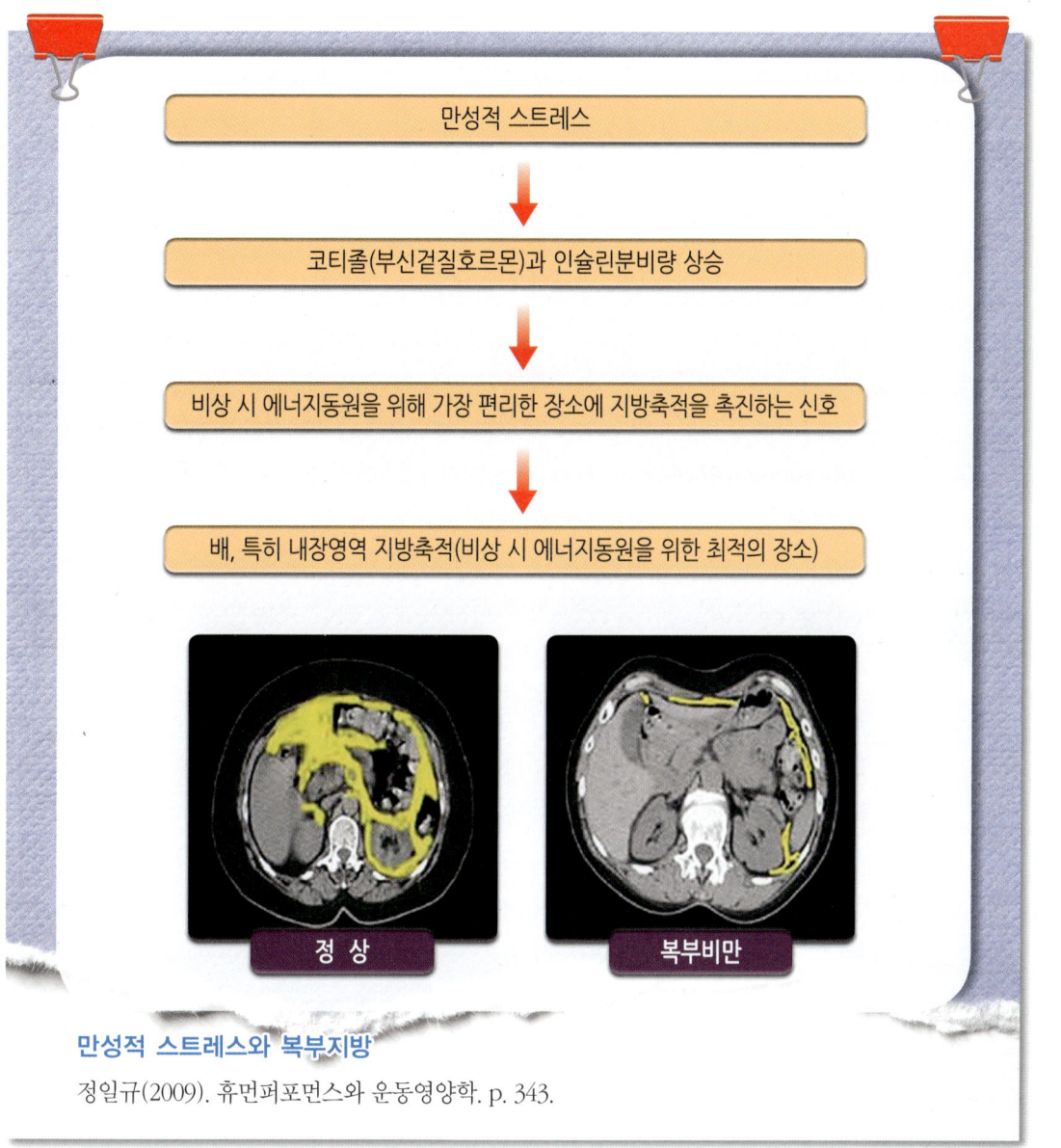

만성적 스트레스와 복부지방

정일규(2009). 휴먼퍼포먼스와 운동영양학. p. 343.

(satiety center)에서 이루어지는데, 이들 섭식중추(feeding center)에 대한 자극의 크기는 주로 위의 압력수용기에서 신경경로를 통해 직접적으로 보내지는 자극과 혈중포도당, 아미노산 및 지방산의 수준에 의해 결정된다.

　포만중추에는 혈당수준의 자극을 받는 혈당역치가 있는데, 어린 시기의 습관적 과식

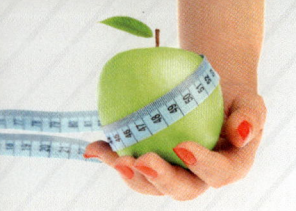
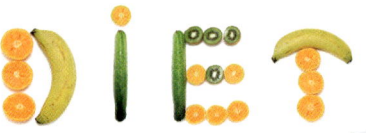

은 포만중추에 설정된 이 혈당기준값(set point)을 더 높은 수준으로 재설정되게 한다. 더구나 고지방식을 계속 섭취하면 시상하부에서 렙틴의 저항성을 높이는 원인이 될 수 있음을 시사하는 보고도 있다(정일규, 2009).

(4) 내분비계통이상에 의한 비만

섭식중추와 포만중추가 있는 시상하부에 종양이 발생하면 비만이 발생한다. 그밖에 쿠싱증후군(Cushing syndrom)에 의해 부신겉질(부신피질)로부터 코티졸(cortisol)이 과잉생성되면 주로 몸의 중심부지방세포들이 증식하게 된다. 그밖에 갑상샘기능부전에 의한 기초대사량의 저하가 비만을 초래하며, 폐경으로 인해 에스트로겐(estrogen)분비량이 감소하면 피하지방합성이 촉진되어 비만을 초래한다. 이러한 내분비계통이상은 비만환자의 1%에서 나타나므로, 비만의 원인으로 흔한 경우는 아니다.

③ 비만의 종류

(1) 비만의 원인에 의한 분류

비만증은 크게 단순성비만과 증후성비만(2차성비만)으로 나누며, 시상하부 또는 내분비계통이상 등에 의한 비만은 약 5%에 불과하다.

① 단순성비만

원인질환 없이 과식이나 운동부족 등에 의한 비만이다.

② 증후성비만

비만을 유발시키는 질환에 의해 2차적으로 발생하는 비만으로, 다음과 같은 종류가 있다.

» 내분비성비만 : 뇌하수체에서 분비되는 성장호르몬의 과다분비, 시상하부의 인슐린 분비억제, 갑상샘기능저하로 인한 과다체중 등

» 약제성비만 : 약물과다복용, 스테로이드제복용 등

» 유전성비만 : Laurence-Moon-Biedl증후군, Turner증후군 등

(2) 지방세포의 수 및 크기에 따른 분류

체지방률은 지방세포의 수가 많아지거나(비후, hyperplasia), 지방세포 각각의 크기가 증가하여(비대, hypertrophy) 세포 내에 저장된 지방량이 많아짐으로써 증가한다.

일반적으로 지방세포의 수는 약 16세까지 증가하며, 그 후 체지방량의 증가는 주로 이미 형성된 지방세포의 크기가 커져서 나타나는 현상이다. 그러나 지방세포의 크기가 어느 정도 커지면 성인기에도 다시 지방세포의 수가 증가한다는 보고가 있다.

① 세포증식형비만

지방세포의 수가 많아지는 비만을 세포증식형비만이라고 하며, 유아기형비만이라고도 한다. 이들은 정상인의 지방조직보다 세포의 크기는 작지만 그 개수는 4~5배나 되며, 지방세포의 분포가 전신적이라는 특징이 있다. 지방세포가 비후된 유아기형비만은 치료가 힘들고, 감량에 성공하더라도 그 효과를 지속시키기 어렵기 때문에 성인기에도 비만상태가 될 가능성이 매우 높다.

② 세포비대형비만

세포비대형비만은 성인형비만이라고도 하며, 세포증식형비만과는 달리 지방세포의 개수는 변화하지 않고 그 크기가 커진다는 특징이 있다. 지방조직의 분포형태는 남성은 주로 배부위에, 여성은 엉덩이와 넙다리부위에 집중되는 경향이 있다. 세포비대형비만은 식사조절이나 운동을 통한 감량효과가 유아기형비만보다 훨씬 만족스럽게 나타나는 경향이 있다.

다음의 그림은 세포비대형비만인의 체중감량 시 나타나는 지방세포의 변화모습이다.

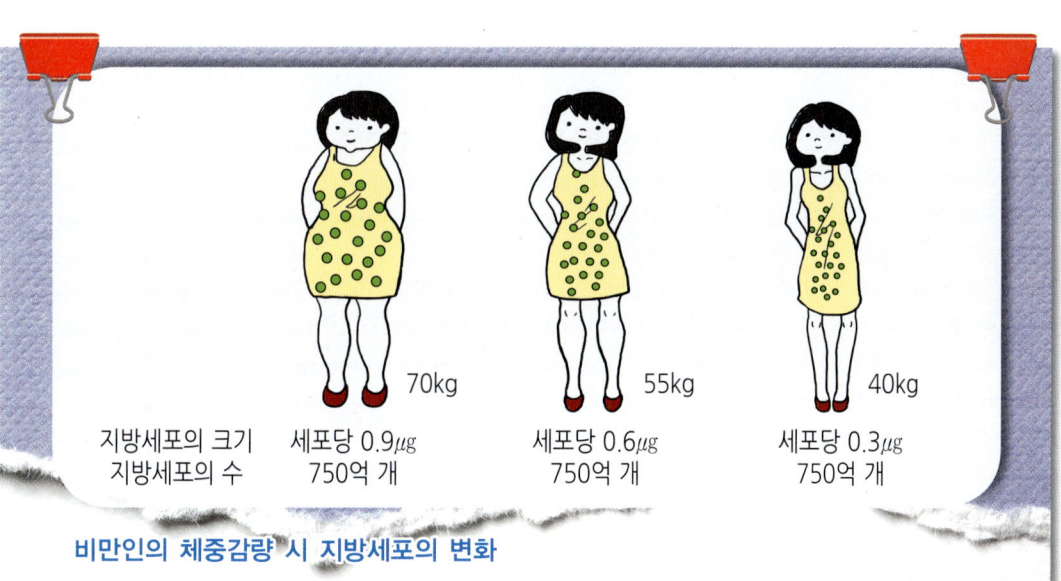

	70kg	55kg	40kg
지방세포의 크기	세포당 0.9μg	세포당 0.6μg	세포당 0.3μg
지방세포의 수	750억 개	750억 개	750억 개

비만인의 체중감량 시 지방세포의 변화

출처 : 정일규(2009). 휴먼퍼포먼스와 운동영양학. p. 335. 일부 수정

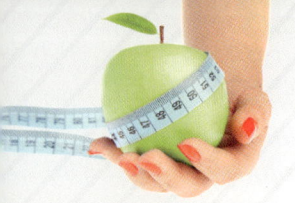

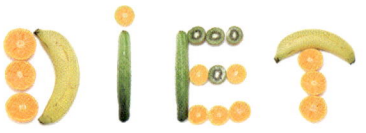

그림에서 알 수 있듯이 체중감량에 의해 지방세포의 크기는 감소하지만, 지방세포의 개수는 변화가 없다.

(3) 지방세포의 체내분포부위에 따른 분류

지방세포가 체내에서 분포된 부위에 따라 비만을 구분하는 방법이다.

① 복부형비만(안드로이드형비만, 사과형비만)

주로 배부위에 지방이 축적된 비만을 복부형비만 또는 안드로이드형비만(android-type obesity)이라고 하며, 남성에게 많다. 복부형비만은 심장질환·당뇨병과 같은 성인병과 매우 밀접한 관련이 있다.

배부위에 지방이 축적된 복부형비만 중에서도 배안(복강)에 축적된 지방의 비율이 40%를 넘는 내장지방축적형비만은 피하지방축적형비만에 비해 대사반응이 매우 커서 카테콜아민 등의 자극에 의해 쉽게 지질분해가 일어나므로 대사성질환을 유발시킬 위험성이 매우 크다. 즉 인슐린저항성(고인슐린혈증), 당내성장애, 제2형당뇨병, 고지질혈증, 고혈압, 동맥경화 등이 발생하기 쉽다.

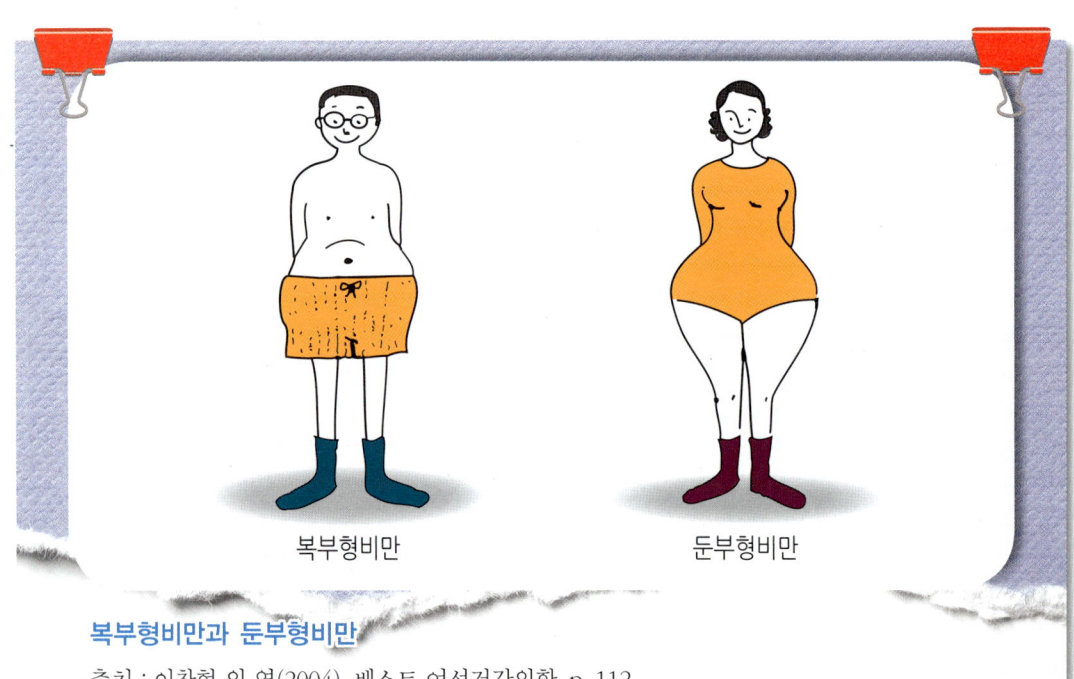

복부형비만   둔부형비만

복부형비만과 둔부형비만
출처 : 이창현 외 역(2004). 베스트 여성건강의학, p. 112.

보통 엉덩이둘레에 대한 허리둘레의 비율(WHR : waist-hip ratio)이 여자는 0.8 이상, 남자는 0.95 이상일 때 각종 성인병에 의한 사망률이 급격하게 증가한다.

② 둔부형비만(지노이드형비만, 서양배형비만)

엉덩이 또는 넙다리부위에 지방이 축적된 형태를 둔부형비만 또는 지노이드형비만 (gynoid-type obesity)라고 하며, 여성에게 많다.

④ 비만증의 진단

비만도는 체질량지수(BMI : body mass index)를 사용하여 산출할 수 있다. 우리나라에서는 BMI가 22일 때 이환률이 최소라는 점을 근거로 이에 해당하는 체중을 이상적인 체중으로 보고 있다.

비만증 판정기준

$$BMI = \frac{체중(kg)}{신장(m) \times 신장(m)}$$

$$이상체중(kg) = 신장(m) \times 신장(m) \times 22$$

비만증은 2형당뇨병, 지질대사이상, 고혈압 등을 일으키는 원인이며, 그중에도 내장지방축적은 동맥경화성질환의 발병을 가속시킨다. 그럼에도 불구하고 지금까지 비만은 이러한 질환을 형성하는 단순한 위험인자로만 인식되고 있다.

대한비만학회에서는 BMI로 보는 비만기준은 BMI 25 이상(레벨Ⅱ, 등급 A)이고, 허

표준체중(standard weight)

표준체중은 개개인의 신장(身長)에 어울리는 체중이다. 대개 자신의 키에서 100을 뺀 숫자가 자신의 표준체중에 가깝다고 하는데, 이것은 어린이의 경우에는 적용이 되지 않는다. 신장이 160cm 이상이 되면 110을 뺀 값이 표준체중에 가깝다. 또 100을 빼고 0.9를 곱하는 방법, 즉 '(신장−100)×0.9=표준체중'이라는 수식을 사용하여 표준체중을 구하기도 한다. 신장이 155cm 이하인 사람은 자신의 신장에서 100을 뺀 값을 표준체중으로 본다.

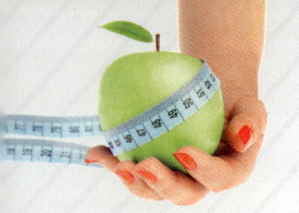
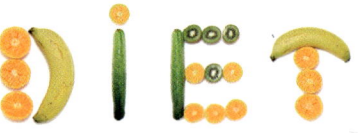

리둘레로 본 복부비만의 기준은 남자 90cm 이상, 여자 85cm 이상으로 보고 있다.

한편 일본비만학회는 2000년 '새로운 비만판정과 비만증의 진단기준'을 발표했으나, 그 후 비만증의 병상태에 관한 다양한 연구가 급속히 진전되어 수많은 새로운 사실을 발견하였다. 그중에서도 에너지대사를 절약하는 뇌의 구조, 내장지방의 축적이 동맥경화성질환을 발생시키는 분자생물학적 구조, 비만의 병적 의의의 중요성 등을 알게 되었다. 이러한 경과를 거쳐 보다 정밀도가 높은 비만증진단의 필요성이 높아졌다. 여기에서는 우리나라 사람의 비만 특징과 비만증의 판정기준을 설명한다.

(1) 우리나라 사람의 비만 특징

2008국민건강통계(보건복지가족부 질병관리본부, 2010)에 의하면 우리나라 성인의 1/3이 비만이고, 남자 비만은 지난 10년 간 매년 1%씩 증가하였다고 한다. 우리나라에서는 고도비만인이 비교적 적고, 비만 1도(BMI 25 이상 30 미만) 정도의 경도비만이 많으며, 내장지방축적형비만의 비율이 높고, 당뇨병, 지질대사이상, 고혈압 등과 같은 질병이 발생하기 쉽다는 특징이 있다.

최근 비만에 관한 연구가 진전됨에 따라 비만에 의해 발생하는 질환군의 발생원인에 지방세포에서 유래하는 생리활성물질의 분비상태가 관련되어 있다는 사실도 알게 되었다. 내장지방의 축적에 의해 일어나는 아디포넥틴(adiponectin)의 감소가 대표적 예이다. 또한 생리활성물질의 분비이상이 당뇨병, 고혈압 등과 같은 질환의 발병에 관련되어 있다는 사실도 밝혀졌다. 즉 비만도가 높지 않아도 여러 가지 질병을 일으키는 것이 내장지방의 축적에 의한 내장지방축적형비만이다.

(2) 비만증의 진단기준

비만 여부를 판정하려면 체중뿐만 아니라 체지방축적량도 알아야 한다. 체지방량의 측정법으로는 체질량지수(BMI)가 널리 사용되고 있다. BMI는 특별한 기구가 필요없이 체중과 신장만 알면 산출할 수 있고, 정밀한 측정법과의 상관성도 높다. WHO에서는 BMI 22에서 이환율이 최소라는 점을 근거로 하여 '신장(m)×신장(m)×22'로 구해진 수치를 이상체중(desirable body mass)으로 보고 있다.

여기에서는 주요 국가별 비만판정기준을 비교해 보기로 한다.

보통체중의 판정기준은 대한비만학회, 일본비만학회, WHO, 미국 등의 기준에서 모두 동일하게 BMI 25 미만으로 하고 있다. 그러나 BMI가 25 이하이고 보통체중을 넘지 않는 경우 판정기준에 따라 조금씩 표현이 달라진다.

대한비만학회에서는 BMI 25 이상, 허리둘레 남자 90cm 이상, 여자 85cm 이상을 비만진단기준으로 권고하고 있다.

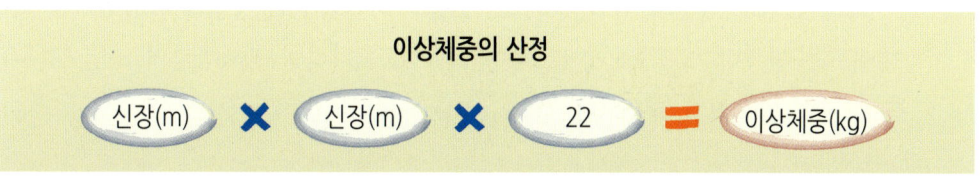

이상체중의 산정

신장(m) ✖ 신장(m) ✖ 22 ＝ 이상체중(kg)

비만판정의 국가별 기준 비교

BMI	일본비만학회(1999)	WHO(1998)	대한비만학회
<18.5	저체중	저체중(underweight)	BMI>25
18.5≤~<25	보통체중	정상(normal range)	허리둘레로 본 복부비만기준
25≤~<30	비만 1도	비만 전단계(preobese)	남자 90cm 이상
30≤~<35	비만 2도	비만 1도(obese class 1)	여자 85cm 이상
35≤~<40	비만 3도	비만 2도(obese class 2)	
40≤	비만 4도	비만 3도(obese class 3)	

일본비만학회에서는 현재 BMI 25 이상인 사람을 비만으로 판정하는데, 이전에는 26.4 이상일 때를 비만이라고 하였다. 여기에서 26.4라는 수치는 표준체중인 BMI 22 보다 20% 이상 많은 경우를 비만으로 정의한 데서 나온 것이다. 일본비만학회는 1999 년에 판정기준을 개정하여 국제적으로 사용되고 있는 WHO 기준이나 미국국립보건원 (NIH : National Institudes of Health)기준과 같이 BMI 25 미만을 정상체중 혹은 보통 체중으로 보고 있다.

그런데 BMI 25 이상을 비만으로 판정할 때는 각각의 기준에 따라 결과가 달라진다. 일본비만학회에서는 BMI 25 이상이면 모두 비만으로 판정한다. 그리고 BMI 25 이상에 서 BMI가 5씩 커질 때마다 비만 1~4도로 설정하는데, BMI 40 이상은 비만 4도가 된다.

이에 비해 1998년에 나온 WHO의 비만판정기준에서는 BMI 25 이상 30 미만은 '비 만 전단계'이다. 비만으로 판정되는 것은 BMI 30 이상일 때이고, BMI 30 이상부터 BMI가 5씩 커질 때마다 비만 1도에서 3도로 설정된다.

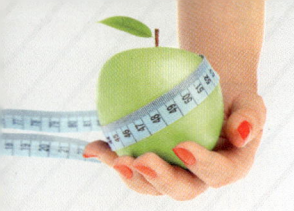
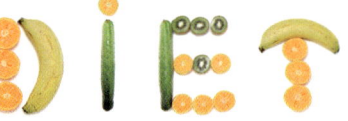

여기서 판정기준으로 사용되는 단어를 정리해두자. 1993년 일본비만학회의 기준에서는 '보통'과 '비만' 사이에 '과체중'이라는 판정이 있었다. 이 과체중은 영어의 '오버웨이트(over weight)'에 해당한다. 비만은 영어로 'obesity'이다. 1998년 WHO기준에 있는 '비만 전단계'는 영어로 'preobese'이다.

비만이 되기 쉬운지 어떤지, 어느 정도의 비만에서 합병증이 나타나기 쉬운지 등에 대해서는 민족이나 인종에 따라 차이가 있다. 왜냐하면 체지방량의 조절에는 유전자가 크게 관여하고 있기 때문이다.

비만에 원인이 있거나 그에 관련하여 나타나는 건강장애		
I. 지방세포의 질적이상에 의한 비만증	1. 당내성장애·2형당뇨병	
	2. 지질대사이상	• 고콜레스테롤혈증 • 저HDL콜레스테롤혈증 • 고트리글리세라이드(중성지방)혈증
	3. 고혈압	
	4. 고요산혈증·통풍	
	5. 지방간	• 비알코올성지방성간염(NASH : non-alcoholic steatohepatitis) 포함
	6. 심장동맥질환	• 심장근육경색 • 협심증
	7. 뇌경색	• 뇌혈전증 • 뇌색전증 • 일과뇌허혈발작
II. 지방세포의 양적이상에 의한 비만증	8. 뼈·관절질환	• 변형무릎관절증 • 변형엉덩관절증 • 변형척추증 • 요통증
	9. 수면무호흡증·Pickwicik증후군	
	10. 월경이상	• 월경주기이상 • 월경량과 주기이상 • 무월경 • 월경수반증상에 의한 이상
III. 특수한 병상태를 동반하는 건강장애	11. 비만임신부	
	12. 심리적 서포트가 필요한 비만증	

① 비만증과 건강장애

비만에 의해 발생하는 질환과 그 때문에 발생하는 건강장애는 앞의 표와 같다. 비만증치료에서는 이들 질환을 당뇨병·고지질혈증·고혈압 등과 같이 내장지방축적에 의해 생기는 질환과, 과도한 지방축적이 원인인 뼈관절질환·수면무호흡증·월경이상의 2가지 질환으로 나누고 있다.

전자의 질환군이 발생하기 쉬운 비만을 지방세포의 질적이상에 의한 비만증으로, 후자의 질환을 일으키는 비만을 지방세포의 양적이상에 의한 비만증으로 분류한다. 그리고 특수한 증상을 동반하는 건강장애도 추가하였다.

② 비만증의 진단포인트

비만증진단의 흐름도(flow chart)에서는 비만증을 2가지 유형으로 나누었다. 이 비만

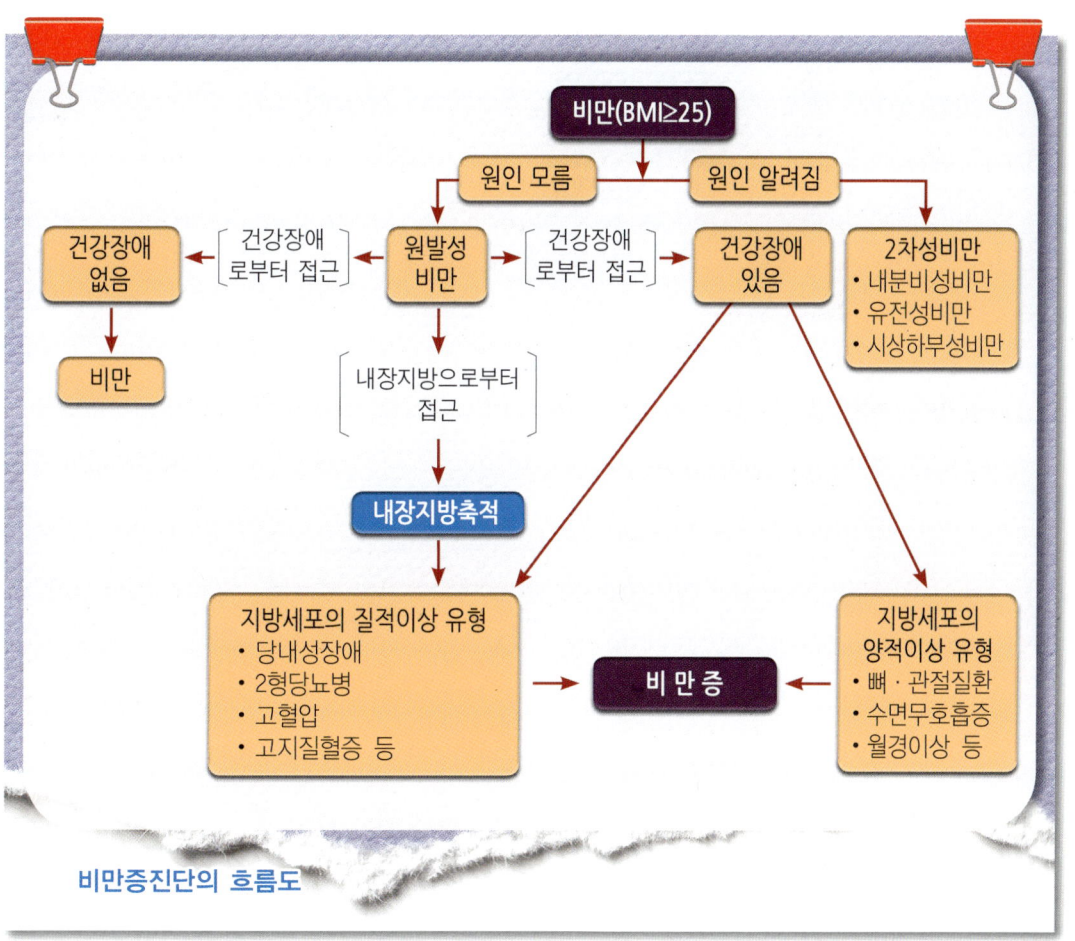

비만증진단의 흐름도

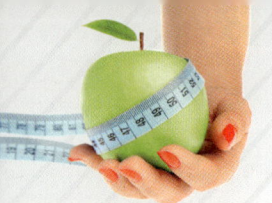

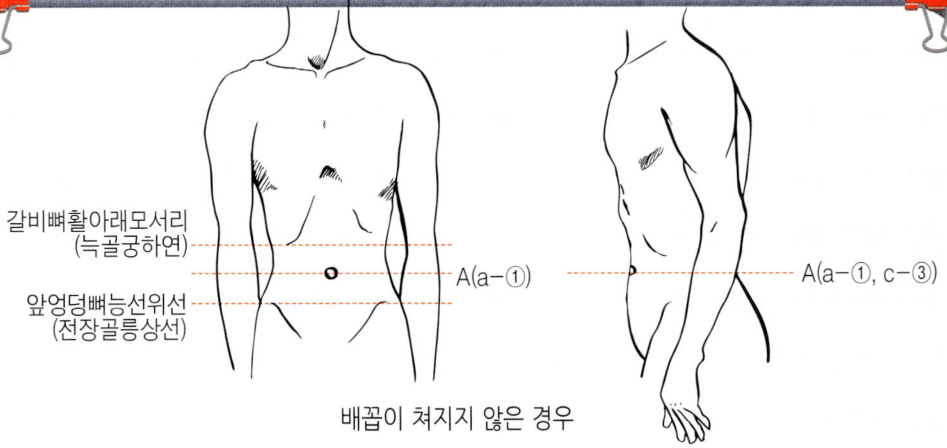

갈비뼈활아래모서리
(늑골궁하연) ----------------

---------------------------- A(a-①)

앞엉덩뼈능선위선
(전장골릉상선) ----------------

A(a-①, c-③)

배꼽이 쳐지지 않은 경우

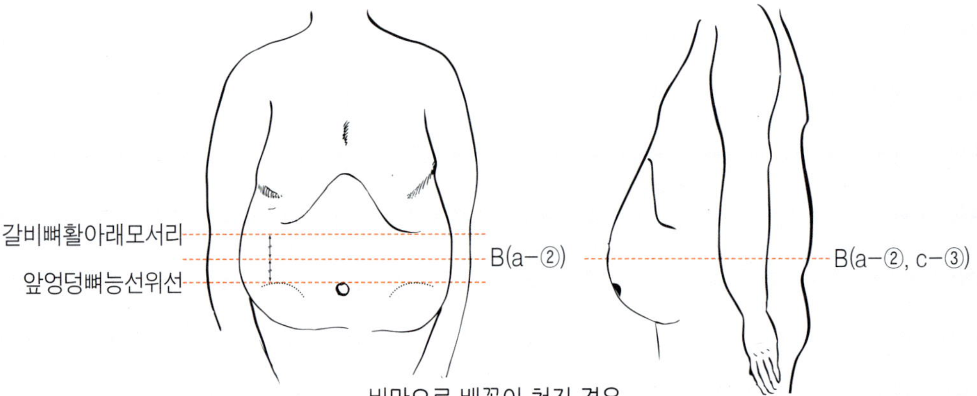

갈비뼈활아래모서리 ----------------

---------------------------- B(a-②)

앞엉덩뼈능선위선 ----------------

B(a-②, c-③)

비만으로 배꼽이 쳐진 경우

a. 측정부위
• 일반적으로 배꼽위치(A)에서 측정
• 과다한 지방축적으로 배가 팽창하여 아래로
쳐짐으로써 배꼽이 정상위치에 있지 않은 경
우에는 갈비뼈활아래모서리(늑골궁하연)와
앞엉덩뼈능선위쪽선(전장골릉상선)의 중간지
점(B)에서 측정

b. 측정 시 자세와 호흡
• 양발을 나란히 하고 서서 긴장을 풀고 팔을 내린다.
• 배벽의 긴장을 뺀다.
• 가벼운 날숨이 끝날 때 측정한다.

c. 측정 시 주의점
• 비신축성 소재의 자를 사용한다.
• 0.1cm 단위로 측정한다.
• 허리둘레의 앞뒤가 수평이 되도록 측정한다.
• 자가 배로 파고들어가지 않도록 주의한다.
• 식사로 인한 측정오차를 피하기 위해 공복 시에
측정한다.

허리둘레측정방법과 측정 시 주의점

증진단의 흐름도에서 주요 포인트가 되고 있는 것이 내장지방의 축적이다. 따라서 내장에 지방이 축적된 내장지방축적형비만증의 판정이 중요하다.

비만증의 진단기준에서는 내장지방면적이 100cm²일 때 내장지방축적형비만이라고 하는데, 성별에 상관없이 같은 기준을 사용한다. 내장지방의 면적을 확인하기 위해서는 전산단층조영술(CT : computeized tomography)을 이용해야 하므로 보통의 검진에서는 실행하기 어렵다. 이러한 단점을 보완하기 위해 CT화상에 나타난 내장지방면적 100cm²를 허리둘레로 하면 남성 90cm, 여성 85cm에 해당하므로 일상적 검진현장에서는 허리둘레를 사용하여 측정한다. 구체적인 측정방법은 앞의 그림과 같다.

이 측정법으로 허리둘레가 기준치를 넘으면 CT화상에 의해 내장지방축적형비만으로 판정한다. 다음은 내장지방축적형비만의 구체적인 판정절차이다.

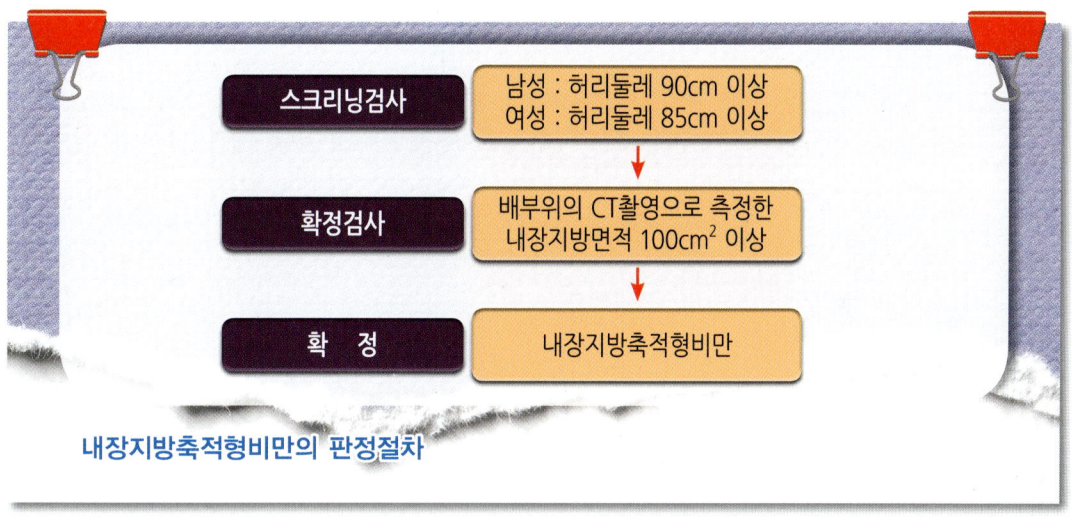

내장지방축적형비만의 판정절차

③ 비만증의 진단과 질병의 예방 및 개선

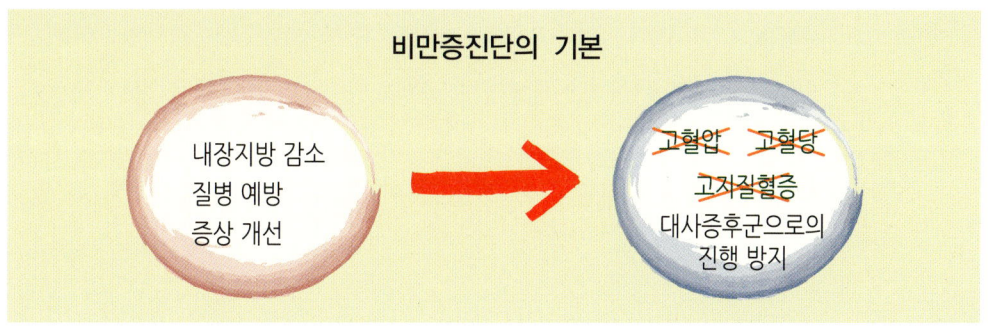

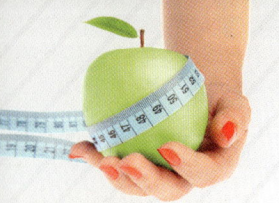
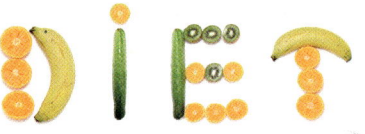

비만증의 진단은 질병이 이미 나타나 비만증으로 진단하는 경우와 질병이 아직 나타나지 않았지만 내장지방축적이 확인되어 (내장지방축적형비만) 비만증으로 진단하는 경우의 2가지로 분류할 수 있다.

비만증진단의 기본방침은 내장지방축적을 감소시켜 질병을 예방하고, 이미 나타난 증상을 개선하는 데 있다. 이러한 기본자세는 대사증후군의 진단기준과 치료법으로 이어진다.

5 비만이 인체에 미치는 영향

비만은 생활습관병, 수면무호흡증, 불임 등을 일으키며 노화를 촉진할 뿐만 아니라 가난의 원인이 될 수도 있다. 여기에서는 비만이 인체에 미치는 나쁜 영향을 살펴본다.

(1) 생활습관병의 고위험요인

생활습관병은 대부분 운동부족과 불규칙한 식습관 등에 의해 내장지방축적형비만이 원인이 되어 발생한다. 비만인은 비만이 아닌 사람보다 당뇨병이 5배, 고혈압이 3.5배, 통풍이 2.5배, 심장병이 2배, 관절질환이 1.5배 발병하기 쉽다. 비만인 모두가 그런 것은 아니지만, 통계적으로 비만인은 비만이 아닌 사람보다 사망률도 높다. 특히 내장지방축적형비만, 당뇨병, 고혈압, 고지질혈증을 가리켜 '죽음의 4중주'라고 한다.

다음은 주요 생활습관병이다.

① 당뇨병

당뇨병은 체중증가, 과식 등에 의해 혈중포도당량을 조절하는 인슐린의 활동이 저하되어 발생하는 질병이다. 방치하면 실명, 콩팥기능부전에 의한 투석, 괴저에 의한 발의 부패, 심장근육경색, 뇌경색 등이 일어난다.

② 고지질혈증

고지질혈증은 혈액에 콜레스테롤이나 중성지방 등이 지나치게 많이 축적된 상태이다. 방치하면 동맥경화로 진행되고 협심증, 심장근육경색, 뇌경색 등 다양한 합병증이 일어나기 쉽다. 특히 중성지방이 1,000㎎/㎗ 이상 되면 급성췌장(이자)염을 일으키기도 한다.

③ 고혈압

비만으로 지방이 늘어나면 지방조직에 포함된 혈액량이 증가하여 말초까지 혈액이 가지 않아 그만큼 펌프가 강하게 움직여야 하므로 혈압이 상승하게 된다. 고혈압은 뇌졸중, 심장근육경색, 안저(눈바닥)출혈 등의 원인이 된다.

④ 심장동맥질환

비만은 심장에 부담을 주어 심부전(heart failure)이 될 위험성을 높인다. 또한 심장에 산소나 영양을 보내는 심장 주변의 동맥혈관에 경화가 일어나면 혈액의 흐름이 나빠져 심장동맥질환이 된다.

⑤ 허혈뇌졸중

허혈뇌졸중은 고혈압, 당뇨, 고지질혈증 등 다양한 원인에 의해 뇌로 혈액을 공급하는 혈관이 막히는 병이다. 뇌허혈, 뇌경색이라고도 한다. 혈관이 막히면 막힌 부위나 장애 정도에 따라 신경증상이 나타난다. 반신마비나 치매상태가 될 수도 있다.

(2) 비만과 수면무호흡증

수면무호흡증(SAS : sleep apnea syndrome)은 자는 동안 무호흡(10초 이상의 호흡정지)이 1시간에 5회 이상 또는 7시간의 수면 중 30회 이상 나타나는 증상이다. SAS의 증상이 악화되면 비렘수면(non rem sleep)이 부족해져 충분히 잠을 잘 수 없게 된다. 그래서 아침에 제대로 일어나지 못하고, 몸이 무거워지며, 낮 동안에는 계속해서 졸린 증상이 나타나게 된다. SAS는 뇌에 혈액이나 산소의 공급을 정체시켜 뇌졸중을 일으켜 돌연사의 원인이 되기도 하는 무서운 병이다.

SAS의 원인 중 95%는 비만이다. 즉 비만에 의해 턱과 목 주변, 목구멍(gorgl, 인후), 혀까지 지방으로 두꺼워짐으로써 기도가 압박받아 좁아져 코골이나 폐색의 원인이 된다.

SAS에 의해 깊은 잠을 자지 못하고 전신에의 산소공급이 부족해지면 지방을 분해하는 성장호르몬의 분비가 저하된다. 성인의 성장호르몬은 하루 약 300kcal(지방 40g)를 소비하는 지방분해능력이 있는데, SAS인 사람은 성장호르몬의 분비량이 최대 70%까지 저하된다. 즉 칼로리소비량이 건강한 사람의 30% 정도에 불과하다. 이는 정상인 경우보다 1개월에 '210kcal×30일=6,300kcal'가 덜 소비된다는 것이다. 지방 1kg을 늘리는 데 필요한 칼로리는 약 7,200kcal이므로 1개월에 875g, 1년이면 10kg 이상 살이 찐다고 계산할 수 있다. 비만→수면무호흡증→비만 악화→수면무호흡증 악화→비만 악

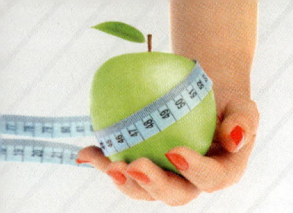
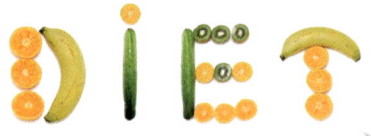

화가 거듭되면 비만과 수면무호흡증의 악순환이 계속된다.

　수면무호흡증환자는 우선 BMI 수치를 떨어뜨려야 하고, SAS는 당뇨병·고지질혈증 등 합병증을 유발시키므로 내장지방도 줄여야 한다.

(3) 비만과 무릎관절통증

　비만으로 체중이 증가하면 무릎관절에 부담을 주어 통증과 함께 변형성무릎관절증이 생길 위험성이 높아진다. 변형성무릎관절증은 무릎관절의 쿠션이라 할 수 있는 연골이 마모되거나 근력의 저하가 원인이 되어 무릎관절에 염증이 생기거나 관절이 변형되어 통증이 나타나는 병이다.

　비만인 사람이 다리를 아픈 듯이 끌면서 걷는 모습을 본 적이 있을 것이다. 아주 가벼운 마라톤으로도 금방 통증을 느끼는 데는 무거운 체중이 큰 원인 중 하나이다. 이 때문에 '무릎이 아프다→ 걷는 일이 귀찮다→비만이 된다→ 더욱 무릎이 악화된다'는 비만의 악순환을 유발한다.

(4) 비만과 불임·출산

　비만은 불임의 중요한 요인이 되기도 한다. 인체에 필요한 호르몬의 양은 체중이 늘수록 많아진다. 따라서 체중 50kg인 사람과 70kg인 사람이 지닌 호르몬의 양이 같다면 체중이 무거운 사람은 호르몬부족이 된다. 비만이 되면 호르몬밸런스가 무너져 뇌의 시상하부에서 하수체로 작용하는 난자를 성숙시키기 위한 호르몬의 활동에 이상이 생기고, 그로 인해 다낭포성난소증후군(PCOS : polycystic ovarian syndrome)이라는 배란장애로 이어지게 된다. 다낭포성난소증후군에 걸리면 자궁몸통암(endometrial cancer)에도 걸리기 쉽다. 또한 임신을 하더라도 임신성당뇨병(임신 중에 혈당치가 올라가 모체와 태아에 영향을 끼침) 등과 같은 출산문제도 발생할 수 있다.

　한편 과도한 다이어트도 불임의 원인이 될 수 있으므로 건강하게 살을 빼는 것이 중요하다.

(5) 비만과 치주질환

　비만인은 치주질환(periodontal disease)에 걸리기 쉽다는 것이 최근 정설로 받아들여지고 있다. 보통 체형의 사람보다 비만인이 치주질환에 걸릴 확률이 1.5배나 높고,

입냄새가 난다는 데이터가 있다. 왜냐하면 지방조직에서 분비되는 TNF-α라는 물질이 체내 염증을 활발하게 만들기 때문이다.

(6) 비만과 간염 · 간암

상세한 인과관계는 아직 해명되지 않았지만, 비만은 간염과 밀접한 관계가 있다고 한다. 바이러스감염이 아니어도 비만으로 인해 간염에 걸리고, 나아가 간암으로 발전할 수도 있다(西原利治 외(2005). 비알코올성지방간염과 당뇨병. 당뇨병 48:243-245).

(7) 비만과 피로물질

비만인은 대부분 운동부족이다. 평소에 운동을 통해 몸을 단련하지 않으므로 체력이 떨어지고 쉽게 지친다. 무거운 몸으로 계단을 오르면 당연히 피곤할 것이다.

실제로 비만인의 몸에서는 피로물질이 많이 분비된다. 지방은 나쁜 호르몬과 좋은 호르몬을 분비한다. 현재 알려져 있는 좋은 호르몬으로는 아디포넥틴(adiponectin) 한 종류뿐이며, 비만인의 몸에서는 잘 분비되지도 않는다. 반대로 지방이 분비하는 나쁜 호르몬은 종류가 많다. 그중에서도 TNF-α는 고지질혈증 발생의 원인이 될 수 있다. 고지질혈증에 걸리면 피로감이 증가하고, 그렇기 때문에 비만인은 정상인보다 쉽게 지치는 것이다. 피로가 풀리지 않아서 힘든 사람은 살을 빼는 것이 상태가 좋아지는 지름길이다.

(8) 비만과 노화

동창회에서 오랜만에 만난 친구들이 살이 쪄서 더 늙어 보인다는 느낌을 받은 적이 있을 것이다. 남성이건 여성이건 살이 찌면 실제연령보다 더 들어 보이기 쉽다. '살이 쪘다'는 물리적인 형태가 늙어보인다는 인상을 준다고 생각되겠지만, 그것은 틀린 생각이다. 살이 찐 사람은 정말로 늙은 것이다.

최근 비만인은 정상체중인 사람보다 유전자 차원에서 노화가 빨리 진행된다는 사실이 입증되었다. DNA의 염색체끝에 있는 '텔로미어(telomere, 끝분절)'라는 구조물은 노화의 진행에 따라 짧아진다는 사실이 알려진 것이다. 비만인은 정상체중인 사람에 비해 텔로미어가 짧다고 한다. 같은 신장에 체중이 10kg 차이가 난다고 했을 때 사람에 따라서는 8.8년분의 노화가 진행되어 있다는 사실이 밝혀졌다. 겉모습뿐만 아니라 세포

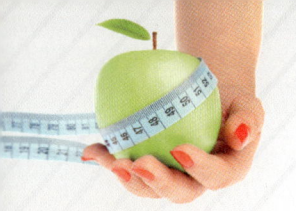
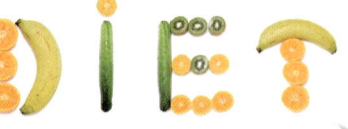

자체의 노화까지도 진행된 것이다. 세포의 노화가 진행되었다는 사실은 그만큼 죽음에 가까워지고 있다는 것을 의미한다(The Lancet, Volume 366, Issue 9486, pp. 662~664, 20 August 2005).

(9) 비만과 가난

비만은 병에 걸릴 위험요인을 높일 뿐만 아니라 경제적인 면에서도 곤란해지게 한다. 비만의 정도에 따라 다르지만 뚱뚱하면 규격에 맞는 옷이 없거나 입을 수 있는 옷을 찾기 어렵다. 표준신장·체중이라면 고를 수 있는 옷의 종류도 많고 세일 때 싸게 살 수도 있지만, 비만인은 선택의 폭이 확 줄어든다. 또한 비만인들에게 흔한 특징으로 '요요현상을 반복한다'는 것이 있다. 그래서 정상체중인 사람보다 옷을 사는 데 더 많은 비용이 든다.

옷뿐만 아니라 뚱뚱하면 병에 걸릴 위험도도 높아져서 의료비도 많이 든다. 예를 들어 수면무호흡증의 치료에는 양압기(CPAP : continuous positive airway pressure)라는 호흡보조의료기구를 사용하는데, 그 비용은 정상체중으로 수면무호흡증에 걸리지 않았다면 지출하지 않아도 됐을 것이다. 살이 쪘기 때문에 필요 이상으로 지출이 늘어난다. 더욱이 병원에 다니면 시간적인 손실도 크다. 비만이 경제적으로 이득이 되는 경우는 뚱뚱한 몸으로 웃기는 코미디언 정도일 것이다.

텔로미어(telomere)

2009년 '노벨의학생리학상'을 공동수상한 미국 캘리포니아대학의 엘리자베스 블랙번(Elizabeth Blackburn) 교수, 존스홉킨스대학의 캐럴 그리더(Carol Greider) 교수, 하버드대학의 잭 쇼스택(Jack Szostak) 교수 등의 연구내용이다.

텔로미어는 염색체 끝부분에 위치하며 세포가 분열할 때 염색체가 분해되는 것을 방지해준다. 세포분열이 진행될수록 텔로미어는 짧아지는데, 이는 세포의 노화를 뜻한다. 그러나 텔로메라제(telomerase)라는 효소가 텔로미어를 계속 만들기 때문에 텔로미어는 일정한 길이를 유지하게 된다. 그러므로 세포가 분열을 계속하려면 텔로미어와 텔로메라제가 필요하다.

텔로미어와 텔로메라제의 발견에 의해 현재 세포의 증식억제에 의한 노화현상의 해결과 암세포의 증식을 정지시키는 치료법이 개발과정에 있다.

체성분 측정

① 캘리퍼를 이용한 측정법

비만도를 측정하는 기구를 총칭하여 비만도계라 부른다. 비만도계 중 가장 기본적인 것은 체중계와 신장계이다. 그리고 체중과 신장만으로 계산할 수 있는 BMI가 비만의 정도를 나타내는 수치로 널리 사용되고 있다. 또한 캘리퍼를 이용한 피부두께측정법도 잘 알려져 있다. 이는 매우 간편한 측정기구이어서, 우리나라에서는 학교 등에

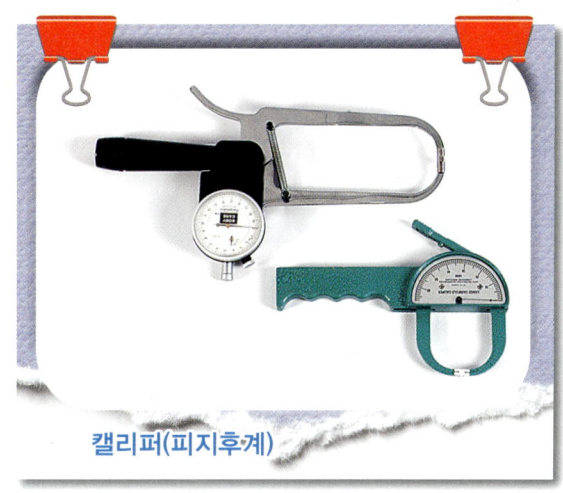

캘리퍼(피지후계)

서 사용되고 있다. 피부두께측정법은 신체특정부위의 피부를 집어올려 그 부위의 피하지방두께를 캘리퍼로 측정하여 비만도를 산출한다.

캘리퍼법은 측정자가 일정한 힘으로 피검자의 피하지방층을 포함한 피부를 집어올려 그 두께를 측정하기 때문에 측정에 숙련도가 요구되고 측정자에 따라 오차가 발생할 수 있다는 결점이 있다. 더욱이 피부두께측정법은 최근 비만인의 증가와 함께 중증비만인은 측정이 불가능하다는 문제점도 생겨났다.

② 수중체중측정법

수중체중측정법(underwater weighing)은 체지방량을 측정하는 방법 중 가장 정밀도가 높은 방법이다. 수중체중측정법은 문자 그대로 수중에서 피검자의 체중을 측정하는 것으로, 측정방법은 다음과 같다.

먼저 부력의 영향을 받는 수중에서의 체중과 통상적 체중의 차이로부터 부피를 구하여 대기 중의 체중을 부피로 나누어 체밀도를 계산한다. 그리고 체밀도값으로부터

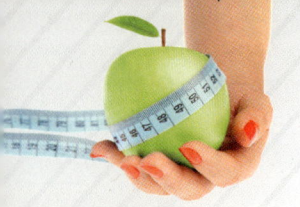
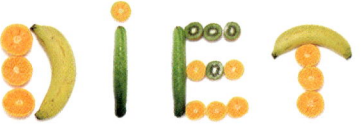

체지방률을 계산한다. 그러나 수중체중측정법은 피검자가 완전히 물에 들어가야 하고, 물속에서 숨을 뱉은 상태를 유지해야 하기 때문에 측정이 어려우며, 측정자는 피검자가 실제로 숨을 다 내쉬었는지를 확인하기 어렵다는 결점이 있다.

③ 공기치환법

공기치환법(BOD POD)은 수중체중측정법을 개선한 것으로, 캡슐 모양의 측정기에 피검자가 들어가 물을 사용하지 않고 측정하는 방법이다. 용적이 일정한 캡슐 내부의 압력변화를 이용하여 피검자의 부피를 측정하고 그 부피에서 체밀도를 계산하여 체지방률을 얻는 원리이다. 공기치환법(가스치환법)은 사용하는 기계의 이름을 따서 'BOD POD(보드팟)'이라고도 불린다. 이 기계는 비교적 고가이어서 대학병원이나 연구시설 등에서만 쓸 수 있다. 미국에서는 프로스포츠팀이나 피트니스클럽 등에서 이용한다.

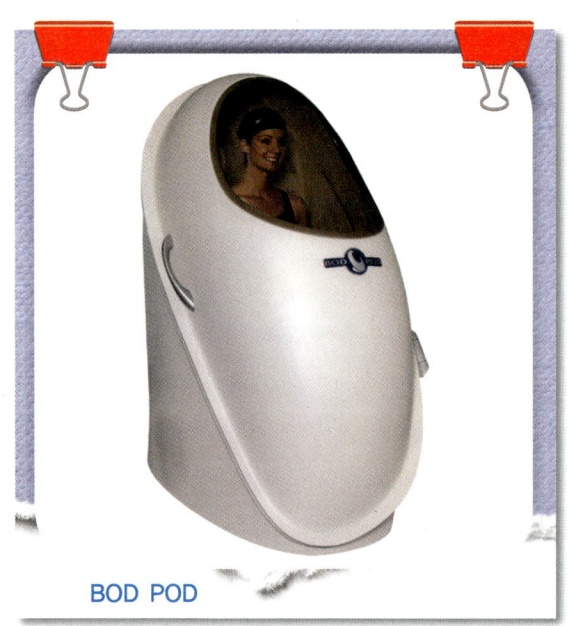

BOD POD

④ 이중에너지X선흡수법

최근 개발된 이중에너지X선흡수법(DEXA : dual-energy X-ray absorp-tiometry)은 신체 각 부위의 조직마다 X선흡수율에 차이가 있다는 점을 이용하여 고에너지와

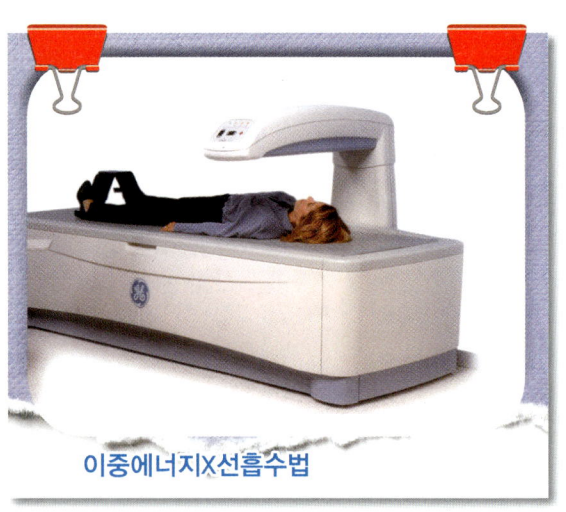

이중에너지X선흡수법

저에너지 X선영상을 컴퓨터에서 합성하여 선명한 체지방 영상을 얻는 방법이다. 수중체중측정법보다 정밀도가 높지만, 신체에 X선을 쏘여야 한다는 결점이 있다.

⑤ 컴퓨터단층촬영법

컴퓨터단층촬영법(CT : computerized tomography)을 사용하면 내장지방축적량을 정확하게 측정할 수 있다. CT스캐너로 배꼽부위의 횡단면을 촬영하여 지방이 차지하는 면적을 계산한다. CT스캔화상에서 배벽안쪽(내장)에 축적되어 있는 지방의 면적(V : visceral fat)과 배꼽부위의 피하조직에 축적되어 있는 지방의 면적(S : subcutaneous fat)의 비율(V/S비)을 산출하여 면적비가 0.4 이상일 때 합병증빈도가 높아지므로 이를 내장지방축적형 비만이라고 진단한다.

허리/엉덩이비율은 서양인과 체형이나 비만정도가 다른 우리나라 사람들에게는 진단법으로 적절하지 않지만 CT스캔화상을 사용한 V/S비는 비교적 정확하게 내장지방량을 반영해준다. 예를 들어 합병증으로 고혈압이 나타난 비만여성을 조사한 결과 CT스

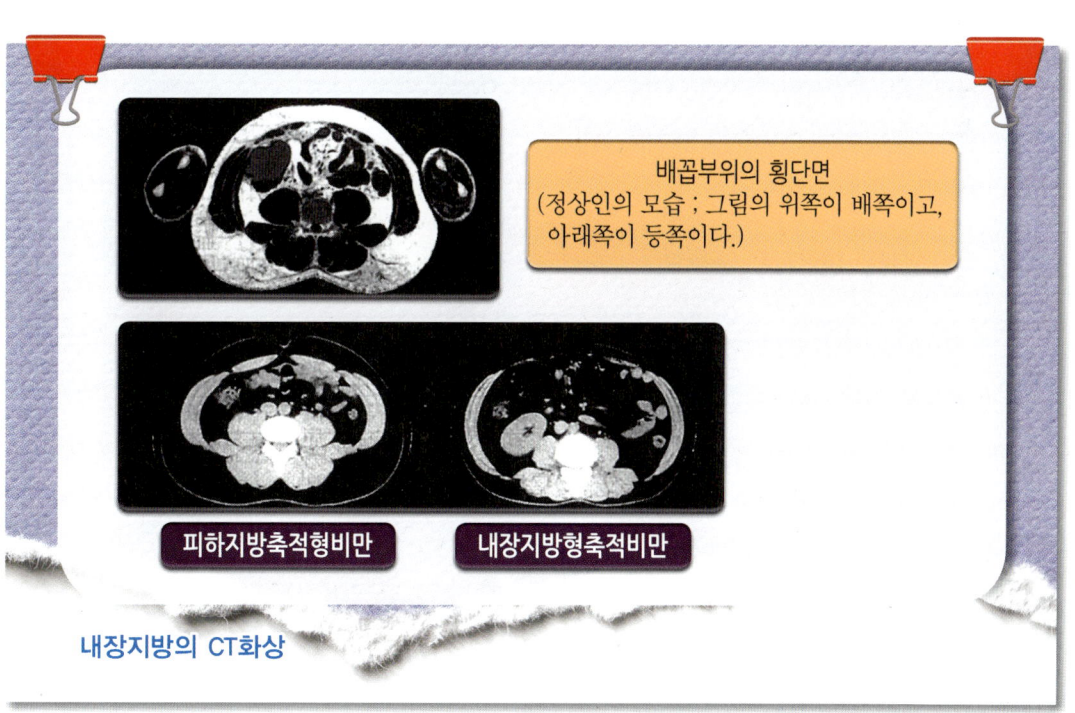

배꼽부위의 횡단면
(정상인의 모습 ; 그림의 위쪽이 배쪽이고, 아래쪽이 등쪽이다.)

피하지방축적형비만   내장지방형축적비만

내장지방의 CT화상

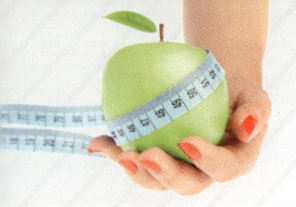
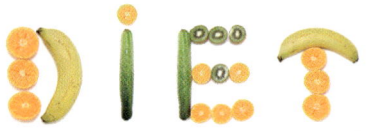

캔화상으로 구해진 V/S비는 혈압과 상관이 있었으나 허리/엉덩이비율은 상관이 없었다는 보고가 있다.

그러나 비만인 중에는 내장지방뿐만 아니라 피하지방도 많아 V/S비만으로는 내장지방의 축적정도를 충분히 진단할 수 없는 경우도 있다. 다음 CT화상의 비만인은 운동요법과 식이요법으로 내장지방이 극적으로 감소하여 상반신비만은 개선되었지만, V/S는 큰 변화가 나타나지 않았다. 따라서 내장지방축적형비만을 진단하기 위해서는 V/S비보다 내장지방의 절대량을 반영하는 수치를 측정하는 것이 중요하다.

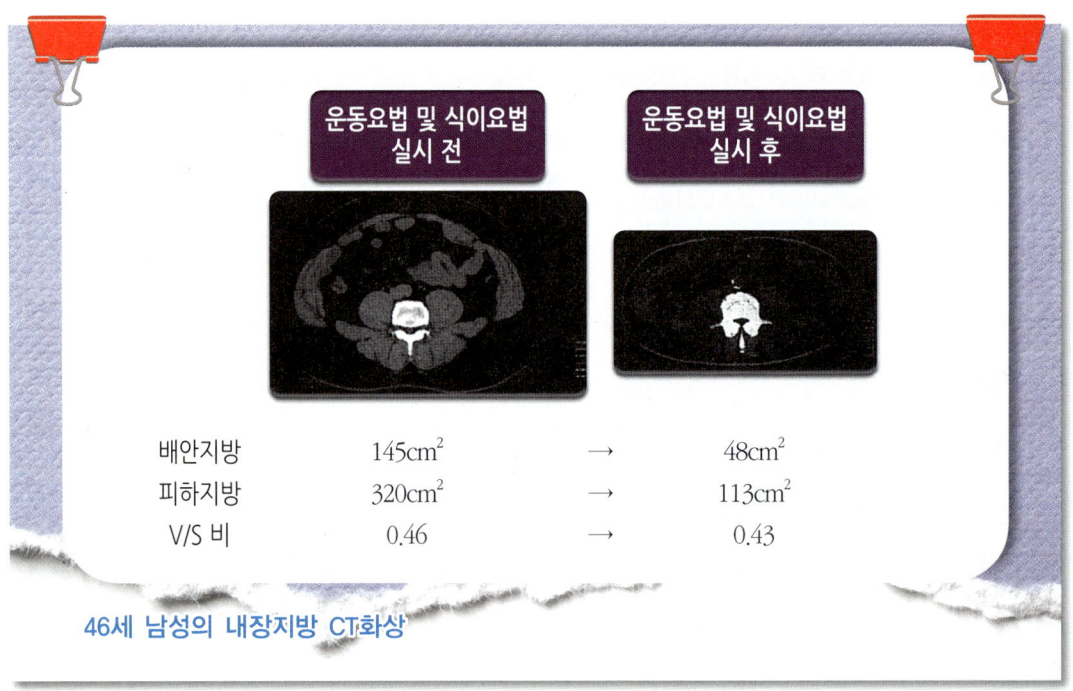

	운동요법 및 식이요법 실시 전		운동요법 및 식이요법 실시 후
배안지방	145cm²	→	48cm²
피하지방	320cm²	→	113cm²
V/S 비	0.46	→	0.43

46세 남성의 내장지방 CT화상

6 체격요인을 이용한 비만도측정공식

체중과 신장을 이용한 비만도측정방법은 체성분을 정확하게 반영하지 못한다. 그러나 대략적인 비만도를 스스로 알아볼 수 있는 간편한 방법으로서 체중과 신장과 같은 체격요인을 이용하여 비만도를 구하는 여러 가지 방법이 제시되고 있다.

① Broca법 : 초등학교 입학연령 이후에 적용

» 신장 150cm 이하일 때의 표준체중(kg)=신장(cm)−100

» 신장 150cm 이상인 경우의 표준체중(kg)=(신장(cm)−100)×0.9

$$비만도(\%)= \frac{실제체중(kg)-표준체중(kg)}{표준체중(kg)} \times 10$$

② Kaup지수 : 출생 후 3개월~만 6세까지 적용

$$Kaup지수= \frac{체중(g)}{신장(cm)^2} \times 10$$

③ Röhrer지수 : 학령기 이후부터 성인까지 적용

$$Röhrer지수= \frac{체중(g)}{신장(cm)^3} \times 10^4$$

④ 체질량지수(BMI : body mass index) : 성인기 이후 적용

$$BMI= \frac{체중(g)}{신장(cm)^2}$$

※ 체질량지수에 의한 비만판정법

정상 19~25   가벼운 비만 26~30

중등도비만 31~40   심한 비만 41 이상

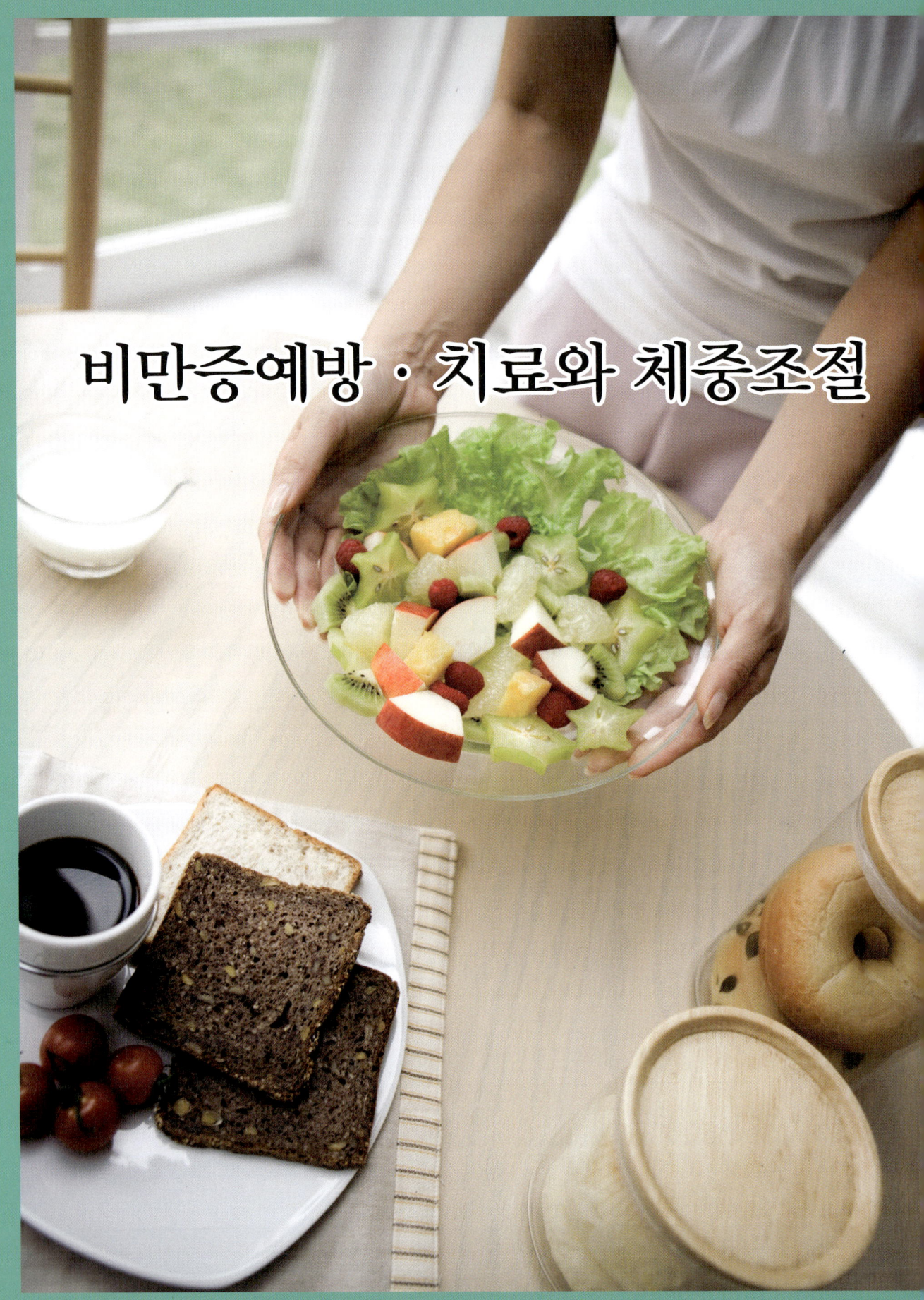

비만증예방·치료와 체중조절

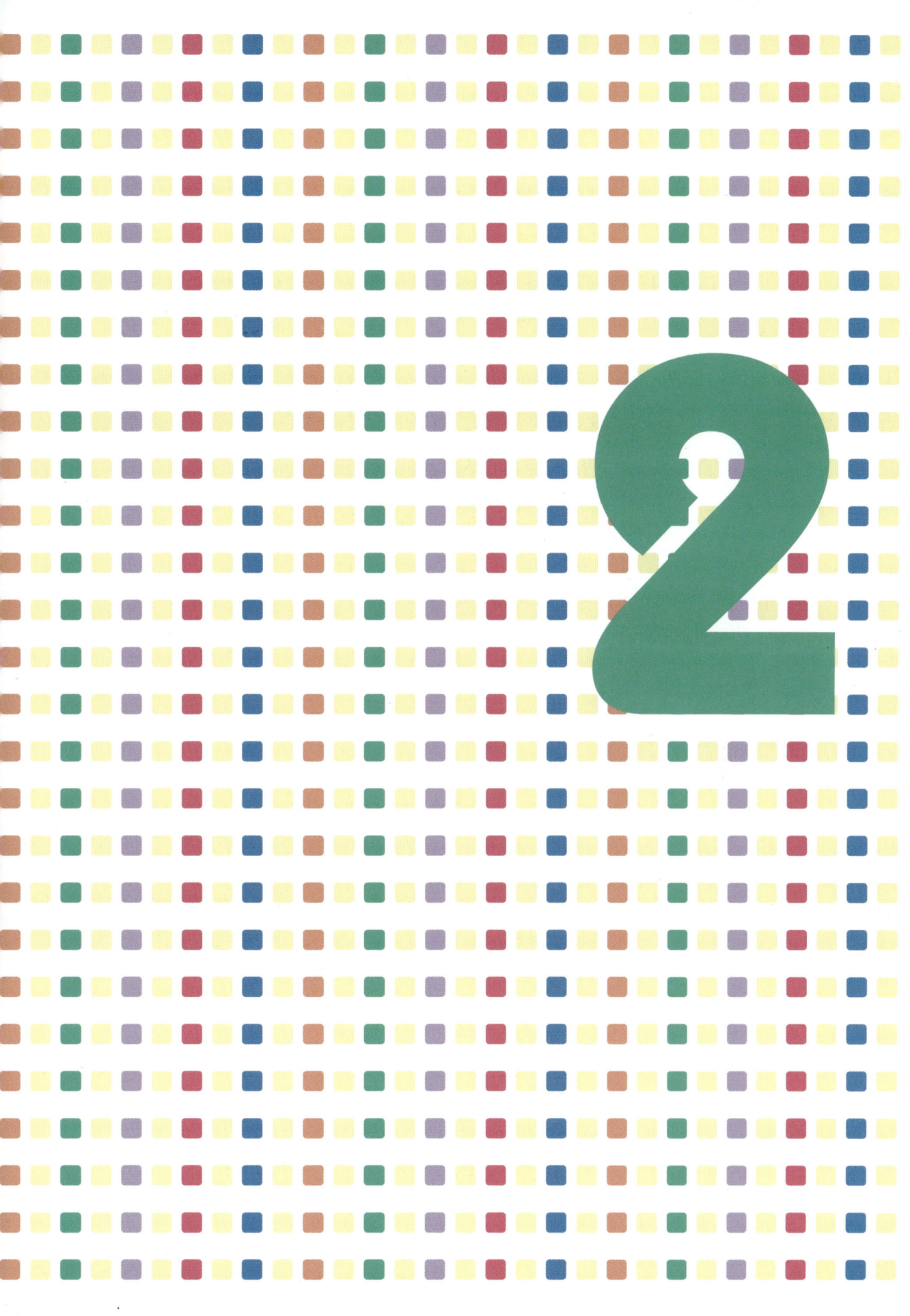

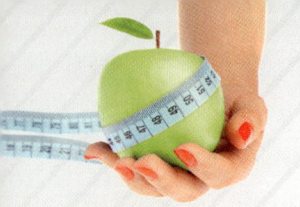
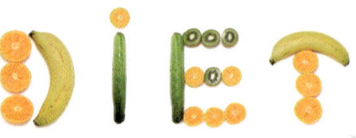

비만예방의 필요성

오늘날 의학과 운동의 연구성과에 의해 생활습관병, 특히 심장병, 당뇨병, 고혈압, 뇌졸중 등은 노화뿐만 아니라 만성적인 운동부족병이나 식생활과도 크게 관련되어 있다는 것이 밝혀졌다.

그러나 유감스럽게도 대부분의 생활습관병은 무자각·무통증이라서 심각하게 받아들이지 않는 경우가 많다. 비만해서 혈관을 닦달하는 고농도의 인슐린과 남아도는 콜레스테롤이 혈관벽을 망치고 있어도 본인은 전혀 자각하지 못하는 경우가 대부분이다. 실제로 고통이나 자각증상이 나타나는 것은 이미 그 병이 완전히 다 진행된 후의 일이다. 이렇게 비만과 운동부족을 오랜 기간 방치한 채 살아가면 여러 가지 병으로 죽을 확률이 압도적으로 높아진다.

다음에는 운동이 생활습관병을 얼마나 예방해주는지 알아본다.

1 착한 콜레스테롤을 늘려 혈압을 낮춘다

혈중지방에는 동맥경화를 일으키는 나쁜 콜레스테롤과 중성지방이 들어 있지만, 동맥경화를 예방하는 착한 콜레스테롤도 포함되어 있다. 습관적인 운동은 나쁜 콜레스테롤과 중성지방을 감소시키고, 착한 콜레스테롤을 증가시킨다. 착한 콜레스테롤은 혈액 안에 포함된 콜레스테롤을 화학적으로 분해해서 변으로 버려주는 콜레스테롤이다.

치명적인 뇌졸중이나 동맥경화증과 관계 깊은 고혈압증도 중간 정도의 유산소운동 (걷기, 조깅, 에어로빅 등)을 계속하면 크게 개선된다는 사실은 이미 잘 알려져 있다. 세계보건기구(WHO)에서 약물을 쓰지 않는 치료법으로 가장 많이 추천하고 있는 것이 바로 운동이다. 왜냐하면 운동을 하면 비만도의 감소, 땀에 의한 염분배출량의 증가, 교감신경계통활동의 완화(혈관을 수축시키는 과잉의 카테콜아민·스트레스호르몬 분비의 감소, 정신적 스트레스나 불안의 해소) 등에 의해 혈압강하효과가 있기 때문이다.

최근의 연구에서 고혈압증의 약물치료로 자주 처방되는 이뇨제와 비슷한 물질(심방성·심실성나트륨이뇨호르몬)이 운동 중에 심장에서 방출된다는 것이 밝혀졌다. 즉 사람의 몸에는 운동을 하면 자신의 혈압을 정상으로 유지하려는 기능이 있다는 것이다.

② 심장동맥질환의 발병위험을 낮춘다

심장동맥질환을 최적으로 예방하기 위해서는 일주일에 2,000kcal의 신체활동이 필요하고, 어느 정도 예방하기 위해서는 일주일에 적어도 500kcal의 신체운동이 필요하다. 즉 의학적으로 확실한 심장병예방효과를 얻기 위해서는 적어도 30분 정도의 약간 빠른 걷기를 일주일에 3~5회 계속해야 한다는 것이다.

습관적인 운동이 심장동맥질환의 발병위험을 감소시키는 이유는 다음과 같다.

» 착한 콜레스테롤이 늘어나 동맥경화가 예방된다.
» 심장의 혈관이 굵어져 심장에 산소 · 영양소를 운반하기 쉬워진다.
» 혈액이 막히거나 잘 뭉쳐지지 않는다.
» 수축기혈압과 심박수의 저하로 심장의 부담이 줄어든다.
» 당대사가 좋아져서 혈중인슐린농도가 저하된다.
» 심장의 부정맥발생률이 저하된다.
» 정상체중이 유지된다.

③ 포도당을 소비하고 혈당치를 낮춘다

당뇨병의 대부분은 이자(췌장)에서 분비되는 인슐린이 부족하거나 제대로 작용하지 않는 인슐린비의존형이다. 이런 유형의 당뇨병은 규칙적인 운동을 하면 예방 및 개선을 기대할 수 있다. 반대로 만성적인 운동부족이 몸에서 인슐린활동을 둔하게 하는 원인이 되는 것도 밝혀졌다.

당뇨병의 치료에는 약물치료, 식이요법, 운동요법 등이 사용되고 있다. 비교적 가벼운 당뇨병환자들이 운동요법을 실시하면 현저하게 혈당이 개선되는 효과가 있다. 운동에 의한 혈당강하작용은 근육이 가장 많은 포도당을 소비할 수 있는 조직이라는 점과 관계가 있다.

근육의 활동으로 소비되는 포도당의 양은 안정 시보다 가벼운 걷기는 약 3배, 중간 정도의 조깅은 약 5~20배 많다. 또, 운동 후나 약간 오래 운동을 한 다음에는 근조직에서 인슐린감수성이 상승하여 혈당이 저하된다. 그래서 인슐린을 적게 투여해도 혈당을 조절할 수 있게 되어, 고인슐린혈증에 의해 유발되는 합병증을 줄일 수 있다.

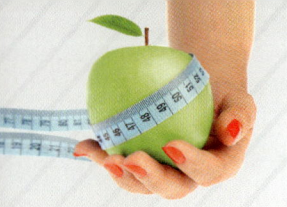
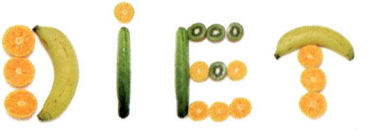

한 번의 운동으로도 48시간 후까지는 혈당조절과 인슐린감수성의 개선상태가 유지된다. 이것으로 보면 운동으로 당뇨병예방효과를 얻기 위해서는 일주일에 3회 정도 운동을 계속하는 것이 중요하다.

④ 혈관의 젊음을 유지한다

규칙적인 운동은 동맥경화에 대한 예방적·치료적 효과가 있다. 평소에 운동을 하는 사람은 동맥경화의 발생이 적고, 이미 발생한 동맥경화가 경감될 수도 있다. 그 이유는 운동이 중성지방이나 나쁜 콜레스테롤을 감소시키고, 착한 콜레스테롤의 증가와 체지방 감소에 크게 기여하기 때문이다. 습관적으로 운동하는 사람은 혈관 자체, 특히 동맥의 탄력과 강도가 좋아져서 혈관의 젊음이 유지된다.

늙어서까지 운동을 계속하면 뇌졸중이나 뇌혈관계통질환에 대한 예방적인 효과가 지속될 수 있다. 또, 노년기가 되어서 운동을 시작하더라도 산소를 받아들이는 능력의 개선, 혈중헤모글로빈 증가, 심장의 수축능력 증가 등과 같은 바람직한 결과를 얻을 수 있다.

한편 운동을 하면 뇌졸중을 예방할 수 있어서 수명에 영향을 줄 뿐 아니라, 뇌에 산소공급능력을 유지하거나 뇌혈관계통의 건강을 보존할 수 있기 때문에 건전한 정신활동을 유지할 수 있게 된다.

⑤ 면역력을 높여 암을 예방한다

생활습관은 암발병률에도 어느 정도 중요한 인자가 되고 있다. 영국의 덜 박사는 "암의 약 35%는 식생활에 의해, 약 30%는 담배에 의해 발생한다."고 하였다. 즉 암의 60% 이상은 입으로 들어가는 것 때문에 발생하는 것이다.

과식이나 지방 과다섭취는 유방암·대장암·전립샘암 등의 원인이 되고, 염분 과다섭취는 위암을 유발한다. 담배나 술, 그 외 자극이 강한 기호품을 입에 대지 않는 모르몬교도들에게 암발생률이 낮다는 것은 잘 알려진 사실이다.

운동을 통해 암을 예방할 수도 있다. 왜냐하면 운동을 하면 면역기능이 향상되고, 암에 대한 예방의학적 효과가 발생하기 때문이다. 스포츠와 여성의 생식계통 암발생률을 조사한 연구가 있다. 조사 결과 대학시절에 스포츠를 했던 여성과 그렇지 않은 여성 5,389명의 유방암 발생률은 모든 연령층에서 스포츠를 했던 여성쪽이 분명하게 낮았다. 스포츠를 하지 않았던 여성은 스포츠를 했던 여성보다 유방암이 1.9배, 생식계통 암은 2.5배나 많이 발생했다.

연령, 가족병력, 초경기, 임신횟수, 피임약 사용경력, 여성호르몬 사용경력, 흡연습관, 비만 등의 조건을 통계학적으로 보정해서 감안한다고 해도 그 경향은 변하지 않는다. 역학(疫學)적으로 보아도 이러한 예를 통해 신체활동이 암 발생을 어느 정도 예방한다는 점을 이해할 수 있을 것이다.

⑥ 뼈가 튼튼해질 수 있다

운동을 통해 골다골증의 예방 및 개선 효과도 충분히 기대할 수 있다. 갱년기 · 장년기가 되어 뼈질량이 감소하기 시작하거나, 폐경에 의한 호르몬의 혼란으로 뼈의 대사가 변할 때도 운동이 뼈질량의 손실을 억제하는 작용을 한다.

특히 운동치료와 병행해서 호르몬요법을 실시하면 갱년기 · 노년기에도 어느 정도 뼈질량이 증가할 수 있다는 점이 최근의 연구에서도 계속 밝혀지고 있다.

운동에 의한 골다공증의 예방 · 개선효과는 다음과 같다.

» 뼈 내부로의 혈액량 증가
» 뼈를 만드는 뼈모세포(osteoblastic)의 활성화
» 뼈를 녹이는 뼈파괴세포(osteoclast)의 억제
» 하중에 의한 전위발생으로 뼈염(osteitis, 골염)의 침착 촉진

미국항공우주국(NASA : National Aeronautics and Space Administration)의 연구자들은 골다공증의 예방효과를 높이려면 하루에 적어도 3시간 정도는 중력에 거스른 자세를 유지할 필요가 있다고 하였다. 누워서 TV를 보면 살이 찔 뿐만 아니라 골다공증의 원인도 된다.

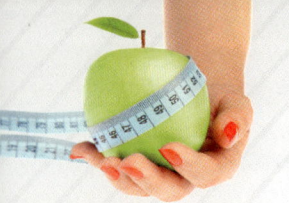
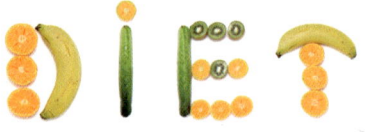

⑦ 치매나 노인질환을 예방한다

치매를 유발하는 뇌혈관장애는 거의 예외없이 뇌동맥경화에 의해 발생하기 때문에 뇌동맥경화를 막으면 치매를 예방할 수 있다. 뇌생리학적으로 운동은 뇌의 운동계통과 감각계통의 신경세포 양쪽을 사용하는 활동이다. 따라서 운동은 감각계통밖에 사용하지 않는 독서나 TV시청 등에 비해 보다 광범위하게 뇌를 작동시킬 수 있다.

산소를 받아들여 지방이나 당질을 연소시키는 대표적인 유산소운동인 에어로빅은 음악에 맞춘 복잡한 움직임과 함께 다양한 근육활동으로, 호흡순환계통과 신경계통을 사용하기 때문에 치매예방에 효과가 있다. 또한 운동동작에 수반된 뇌 대사의 상승이나 뇌의 혈액과 신경전달물질의 분비증가 등의 효과로 뇌의 노화를 막을 가능성도 충분히 있다. 이 때문에도 유산소운동은 뇌기능 개선에 효과가 있다고 본다. 특히 갱년기를 맞은 여성은 폐경에 의한 고혈압이나 고지질혈증, 착한 콜레스테롤의 저하로 혈관이 썩는 것을 운동으로 예방할 필요가 있다. 무엇보다도 노인질환이나 뇌혈관치매를 예방하기 위해서는 평생에 걸쳐 운동을 해야 한다.

비만증치료의 필요성

비만증은 다양한 질환의 밑바탕이 된다. 내장지방축적형비만인의 90% 정도는 비만으로 인한 합병증이 나타나는데, 특히 당대사이상, 지질대사이상, 고혈압 등은 동맥경화성질환의 위험인자로 보는 증상들이다. 그러나 비만을 개선하면 그 합병증도 개선될 것으로 기대되고 있다.

모든 비만이 체중감량을 필요로 하는 것은 아니다. 그러나 가벼운 비만이라도 합병증이 발생하거나, 아직 발생하지 않았더라도 발생위험성이 높은 경우에는 장래에 다양한 질환이 발병될 수 있다.

비만을 내장지방축적형과 피하지방축적형으로 분류하여 합병증을 조사한 결과, 내장지방축적형비만에서는 약 90%가 합병증이 나타났고, 나머지 10%도 그대로 방치하면 합병증발병이 예상되었다. 이러한 비만은 비만증이라는 하나의 질환으로 파악하여 감량치료를 할 필요가 있다. 또한 의료비용면에서도 비만증에 동반되는 다양한 질환이 감량치료에 의해 감소된다는 점을 고려하면 큰 의의가 있다.

여기에서는 감량치료가 필수적인 비만증, 비만증 치료의 의의, 비만증의 치료방법 등을 살펴본다.

① 치료가 필요한 비만증

(1) 지방세포의 질적이상 또는 양적이상에 의한 비만증

비만에 의해 증상이 나타나거나 많아질 수 있는 질환에는 여러 가지가 있다. 일본비만학회(JASSO : Japan Society of the Study of Obesity)에서는 10종류의 증상을 비만증의 진단기준으로 채택하고 있는데(아래의 그림 참조), 이들은 각 질환별 치료에서도 다루어질 '지방세포의 질적이상에 의한 비만증'과 '지방세포의 양적이상에 의한 비만증'으로 분류할 수 있다.

지방세포의 질적이상에 의한 비만증은 지방세포의 기능이상이 원인이 되어 나타나는 비만증이다. 이 비만증은 내장지방의 축적에 의해 발생하며, ① 당내성장애 · 2형당

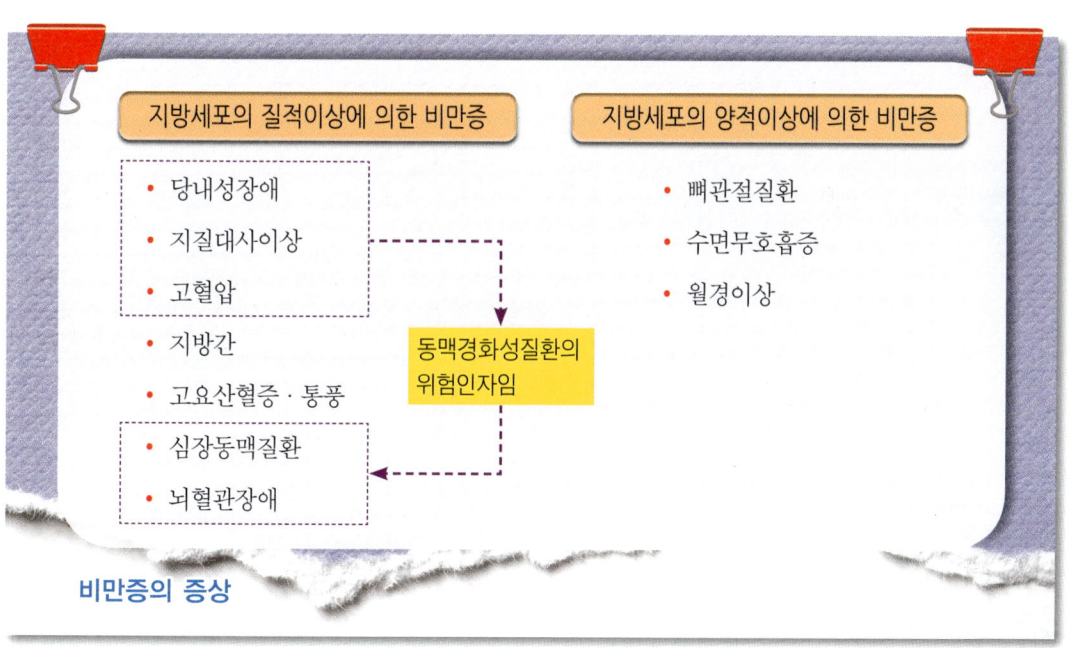

비만증의 증상

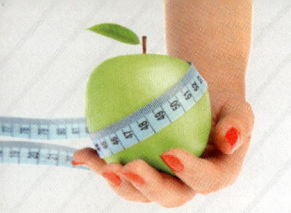
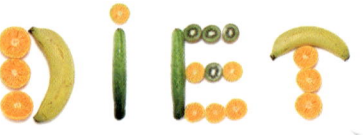

뇨병, ② 지질대사이상, ③ 고혈압, ④ 고요산혈증·통풍, ⑤ 지방간, ⑥ 심장동맥질환, ⑦ 뇌경색의 7개 항목 중 한 가지 이상을 동반한다. 지방세포의 질적이상에 의한 비만증은 당대사이상, 지질대사이상, 당내성장애, 고혈압 등이 모아져 최종적으로 동맥경화성질환을 발병시킨다는 점 때문에 치료의 필요성이 높은 질환이라고 할 수 있다.

(2) 비만증치료의 원칙은 체지방량감소

비만증치료의 기본은 체지방량을 감소시키는 것이다. 그러나 지방세포의 질적이상에 의한 비만증은 체지방량의 감소를 목표로 하기보다는 내장지방의 감소에 주안점을 두어야 한다. 내장지방의 감소가 동반되면 체중감소량이 적어도 충분한 치료효과를 거둘 수 있다.

한편 지방세포의 양적이상에 의한 비만증은 일반적으로 비만이 심각하므로 피하지방이든 내장지방이든 체지방의 절대량을 줄여야 한다.

비만증치료의 목표

- '내장지방'을 줄인다
  (허리둘레 감소)
- 비만으로 인한 합병증 개선

- '체지방'의 절대량을 줄인다

지방세포의 질적이상에 의한 비만증   지방세포의 양적이상에 의한 비만증

❷ 비만증치료의 의의

비만증은 다양한 질병이 발생하는 토대가 된다. 특히 비만이 원인이 되어 발병하는 당내성장애, 지질대사이상, 고혈압 등은 그 병 하나하나를 치료해도 발병의 원인인 내장지방을 감소시키지 않으면 치료효과가 높아지지 않는다. 즉 내장지방축적이 원인인 질병은 내장지방을 감소시켜 증상을 개선하는 것이 바람직하며, 음성인 경우에도 계속 나타나지 않도록 예방해야 한다.

비만증치료는 국민건강을 유지하기 위해서도 중요할 뿐만 아니라 의료·경제적으로도 큰 의의가 있다.

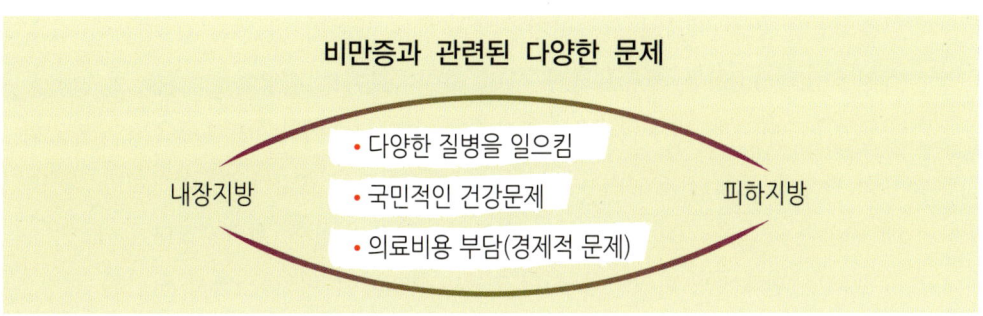

비만증과 관련된 다양한 문제

내장지방

• 다양한 질병을 일으킴

• 국민적인 건강문제

• 의료비용 부담(경제적 문제)

피하지방

비만증의 치료방법

① 비만증의 기본적인 치료방법

(1) 식이요법, 운동요법 및 행동요법

비만증치료의 기본은 식이요법과 운동요법이다. 식이요법과 운동요법만으로 감량목표에 도달하지 못하면 약물요법을 추가하게 된다. 이들을 장기적으로 지속시키는 것이 행동요법인데, 이는 생활습관의 개선을 목적으로 한다.

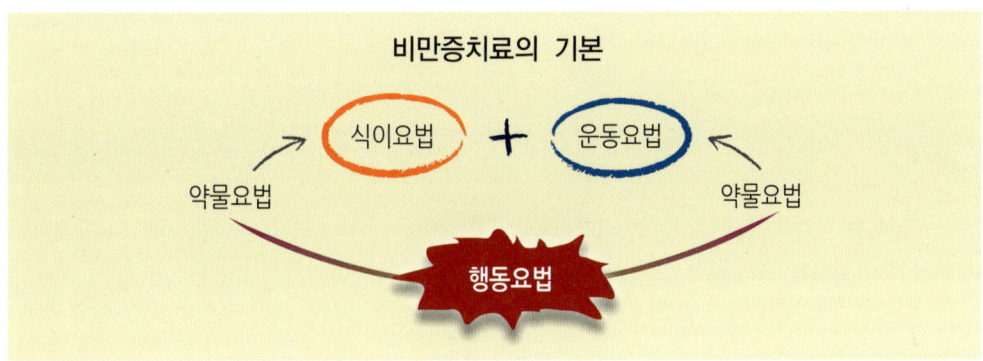

비만증치료의 기본

약물요법 → 식이요법 ＋ 운동요법 ← 약물요법

행동요법

(2) 약물요법

과거에는 비만증치료의 최종목적을 체중관리라고 오해한 나머지 미용목적의 감량이나 단순한 건강관리를 위한 예방의학으로 혼동하기도 하였다. 이러한 상황하에서는 비

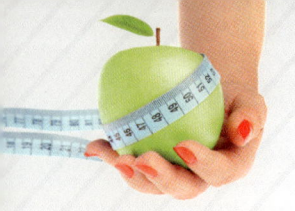
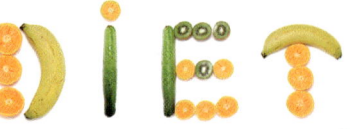

만증치료를 위한 약물사용이 인정받지 못하는 풍조가 있었다. 그 때문에 식욕억제제인 마진돌(mazindol)은 치료목적이 아닌 다이어트제로 활용하는 것을 방지하기 위해 체질량지수(BMI : body mass index) 35 이상의 고도비만인만 사용할 수 있었다. 이러한 규제 때문에 합병증 증상이 나타나는 비만증이라도 BMI가 35 이하이면 약물복용에 의해 증상의 개선을 기대할 수 있음에도 불구하고 사용이 제한되었다.

그러나 현재에는 비만증의 진단기준이 확립되어 비만증 역시 하나의 질병으로 보아 적극적인 치료가 필요하게 되었다. 특히 내장지방축적이 원인이 되어 증상이 나타나는 당내성장애, 고혈압, 고지질혈증 등은 단독으로 나타나는 것이 아니라 한 사람에서도 여러 가지 증상이 나타나는 경우가 많은데, 비만증을 치료하면 이러한 증상들이 한 번에 개선될 수 있다. 만약 몇 %라도 확실히 감량할 수 있는 약물을 사용할 수 있다면 지방세포의 질적이상에 인한 비만증에 효과가 있을 것이다. 약물을 사용하여 몇 kg이라도 체중을 감소시킬 수 있다면 지방세포의 기능이 회복되어 당대사이상, 지질대사이상, 고혈압 등의 증상개선도 기대할 수 있는 것이다.

한편 지방세포의 양적이상에 의한 비만증이라면 이 약물을 복용하여 몇 kg 정도 감량이 되더라도 충분한 증상개선효과를 기대할 수 없다. 지방세포의 양적이상에 의한 고도비만이라도 체중을 확실히 감소시키는 약물이 필요하다. 그러나 몇 십 kg이나 되는 체중을 안전하게 단기간 내에 줄일 수 있는 약물은 안타깝지만 아직까지 개발되지 않았다. 비만증치료의 기본은 식이요법과 운동요법이지만, 그 대상을 올바르게 판별하여 적절한 약물요법으로 질환의 개선이 가능하다면 의료비용면에서도 큰 의의가 있다.

운동하지 않으면 식욕이 증가한다

"운동을 안해서 기초대사량이 내려갔다면, 먹는 양을 줄여서 에너지를 섭취하지 않으면 되겠지."라고 생각할 수도 있다. 그러나 인간의 몸은 그렇게 마음대로 되지 않는다.

심리적인 상태나 먹는 환경이 복잡한 인간보다 '본능'에 충실한 쥐를 대상으로 한 실험 결과를 보면, 먹이를 자유롭게 먹을 수 있는 환경에서 운동을 전혀 하지 않은 쥐가 체중이 가장 많이 늘었다. 하루에 1~5시간 운동한 쥐는 운동량에 맞추어서 필요한 열량만을 섭취하기 때문에 체중이 전혀 변화하지 않았다.

요점은 동물에게는 운동부족이 되면 필요 이상의 열량을 섭취하는 습성이 있는데, 사람도 이와 같다고 볼 수 있다.

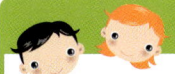

내장지방축적형비만증에 효과적인 운동

　적절한 식사제한과 유산소운동을 계속하면 복부내장지방을 중심으로 한 체지방량을 감소시킬 수 있다. 따라서 산책, 조깅, 체조, 수영 등 전신근력을 사용하는 유산소운동을 중(中)도(일반적으로 맥박 120/분, 60~70세인 사람은 100/분, 다른 사람과 대화할 수 있는 정도)로 1회 10~30분(익숙해져서 체력이 좋은 사람은 60분, 중간에 쉬어도 됨), 주 3~5일 이상 실시한다.

　하프스쿼트(의자에서 일어났다 앉았다를 반복하는 동작), 튜브운동, 덤벨운동 등 저항트레이닝은 근력의 증강, 근육량의 증대효과가 있다. 가벼운 부하를 주는 강도로 실시하면 연령에 따르는 근위축방지, 인슐린저항성의 회복 등에 유용하므로, 고령자는 저항트레이닝을 병행하는 것이 좋다.

❷ 비만증의 유형별 치료방법

　지방세포의 질적이상에 의한 비만증과 양적이상에 의한 비만증은 치료의 목표나 방법이 각각 다르다. 내장지방축적형비만증(지방세포의 질적이상에 의한 비만증) 치료의 첫 번째 목표는 현재체중과 허리둘레의 5% 감소이고, 지방세포의 양적이상에 의한 비만증은 현재체중의 5~10% 감소를 목표로 치료를 해 나간다.

　비만증의 치료목적은 체중감량으로 증상을 개선하는 데 있다. 치료법으로는 기본적인 식이요법이나 운동요법이 있고, 약물을 병용하는 약물요법을 사용하기도 한다. 여기에 더하여 치료의지를 높이면서 감량을 계속해나갈 수 있도록 하는 행동요법이 중요하다. 고도비만으로 심한 합병증이 생겨 위와 같은 치료법으로는 좀처럼 치료성과가 나타나지 않지만 수술의 위험부담을 견딜 수 있을 환자라면 외과수술요법도 쓸 수 있다.

　진단기준에서도 다루었듯이 비만증에는 관련된 질환이나 원인이 각각 다르다. 따라서 내장지방의 축적 여부에 따라 비만증을 지방세포의 질적이상과 양적이상의 2가지 유형으로 나누어 각 유형에 맞는 치료법을 검토하는 것이 중요하다.

　여기에서는 유형별 치료법을 대략적으로 설명하고, 모든 유형에서 중요한 역할을 담당하는 행동요법을 살펴본다.

(1) 지방세포의 질적이상에 의한 비만증의 치료방법

　지방세포의 질적이상에 의한 비만증은 대부분 내장지방축적형비만이다. 내장지방축

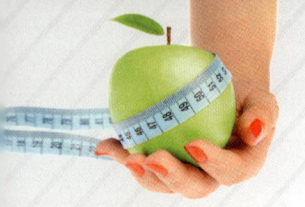
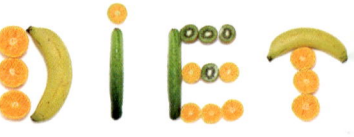

적형비만의 치료목적은 축적된 내장지방을 감소시키는 데 있다. 우선 현재체중과 허리둘레를 파악한 다음 현재체중 및 허리둘레의 5% 감소를 목표로 설정한다. 환자 스스로 자신의 상태를 파악하게 하여 우선적 감량목표를 세운다.

치료성과를 환자에게 확인시켜 치료동기를 높여주어야 한다. 이때 체중과 허리둘레를 정기적으로 측정하여 그 결과를 알려준다.

식이요법에서는 내장지방축적량이나 발생한 증상을 고려하여 치료식단을 결정한다. 이 경우에는 내장지방량의 감소가 목적이므로 그에 맞는 비만증치료식단을 적용한다.

운동요법은 내장지방의 감소에 효과가 있으므로 운동을 적극적으로 병행하도록 한다. 감량목표의 달성이 힘든 때에는 섭취에너지량이 보다 적은 비만증치료식단을 검토한다. 그리고 내장지방면적이 $100cm^2$ 이하이고 당뇨병, 지질대사이상, 고혈압 등과 같은 비만과 관련된 질병이 2가지 이상 나타났다면 약물요법도 검토한다. 어떤 치료법이건 그 성과의 평가는 원칙적으로 3개월을 기준으로 한다.

(2) 지방세포의 양적이상에 의한 비만증의 치료방법

지방세포의 양적이상에 의한 비만증 치료의 첫 번째 목표는 현재체중의 5~10% 감소이다. 운동요법을 병행하기도 하지만 식이요법을 사용한 감량이 더욱 중요하다. 이때 현재체중의 10%에 가까운 체중을 감량해야 하므로 섭취에너지량이 낮은 비만증치료식단을 짠다. 약물요법의 병행실시도 검토해본다.

목표를 달성하지 못했을 때에는 에너지량이 더욱 낮은 비만증치료식단이나 초저칼로리다이어트(VLCD : very low calorie diet)를 실시한다. 그래도 목표달성이 어려우면 모든 치료법의 재검토와 함께 약물요법의 재도입을 고려해 본다. 어떤 치료법이건 그 성과를 평가할 때에는 원칙적으로 3개월을 기준으로 한다.

(3) 비만증치료에서 중요한 행동요법

비만증치료방법은 식이요법, 운동요법, 약물요법 등 다양하다. 어느 방법을 사용하든 요요현상이 일어날 가능성을 항상 염두에 두어야 한다. 요요현상을 방지하는 데 중요한 역할을 하는 것이 행동요법이다. 행동요법은 치료를 정상궤도에 올리고, 감량을 장기적으로 지속하기 위해 빼놓을 수 없는 치료법이다. 원칙적으로는 집단요법이 효과적이므로 그 도입을 시도해본다. 다만 환자에 따라 식사행동, 생활습관, 증상 등이 특이한 경우가 있으므로 개개인에 맞는 치료도 필요하다. 구체적인 방법은 행동요법을 다룰 때 상세히 설명하겠으나, 큰 흐름은 다음의 그림과 같다.

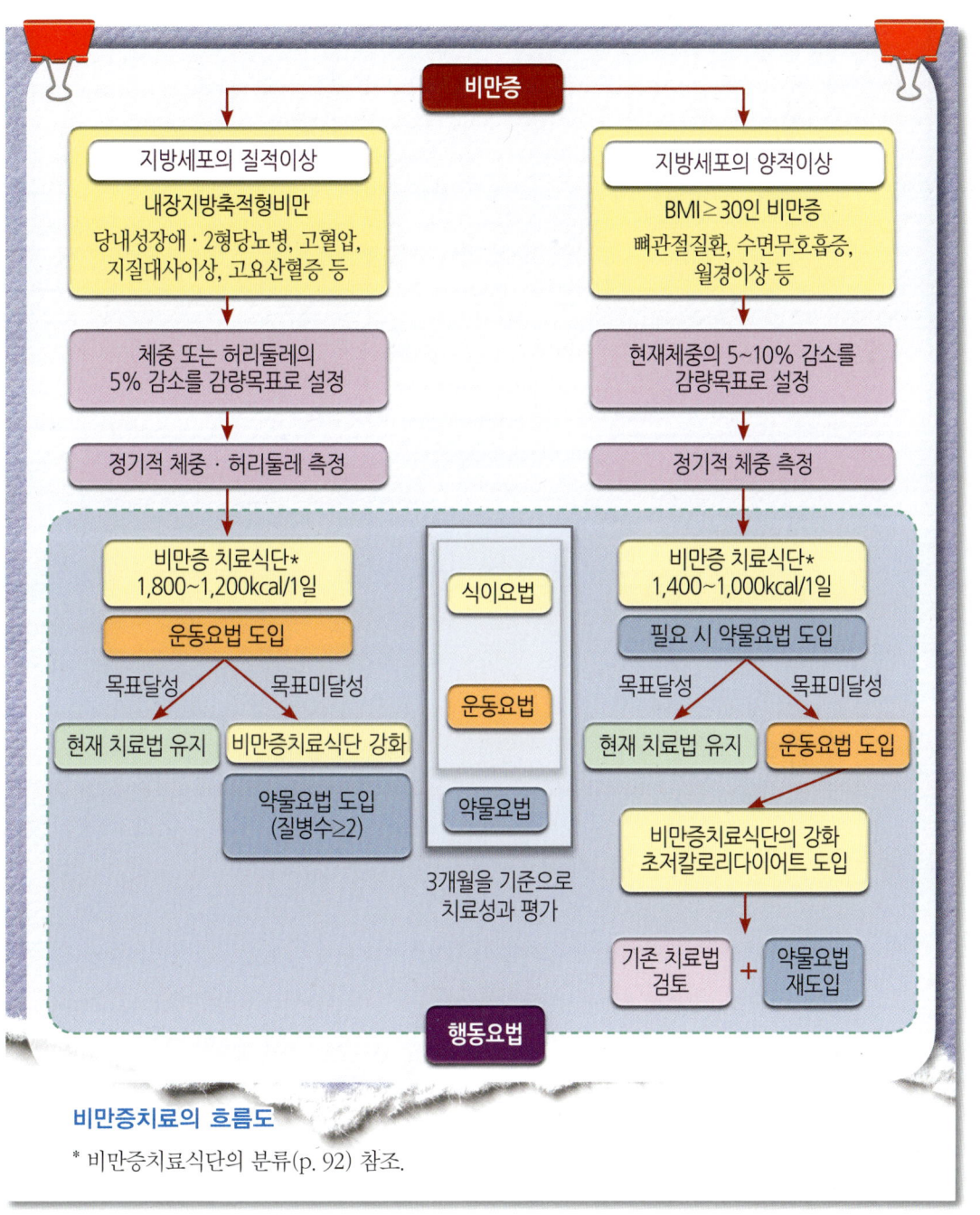

비만증치료의 흐름도

* 비만증치료식단의 분류(p. 92) 참조.

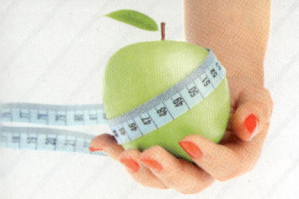
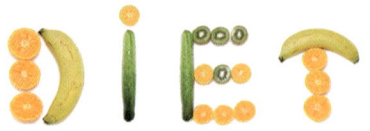

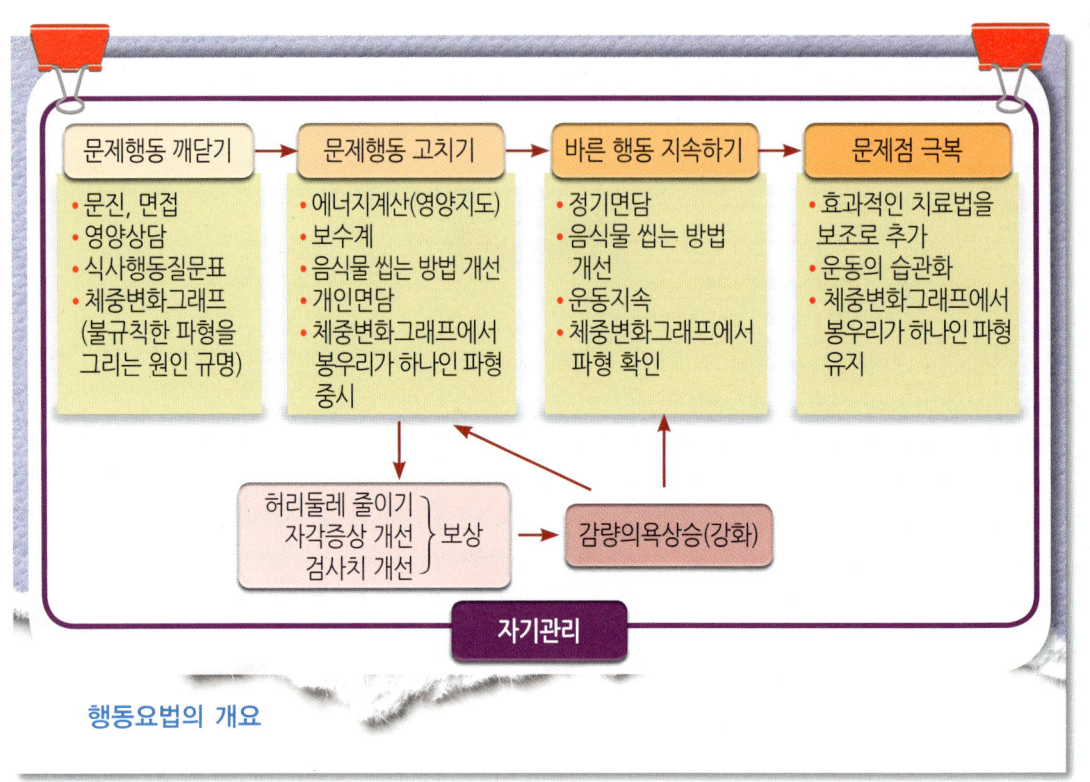

행동요법의 개요

체중조절의 기전

① 지방의 축적과 뇌의 작용

몸매에 신경쓰는 비만남성이나 여성이 늘어남에 따라 다이어트 관련 산업도 성장하고 있다. 오늘날 다양한 다이어트방법이 제창되어 실천되고 있지만, 비만인은 오히려 늘어나고 있는 모순이 생겨나고 있다. 사실 다이어트로 체중을 줄일 수 있다는 생각은 다음 3가지 잘못된 전제조건에 근거한다.

» 체내에 지방이 얼마나 있는지를 모니터하지 않고 단순히 과도하게 섭취한 칼로리가 지방으로 축적된다고 하는 오해이다.

» 체중증감에는 음식을 먹는 행위가 결정적인 역할을 하므로 비만인이 표준체중인 사람보다 확실히 더 많이 먹는다는 생각이 반드시 옳은 것은 아니다.

» 음식을 섭취하는 행위나 에너지를 소비하는 행위를 우리들의 사고로 조절할 수 있다는 생각에도 오류가 있다.

우리의 신체, 정확히 뇌는 어느 정도의 지방이 몸에 쌓이고 있는지 항상 감지하고 있다. 다만 뇌가 신경쓰는 것은 에너지원으로 사용되는 체지방량이지 우리의 체형은 아니다. 이러한 생각은 '체중의 세트포인트설'로 알려졌는데, 이는 1990년대 후반 이후부터 분자생물학적 지식에 의해 거의 정설로 받아들여지고 있다.

② 섭식중추의 발견

체중의 세트포인트설은 동물실험데이터나 사람을 대상으로 한 역학조사 및 임상데이터를 바탕으로 제창되었다. 동물실험은 1940~50년대에 걸쳐 실시된 것으로, 뇌 속의 특정부위를 전기적 혹은 기계적으로 파괴한 동물의 행동을 관찰한 결과 얻어진 데이터이다. 이 중 1942년 시카고 노스웨스턴대학의 헤더링턴(Hetherington)과 랜슨(Ranson)이 포만중추(satiety center)를 발견한 연구가 유명하다.

당시 그들은 메스나 전극으로 자극을 주거나 약품을 사용하여 뇌의 특정부위의 신경세포를 파괴하여 그 생리작용을 조사하는 실험을 하였다. 뇌 속에서 신경세포가 매우 많이 모여 있는 부위를 핵이라고 부른다. 뇌의 배쪽안쪽시상하부핵(VMH : ventromedial hypothalamic nucleus, 시상하부복측내핵)을 파괴했을 때 실험동물은 비정상적인 과식으로 체중이 증가한다는 사실을 발견하였다. 이 배쪽안쪽핵(복측내측핵)에 들어 있는 것이 섭식중추(feeding center)의 하나인 포만중추이다. 포만중추를 파괴한 동물에게는 만복상태를 알려줄 신경세포가 파괴되어 있어 섭식을 중지하라는 신호가 전달되지 않는다. 그 때문에 비정상적 과식이 계속되어 비만이 되는 것이다.

계속하여 실험을 반복하던 중 VMH에 의해 조절되는 것이 식욕이 아닌 체중이라는 사실이 밝혀졌다. 예를 들어 VMH를 파괴하여 이미 최대체중에 도달한 동물을 절식시켜 체중을 감소시킨 후 다시 자유롭게 먹이를 주면 처음 체중으로 회복될 때까지 과식을 하였다. 즉 VMH가 파괴된 동물은 영원히 과식을 계속해나가는 것이 아니라, VMH의 파괴 때문에 체중의 세트포인트가 변경되어 그 새로운 세트포인트에 도달

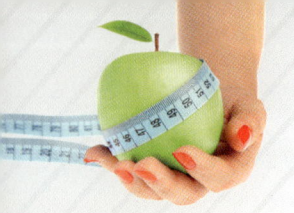
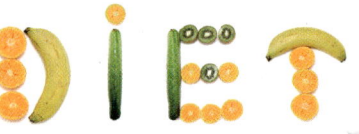

할 때까지 과식하는 것이다. 또한 전체가 아닌 부분적으로 VMH를 파괴한 경우에는 그 파괴의 정도에 따라 세트포인트의 체중이 증가한다는 사실도 밝혀졌다. 따라서 VMH가 파괴된 동물이 새롭게 규정된 체중에 도달하면 VMH에 장애가 없는 동물과 완전히 똑같이 그 세트포인트의 체중을 유지하기 위해 체내의 대사나 섭식행동이 컨트롤된다.

한편 1950년대 초 엘대학교 생리학교실의 브로벡은 동물의 포만중추를 파괴하는 실험을 하다 동물 일부가 과식을 나타내지 않고 오히려 완전히 식욕이 없어져 깡마르게 된 것을 발견하였다. 그래서 자세히 조사해 보니 그 동물들은 시상하부의 VMH가 아닌 그 근처에 있는 시상하부가쪽구역(LHA : lateral hypothalamic area)이라는 신경핵이 파괴되어 있었다. 이렇게 발견된 것이 섭식중추(feeding center)이다.

(1) 체중의 세트포인트설

체중은 체지방량을 조절하여 항상 일정치(세트포인트)를 유지하도록 뇌에서 조절하고 있다는 이론이 체중의 세트포인트설(setpoint theory)이다.

포만중추를 파괴한 쥐의 섭식을 제어하면 어떻게 될까. 그래도 결과는 같았다. 섭식제한을 시작하면 체중은 다소 변동되지만 이윽고 쥐는 활발하게 활동하지 않아 소비에너지를 줄이게 되어 적은 칼로리섭취로도 같은 비만체가 되었다. 여기에서 얻어진 가설은 명쾌하다. 식욕은 뇌에서 조절되며, 체중(체지방량)이 항상 뇌에서 정해진 수치(세트포인트)에 도달하도록 뇌가 식욕이나 에너지대사를 조절한다는 것이다. 그것은 자동온도조절장치(thermostat)가 온도를 일정하게 유지하는 것과 같은 메커니즘이다. 그리고 뇌 속에서 식욕을 조절하고 세트포인트의 체지방센서로 기능하면서 소비에너지량을 조절하는 것은 시상하부이다.

세트포인트설에 의하면 세트포인트로 정해진 체중에는 개인차가 있어 그것이 비만이나 마른 사람의 차이를 만든다고 한다. 체중의 세트포인트는 연령에 따라서도 다르다. 예를 들면 20세와 40세를 비교했을 때 체중이 바뀌지 않는 사람도 있지만, 증가하는 사람도 있다. 따라서 체중의 세트포인트는 연령에 의해 변화하며, 그 변화도 이미 유전자로 규정되어 있다고 볼 수 있다.

식사나 운동에 의해 일시적으로 세트포인트에서 벗어나 체중을 변화시켰다 해도 그 연령에서 발현되는 유전자로 규정된 목표체중은 변화하지 않기 때문에 다시 원래체중으로 돌아오는 현상을 세트포인트설로 설명할 수 있다.

(2) 케네디의 지방평형

인체는 어떻게 체중을 세트포인트수치에 맞추는 것일까. 체중을 어떻게 조절하고 유지하는가에 관해서는 체온을 이용한다는 설, 혈당(혈중포도당[글루코스])농도를 이용한다는 설 등이 있다. 그러나 뇌가 체중을 조절할 때에는 지방조직의 양을 증감시키는 방법을 쓰고 있다는 것이 밝혀졌다. 이 주장에 의해 리포스타시스(lipostasis, 지방정상설 혹은 지방평형)라는 말이 알려지게 되었다.

비만을 일으키는 지방의 과다축적은 섭식에너지가 소비에너지보다 많을 때 성립된다. 이는 1783년 프랑스의 라부아지에(Lavoisier)와 라플라스(Laplace)에 의해 제창되어 널리 받아들여지고 있는 설이다. 그러나 왜 어떤 개인이나 집안은 다른 사람보다 비만 경향을 보이는 현상이 일어나는가에 관해서는 의문이 남아 있었다.

동물의 몸이 어떻게 지방을 축적하는가에 대한 연구가 큰 진전을 보인 것은 1950년대이다. 당시 연구자들은 다수의 성체 포유류에서 몸의 크기와 지방조직의 총량이 거의 일정하게 유지되는 경향이 있으며 지방조직의 총량은 섭취에너지와 소비에너지의 차를 반영한다는 사실을 깨달았다. 예를 들어 사람이나 동물에게 섭취량을 제한하면 체중은 감소하지만, 그 제한을 없애면 원래의 체중으로 돌아오는 모습을 보인다. 이는 다이어트 중에는 체중을 줄이는 데 성공했다고 해도 어느 정도의 시간이 지나면 다시 원래 체중으로 돌아가는 우리 주변에서 자주 볼 수 있는 현상이다.

이러한 지방평형(지방정상설)은 제창자의 이름을 따서 '케네디의 지방평형'이라고도 불린다.

(3) 인간과 세트포인트설

동물실험데이터에서 얻어진 세트포인트설이 사람에게도 적용될 수 있다면 비만인 사람이나 마른 사람 모두 각각의 세트포인트 체중을 그 사람의 정상체중으로 볼 수 있는데, 이를 유지하기 위해 식욕과 대사가 조절된다는 것이 된다.

1995년 사람에게 세트포인트설을 적용하는 것을 지지하는 연구결과가 록펠러대학에서 발표되었다. 동 대학 연구그룹은 세트포인트설을 사람에게서도 입증하기 위해 다음과 같은 실험을 하였다.

우선 합병증이 없는 건강한 성인을 피검자로 택하고, 비만인 및 표준체중인에게 칼로리를 과다하게 섭취시켜 피검자의 통상체중보다 10%만큼 더 살이 찌도록 했다. 다

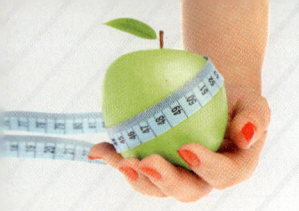
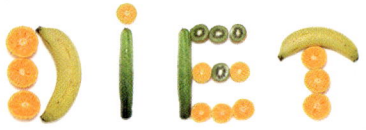

음으로 칼로리를 줄여 10, 20, 30%로 체중을 감소시켰다. 그동안 피검자는 병원에 입원하여 철저한 식사관리를 받는다. 피검자의 병원체재기간은 짧으면 3~4개월, 긴 사람은 2년을 넘긴 경우도 있었다. 피검자의 식사는 병원에서 엄밀히 제조한 것으로, 이를 매일 일정한 시간에 섭취시켰다.

이 연구에 따르면 피검자의 체중을 그 사람의 통상체중보다 10% 증가시키며 그 증가한 체중을 유지하기 위해서 비만인이건 비만인이 아니건 통상보다 많은 칼로리를 필요로 했다. 즉 살이 쪘건 말랐건 그 사람의 세트포인트를 넘기는 체중을 유지하려면 그 사람의 통상섭취칼로리로는 불충분하며, 만약 체중을 늘린 후 통상식사로 돌아간다면 체중도 원래 수치로 떨어진다는 것이다. 또한 체중을 10% 증가시켰을 때 에너지소비량을 측정한 결과 최대 25%나 증가해 있었다. 이는 과다체중을 원래로 되돌리려는 대사메커니즘이 작용하고 있다는 사실을 시사하는 데이터이다.

그러면 비만인과 비만이 아닌 피검자를 다이어트로 감량시켰을 때 몸에서 소비하는 에너지도 변화하는 것일까. 체중을 10% 감소시키면 모든 피검자에서 소비칼로리가 15% 감소하였다. 즉 체중의 감소를 알아채고 신체는 소비칼로리를 줄이는 것으로 그에 대처하려고 한다. 그러나 체중을 20%, 30% 더 감소시키면 어떤 피검자건 소비칼로리의 감소분은 15% 그대로였다고 한다. 소비칼로리를 절약하여 세트포인트 체중을 유지하고자 하는 신체의 조절기구는 15%의 절약이 한계인 듯하다.

이 실험에서 세트포인트에 의해 정해진 그 사람 고유의 목표체중은 섭취량을 증감시킨 경우에도 변화하지 않는 것을 알 수 있다. 이 때문에 다이어트를 하여 일시적으로 감량에 성공했다고 해도, 원래체중으로 돌아가고 마는 것이다.

이 연구에서 나타났듯이 다른 동물과 마찬가지로 사람도 세트포인트로 규정된 일정 체중을 유지하기 위해 대사기능 등이 엄밀하게 저절되고 있다. 다이어트에 의해 일시적으로 체중을 변화시켰을 때 신체는 원래체중으로 돌아가기 위해 모든 방법을 동원한다. 그리고 이 세트포인트로 정해진 체중은 유전정보로 기록되어 있는 것이다.

그러면 사람의 몸은 체중이 세트포인트에서 벗어나는 것을 어떻게 감지할까? 세트포인트설에 의하면 시상하부를 중심으로 하는 중추(뇌)가 스스로의 지방량을 모니터하고 있다고 한다. 그리고 체지방이 감소한 것을 뇌에 알리는 역할은 렙틴(leptin)이라는 호르몬이 하고 있다.

살이 잘 찌지 않는 체질을 만들기 위한 10가지 수칙

• 초스피드 살빼기는 근육을 없애고 기초대사를 낮춘다.

• 계단은 근력향상의 파트너이다.

• 쇼핑은 걸어서 하고, 카트를 사용하지 말자.

• 한 걸음 더, 한 계단 더하는 운동 다이어트를 하자.

• 목표 하루 만보(300kcal) 걷기. 안 되면 30분 빨리 걷자(100kcal).

• 보폭을 크게 하여 성큼성큼 걷자.

• '앞으로 1,000보' 한 정거장 앞에서 힘내자!

• 보수계, 움직여서 즐거운 트레이닝이다.

• 긴 통화 사이에도 스쿼트운동을 하자.

• 쓸데없이 움직여서 쓸데없는 살을 없애자.

출처 : 고기준 외 옮김(2007). 살빼기-꿈에서 현실로.

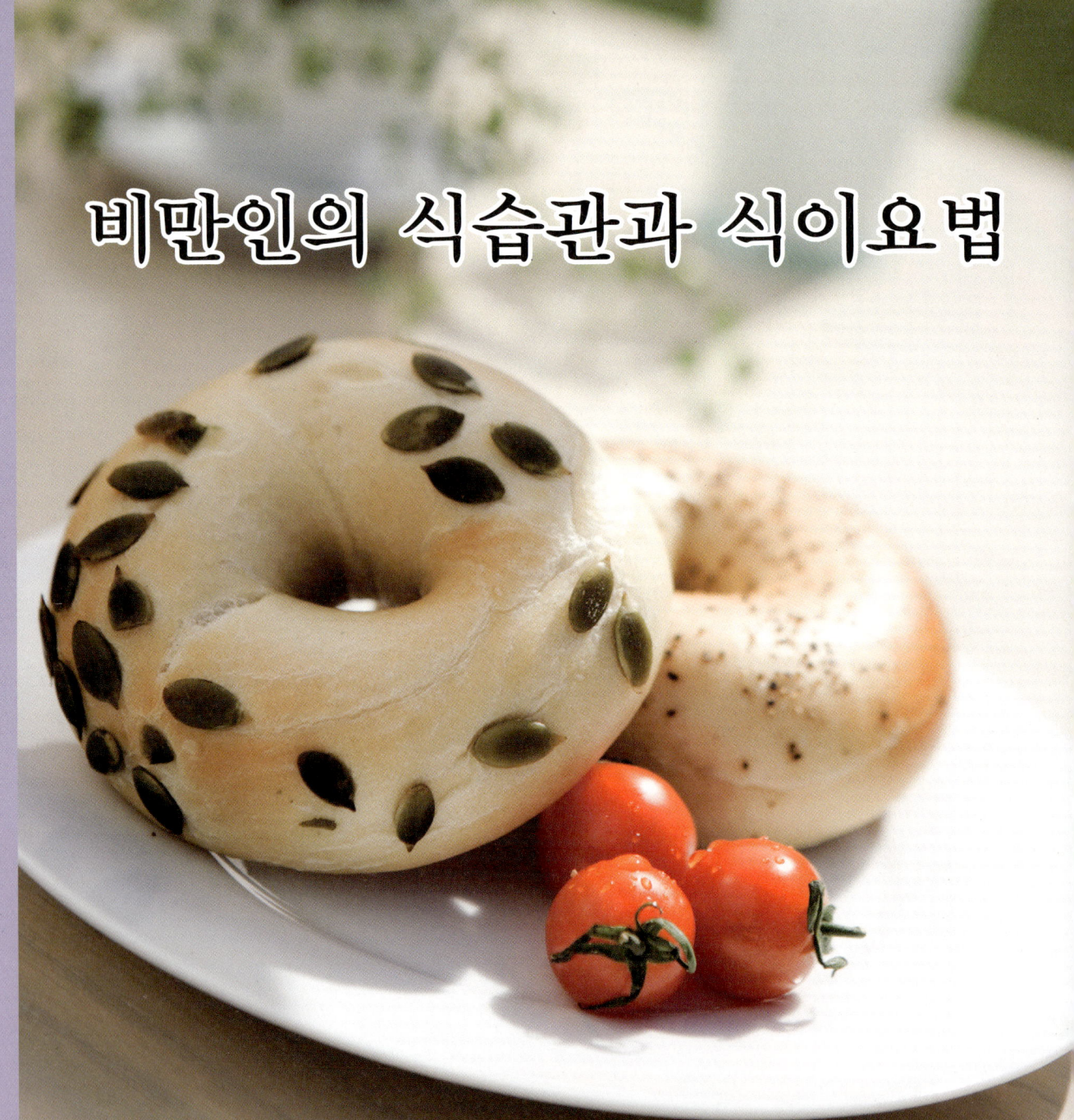

비만인의 식습관과 식이요법

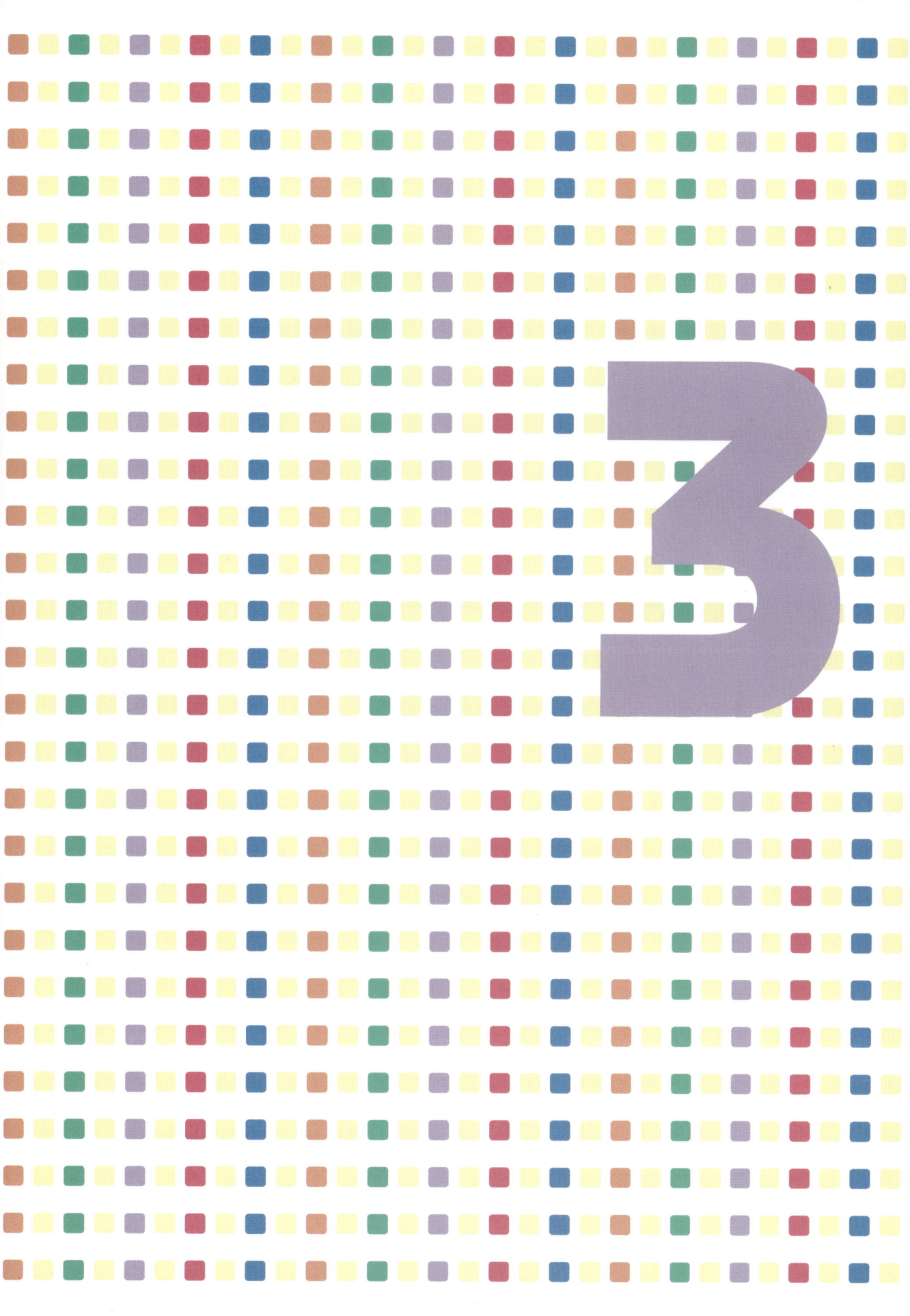

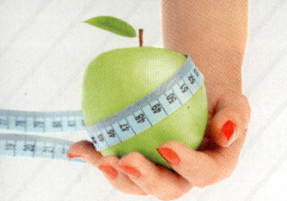
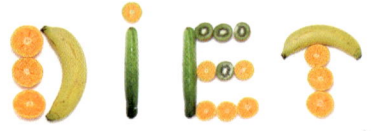

비만과 식습관

원래 '다이어트(diet)'란 '식이요법'을 의미하는 단어이다. 칼로리 영양소, 조리방법 등 식사 그 자체와 함께 식습관이 다이어트성공의 열쇠를 쥐고 있다고 해도 과언이 아니다. 예를 들면 포만중추가 작동하지 않아 비만으로 직결된다고 하는 '빨리 먹기'는 어떻게 해야 고칠 수 있을까? 배가 불러도 음식을 남기지 못해 기어이 다 먹는 사람은 어떻게 해야 할까? 자신의 현재 식습관을 생각해보자.

1 잘못된 식습관

이상적 식습관은 다이어트의 성공에 한 발 더 가까워지게 한다. 현재 잘하고 있는가 여부에 상관없이 자신의 식습관을 반성해보자.

30대부터 40대까지의 BMI 25 이상인 남성 43명을 대상으로 "당신이 좋지 않다고 생각하는 식습관은 무엇입니까?"하는 앙케이트조사 결과 응답수가 많은 상위 5위는 다음과 같았다.

잘못된 식습관 TOP 5

1. 빨리 먹기
2. 배가 불러도 나온 음식은 전부 먹기
3. 일주일에 1회 이상 과자 한 봉지 먹기
4. 칼로리가 높은 외식하기(주 3일 이상)
5. 편의점 도시락 먹기(주 3일 이상)

그 외 세끼 모두 외식하기(주 3일 이상), 배부른 상태로 자기(주 3일 이상), 밤중에 라면 먹기(월 1회 이상), 1주일에 2번 이상 저녁으로 튀김 먹기, 아침 거르기(주 3일 이상)가 그 다음을 이었다.

자신의 현재 식습관은 어떻게 만들어진 것일까? 어렸을 때 형제끼리 간식을 두고 싸운 일, 밤새 시험공부하며 먹었던 야식, 취직 후 바빠져서 점심을 5분 안에 먹으려고 하게 된 때부터 등 누구라도 지금의 식습관이 정착된 계기가 된 원인이 있을 것이다. 이러한 식습관을 개선하여 이상적인 형태에 가까워지지 못하면 체중을 줄일 수 없다.

② 음식 남기지 않고 다 먹기

광고대리점에서 근무하는 김기중 씨(44세, 가명)는 음식을 남기지 못한다. 회식자리에서 배가 꽉 찼는데도 남은 음식에 자연스럽게 손이 가 접시를 완전히 비울 때까지 먹고 만다. 티끌도 모이면 태산이 된다. 언제부터인가 키 170cm, 몸무게 95kg의 거한이 되어 있었다. 자신의 식습관을 돌아보면서 알게 된 것이 어린시절부터 부모님에게 "음식을 남기지 마라."고 엄하게 교육을 받으며 자라왔다는 사실이었다. 그것이 지금의 식습관에 큰 영향을 끼쳐 식사를 남기지 못하게 된 것이다.

현재 30~50대인 사람들의 부모님세대는 일제강점기와 6.25전쟁을 겪으면서 가난한 유년기를 보냈다. 음식은 충분치 않았고 쌀 한 톨도 낭비하는 일이 없었다. 아니 쌀이라도 있으면 다행이고 좁쌀, 옥수수, 고구마줄기 등 무엇이든 먹을 수만 있으면 좋은 시대였다. 따라서 "음식을 소중히, 남기지마라."고 교육받게 된 것은 당연한 일이었다.

음식을 남기지 못하는 사람의 기분은 이해할 수 있다. 점심식사, 회식, 파티 등에서 음식을 남기기 아까워 배가 불러도 계속 먹게 된다. 전부 다 먹지 못하고 남길 때 생기는 죄책감, 자책감, 만들어준 사람에게 미안한 마음, "세상에는 굶어죽는 사람이 많은데, 이렇게 많이 먹어도 되는 걸까"와 같은 부조리한 기분 등.

그러나 이러한 행동패턴은 비만으로 가는 가장 빠른 길이다. 이를 바꾸지 못하면 살은 영원히 뺄 수 없다. 스스로 '남기지 않고 먹는' 일의 결과를 생각해 보자.

남기면 아까우니 남기지 말고 다 먹어야겠다는 생각이 들지 않도록 하려면 다음과 같이 논리적으로 생각해보자.

[논리 1] 음식을 남기면 아깝다

→ 소비칼로리보다 많이 먹으면 살이 찌는 것은 명백한 사실이다. 생활습관병에 걸리지 않기 위해서도 무리하여 먹지 않도록 한다. 당뇨병 등에 걸리면 더욱 엄격한 식사제한이 나를 기다리고 있다.

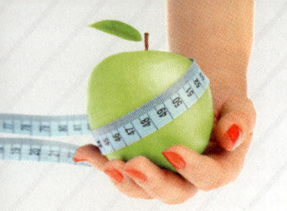
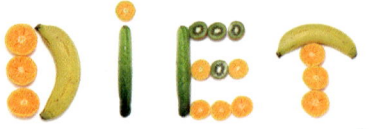

→ 남긴 음식 그 자체를 굶고 있는 사람들에게 가져다주는 것은 불가능하다. 그들에게 죄책감을 가지고 속죄하는 마음으로 본인이 전부 먹는다 해도 그들의 생활은 아무것도 변하지 않는다.

→ 굶고 있는 사람들에게 미안한 기분이 든다면 기부를 하고, 사회적 지위를 올려 발언력을 높이고, 식량자급률을 높이는 데 공헌하는 등 건설적인 원조방법을 생각하자.

[논리 3] 만들어준 사람에게 미안하다

→ 외식할 때는 좀 적은 듯이 주문하고, 남으면 싸가지고 간다. 싸가지고 가는 습관이 정착되어 있지 않지만 여름이 아닌 때나 잘 익힌 음식이라면 식당에 부탁하여 싸 가지고 가도록 하자. 창피한 일이 아니다.

③ 빨리 먹기는 비만의 근원

"일이 바빠서."
"식사시간이 5분밖에 없다."
"30분이나 걸려서 먹는 것은 힘들다!"

이런 사람들도 많을 것이다. 빨리 먹기가 왜 비만의 근원이라고 불리게 되는지 그 메커니즘을 알아보자.

뇌의 시상하부에는 포만중추가 있다. 포만중추는 당분이 흡수되어 혈당치(혈중포도당량)가 올라가거나 지방 및 단백질의 자극에 의해 샘창자에서 호르몬이 나오거나 음식물로 위벽이 늘어나는 등 다양한 정보를 받아 배가 부르니 더 먹지 않아도 된다는 정보를 대뇌에 보낸다. 포만중추가 배부르다는 정보를 대뇌에 보내는 데는 먹기 시작하고 나서 20~30분이 걸린다. 여기에서 시간이 걸린다는 점이 중요하다. 그래서 잘 씹어서 먹어야 한다는 말이 나온 것이다.

이것은 알고 있다고 해도 좀처럼 실천하기 어렵다. 가능하면 고생하고 싶지 않다. 150kg에서 90kg으로 체중을 줄인 비만증환자는 체중이 줄어듦에 따라 빨리 먹는 습관이 고쳐지고 있다. 어떻게 천천히 씹어서 식사할 수 있게 되었는지 물어보았더니 "담당

선생님에게 '살을 빼지 않으면 죽습니다'는 말을 들었기 때문입니다. 다이어트는 습관이 들거나 참는 것입니다. 죽고 싶지 않았기에 참고 천천히 먹었더니 습관이 되었습니다."라고 하였다. 습관을 들이거나, 참거나, 죽게 될 것이라고 생각하면 천천히 먹는 것 정도는 할 수 있다.

폐(허파)암이 발견된 환자는 의사에게 "담배를 끊지 않으면 죽습니다."는 말을 들으면 매우 높은 확률로 금연을 할 수 있게 된다고 한다. 이것과 마찬가지로 "살이 찐 채로 있으면 죽는다 → 죽지 않으려면 빨리 먹기를 고치는 것이 그 지름길이다."라고 생각해보자.

④ 정크푸드의 지옥에서 탈출하는 법

칼로리가 높고 기름을 많이 사용하는 음식은 몸에 좋지 않다는 사실은 누구나 알고 있다. 맛을 내기 위해 화학조미료를 대량으로 쓰고 있으니 몸에 좋을 리가 없다. 이러한 정크푸드의 나쁜 면을 알고는 있어도 끊을 수 없다. 이른바 '정크푸드(junk food)중독'에 걸린 사람은 어떻게 해야 할까. 몸에 좋지 않다는 사실을 알아도 멈출 수 없다. 하루에 한 봉지, 그것도 일주일에 몇 번씩 먹고 만다.

이를 개선하기 위한 한 가지 방법은 감자칩을 세 입 먹으면 물에 적셔서버리는 것이다. 또한 뇌과학에 의한 뇌의 특성을 살려 과자를 먹을 수 없게 만들어볼 수도 있다. "과자를 끊자!"는 강한 동기부여는 어디에서 올 수 있을까.

요구르트, 케이크, 쿠키 등을 먹으면 허리둘레가 늘어나는 이유

허리둘레가 늘어나는 데 가장 많은 영향을 미치는 것은 총에너지섭취량이다. 요구르트, 케이크, 쿠키 등의 섭취빈도가 여성의 허리둘레와 상관이 있다는 보고가 있다. 케이크나 쿠키와 같은 단음식, 기름진 음식이 내장지방을 증가시킨다는 사실은 많은 동물실험이나 역학조사에서 밝혀졌다. 요구르트를 섭취한 경우에는 요구르트 자체가 내장지방을 증가시키는 것이 아니라 요구르트가 건강에 좋다고 하여 다른 음식을 줄이지 않은 채 평소 섭취하는 에너지량보다 더많이 섭취하기 때문이다. 건강에 좋다고 하여 유행하는 음식을 충동적으로 섭취하면 총에너지섭취량이 증가하여 허리둘레가 늘어난다.

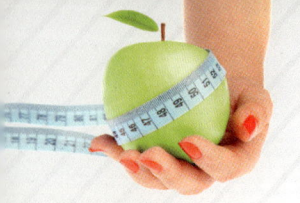
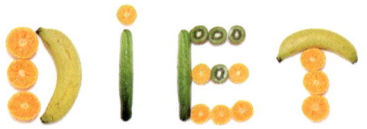

(1) 공포심으로 식욕을 조절한다

과자가 건강에 미치는 악영향을 알아두는 일이 중요하다. 감자칩을 얼마나 먹어야 건강에 실제로 영향을 미치는지는 아직 검증되어 있지 않다. 감자를 고온에서 조리하면 아크릴아마이드(acrylamide)라는 발암물질이 생성된다. 따라서 아크릴아마이드만 대량으로 섭취하지 않으면 건강에 큰 지장은 없을 것이다. 그러나 이 정보를 자신을 납득시키는 데 이용해보자. "발암물질을 포함하고 있으니까 감자칩을 줄이자, 끊자."라고 동기부여하자.

(2) 기간을 정하자

언제까지 하지 않으면 안 된다는 말은 인간의 동기부여를 자극한다. 일도 마감 전이 되면 갑자기 의욕에 넘치는 사람이 많다. 따라서 "한 달 동안 감자칩을 먹지 않겠다."는 목표를 설정하고 달성했을 때에는 자신에게 상을 주는 작전도 효과적이다.

(3) 칭찬받는다

매슬로(Maslow)의 욕구단계설에서도 설명했지만, 인간은 사회적으로 상이나 찬사를 받고 싶어하는 욕구가 있다. 따라서 과자를 끊은 것에 대해 다른 사람한테 칭찬을 받도록 하면 도움이 될 것이다. 주변에 칭찬을 잘 해주는 친구나 가족이 있다면 꼭 칭찬받아라. 과자같은 것으로 주눅이 든다면 'SNS(social networking service) 다이어트 관련 커뮤니티' 등 동료끼리 서로 격려해주는 환경을 만들거나 카운셀링을 이용하는 것도 한 방법이다.

과자뿐만 아니라 초콜릿, 콜라, 패스트푸드, 야식 등을 좀처럼 끊지 못하는 사람이 많다. 그렇기 때문에 더욱 이것들을 끊었다면 그것은 정말 힘든 노력으로 자신을 극복했다고 생각해도 좋다. 칭찬받아 마땅한 일이다.

⑤ 편의점도시락의 공포

편의점도시락뿐만 아니라 화학합성첨가물(소금 등 천연첨가물과 구별된다)이 많이 들어간 식사를 자주 먹는 사람은 살을 빼기 힘들다.

탄수화물, 단백질, 지방을 대사시키려면 비타민 B군이 필요하다. 그러나 비타민 B

군은 화학합성첨가물을 처리하는 데도 필요하다. 그러므로 비타민이 첨가물처리에 사용되면 지방연소에는 부족해진다. 그 때문에 합성첨가물이 많이 들어간 음식을 먹으면 대사가 진행되지 않아 살을 빼기 어려운 체질이 된다. 합성첨가물은 다이어트의 천적이다. 칼로리가 적은 음식을 고르는 인식이 있다면, 합성첨가물에도 신경을 쓰자. 이렇게 편의점도시락뿐만 아니라 패스트푸드, 과자는 다이어트뿐만 아니라 건강을 생각해서도 먹지 않는 것이 제일 좋다.

한편 합성첨가물의 분해·배출이 간에 큰 부담을 준다는 사실은 널리 알려져 있다. 첨가물은 여러 가지 암의 원인으로 여겨지고 있다. 최근 식품보존료, 착색료 등의 무첨가를 강조하는 편의점도시락도 있으나 그것은 말장난에 지나지 않는다. 되도록이면 편의점도시락은 피하는 것이 좋다. 그렇지만 식당에 갈 시간이 없어서 이동 중 차안 또는 역플랫폼에서 편의점삼각김밥을 먹을 수밖에 없거나, 밤에 직접 요리를 해 먹을 수 없는 라이프스타일이라면 편의점이 없어지면 먹을 것도 없다.

편의점도시락으로도 살아가는 데 필요한 칼로리를 섭취할 수는 있다. 아무것도 먹지 않는 것보다는 낫다. 그렇다고 해서 무작정 편의점도시락만 계속 먹으면 건강을 해친다. 두부나 바나나를 같이 먹거나 주스가 아닌 물을 마셔 배출을 돕는 등 조금이라도 궁리를 해야 한다. 슈퍼마켓에서 삶은 옥수수나 고구마를 팔고 있다면 그것으로 점심을 해결해보는 방법도 있다. 첨가물에 대한 지식을 늘리고 생활습관이 조금씩 바뀌면 편의점에서 멀어지고 안전한 음식을 찾아낼 수 있게 된다.

지금까지의 라이프스타일과 식습관을 하루아침에 바꿀 수는 없다. 그러나 음식을 먹기 전 잠깐이라도 이것을 먹어도 되는지 고민해보는 습관을 기르자.

⑥ 외식 리터러시로 자기방어

어떻게 해도 식욕을 자제할 수 없거나 먹지 않으면 폭발할 것 같은 기분을 완전히 억제하기는 쉬운 일이 아니다. 그렇다면 평소의 선택을 조금만 바꿔보면 어떨까. 특히 튀김은 칼로리가 높으므로 다른 요리로 변경하면 다이어트효과가 쭉 올라갈 것이다.

다음은 인기있고 칼로리가 낮은 대체음식 리스트를 나열한 것이다. 대체음식이라고는 하지만 맛이 없지도 않고, 결코 실천하기에 힘든 방법은 아닐 것이다. 특히 칼로리가 높은 외식의 빈도가 높은 사람의 활용을 기대한다.

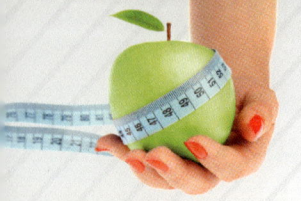
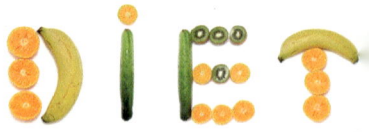

칼로리를 낮춘 대체음식 리스트

① 아침 : 양식보다 한식

    빵 → 밥(빵 자체에 설탕이나 버터가 들어 있는 데다가 잼이나 버터를 발라 먹게 되므로, 밥으로 먹는 것이 칼로리가 훨씬 낮다)

    콘스프 → 된장국(야채나 해조류를 넣어서)

    스크램블 에그(scrambled egg) → 날계란, 삶은계란

② 점심, 저녁 : 좋아하는 음식 중 칼로리가 낮은 쪽을 선택

    돈까스덮밥 → 닭고기계란덮밥(튀김이 아닌 쪽을 고른다)

    소고기덮밥 → 된장찌개정식(메뉴를 변경하는 용기를 가지자)

    라면 → 메밀국수, 우동(메밀국수가 비타민 B군이 더 많이 들어 있으므로 권장한다. 뭔가 부족함을 느낀다면 야채, 버섯, 무 등을 추가할 것)

    까르보나라(carbonara) 스파게티 → 오리엔탈 파스타, 토마토소스 파스타(생크림, 버터를 사용하지 않은 것을 고른다. 토마토를 올리브오일로 볶으면 항산화물질인 리코핀(lycopene)의 흡수가 좋아진다)

    돈까스카레 → 돈까스가 없는 일반 카레, 카레우동

    카레 → 생선구이정식

    참치뱃살, 성게, 연어알초밥→ 청어, 오징어, 문어, 패류로 만든 초밥(오징어, 문어, 패류는 칼로리가 낮다)

③ 간식 : 질이 좋은 것으로 바꿀 것

    감자칩 등 과자류 → 참깨과자(비타민 E를 섭취할 수 있다)

    초콜릿 → 가격이 비싼 고급 초콜릿(비싸서 많이 살 수 없으므로 좋은 질과 맛에 만족하며 조금만 먹을 수 있다)

    콜라 → 생수(미네랄도 섭취할 수 있다)

    아이스커피(설탕 넣은 것) → 물, 둥굴레차, 녹차 등

④ 술집에서 : 기름진 음식은 피할 것

    맥주, 와인 → 소주(몸을 데워 대사를 높인다)

    닭튀김 → 치킨소테(saute, 버터를 발라 살짝 튀긴 고기), 돼지고기생강구이 등

    감자튀김 → 감자샐러드, 강낭콩, 두부, 매실오이(튀김요리를 피한다)

    필라프(쌀이나 밀을 으깨서 만든 음식), 피자 → 녹차밥

    스테이크 → 계절에 맞는 생선구이

튀긴 음식은 칼로리를 소비할 수 없는 밤에 먹지 말고 점심에 먹도록 하자. 평소의 습관을 뒤집는 것만으로 이상적 식습관에 다가갈 수 있다. 스스로 이상적 식습관을 기르도록 고민해보자.

비만의 식사처방

① 식사처방전

당뇨병 등을 치료할 때에는 식사처방전이 매우 중요하다. 식사처방전은 의사가 쓰고 영양사가 지도할 때 쓰는 것으로, 예를 들면 다음과 같다.

> ① 총칼로리 : 1,400kcal
> ② 단백질 : 25%
> ③ 지방 : 20%
> ④ 탄수화물 : 55%
> ⑤ PS비* : 2.0
>
> *PS비 : 다불포화지방산(P : polyunsaturated fatty acid)과 포화지방산(S : saturated fatty acid)의 비율

①의 총칼로리는 하루에 섭취해야할 칼로리의 총량으로, 작업내용에 따라 달라진다. 체중 1kg당으로는 주부, 일반사무직, 관리직, 기술직 등이 하는 가벼운 노동일 때에는 25~30kcal 정도이다. 소비칼로리는 연령·성별·체질 등에 따라서도 다르게 나타나는데, 너무 복잡하게 계산하기보다는 다음 표의 수치를 기준으로 하여 체중에 따라 더하거나 빼는 방법을 이용하면 간편할 것이다.

체중감량이 목적이라면 각각 작은 쪽의 수치(예 : 가벼운 노동에서는 30이 아닌 25)에 이상체중을 곱하여 계산한다. 이상체중은 '신장(m)×신장(m)×22'로 계산하는 방법이 주로 사용된다. 예를 들면 신장이 160cm인 사람은 1.6×1.6×22로 계산하여 약 56kg이 이상체중이 된다. 이 사람이 사무직에 종사한다면 일일총섭취칼로리는 '56×

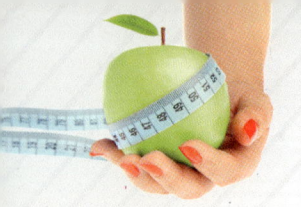
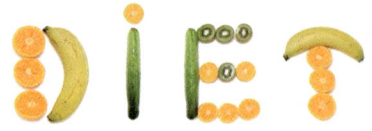

25=1,400(kcal)'가 된다.

작업형태별 소비칼로리	
작업형태	체중 1kg당 소비칼로리
주부, 일반사무직, 관리직, 기술직 등	25~30kcal
육아 중인 주부, 세일즈맨, 가공업 등	30~35kcal
농업, 어업, 건축업 등	35~40kcal
프로스포츠맨, 군인, 해체업 등	40kcal 이상

②~④는 3대영양소를 균형있게 섭취하기 위한 처방이다. 즉 총칼로리를 100%로 보고 단백질, 지방, 탄수화물의 섭취량을 각각의 %로 기술한 것이다. 탄수화물은 에너지원이므로 가장 많고, 지방은 고칼로리이므로 조금만 분배되어 있다. 이러한 균형이 중요하다. 감량효과가 크더라도 3대영양소의 균형을 지키지 않는 다이어트법은 건강을 해친다.

⑤의 PS비는 다불포화지방산(P)과 포화지방산(S)의 비율이다(PS비라는 표현을 쓸 때에는 습관적으로 2가불포화지방산도 P에 포함시킨다). 팔미틴산(palmitic acid, 육류에 많다)과 같은 이중결합을 가지지 않는 것이 포화지방산이다. 리놀산(linoleic acid, 식물성기름, 콩류, 닭고기 등에 많다), 에이코사펜타엔산(EPA : eicosapentaenoic acid), 도코사헥사엔산(DHA : docosahexaenoic acid) 등은 복수의 이중결합을 가지고 있어서 다불포화지방산으로 분류된다. 일반적으로 다불포화지방산(P)이 포화지방산보다 좋다고 여겨져 PS비 1.0 이상이 바람직하다고 한다. 간단하게 동물성지방보다 식물성지방을 많이 섭취하면 이 조건을 만족시킬 수 있다.

이 처방전은 당뇨병치료 등을 위해 고안된 것이나 비만해소를 위한 다이어트에도 적용할 수 있다. 상세한 숫자와 상관없이 대략적인 이미지를 머리 속에 그려두면 된다.

② 일일에너지섭취량의 기준

비만의 최대원인은 탄수화물을 너무 많이 섭취하는 데 있다. 밥, 빵, 국수류, 파스타(pasta, 이탈리아 국수), 콩류, 설탕, 생과자, 케이크, 쿠키(cookie), 캔디(candy) 등에 탄수화물이 많다. 예를 들어 신장이 160cm인 주부의 일일총에너지 목표량은 약 1,400kcal가 된다. 이 중 탄수화물의 필요량은 55%인 770kcal이다. 이것이 어느 정도의 양인지 대략적인 이미지를 그려두면 된다.

예를 들어 식빵 한 장은 약 160kcal이므로, 식빵 5장에서 조금 덜면 하루 분량인 770kcal가 된다. 즉 식빵을 한 장 적게 먹으면 160kcal나 줄일 수 있다. 밥의 칼로리는 밥그릇의 크기에 따라 양이 달라 숫자로 나타내기 어려우므로 편의점 등에서 파는 '반가공 밥'을 이용하여 비교해 보기로 한다. 한 그릇의 양이 210g이고, 열량은 310kcal 정도이므로 2그릇 반이면 탄수화물 일일섭취량이 된다.

(1) 빵과 밥

빵과 밥의 영양에 관련하여 잘못 알려진 사실이 있다. 종종 "밥을 먹으면 살이 쪄서 빵으로 바꿨다."고 말하는 사람이 있는데, 이 생각은 틀렸다. 밥은 수분이 많아 보기보다 칼로리가 높지 않다. 빵 100g은 260kcal이지만, 밥 100g은 147kcal에 불과하다. 똑같은 포만감을 느낄 만큼 먹는다면 빵과 밥 중 밥이 더 살을 빼기 쉽다는 뜻이다. 빵과 밥을 당지수(GI : glycemic index)로 비교해보아도 똑같은 결과가 나온다. 밥이 빵보다 당지수가 낮아 살이 덜 찐다.

"빵보다 밥이 배가 찬다."는 말도 종종 들리지만, 그것은 오해가 아닌지. 밥을 먹은 후에 잠시 포만감이 계속되는 것은 당지수가 낮기 때문이다. 단순히 소화가 느려 조금씩 에너지로 변환되기 때문에 그런 느낌이 드는 것뿐이다. 다음의 당지수 표를 기준으

인공감미료의 섭취와 비만

사람은 감미기호성이 있어 기호농도 10%(W/V), 칼로리는 4kcal/g인 설탕을 즐기게 된다. 따라서 설탕맛이 나는 주스나 과자 등을 많이 섭취하게 되는데, 이 경우 지방으로 축적되어 비만이 된다. 감미기호를 만족시키면서도 칼로리 섭취를 줄일 목적으로 인공감미료가 안정성 확보 후에 실용화되었다. 예를 들어 설탕의 약 180배에 해당하는 당도를 가진 아스팔텀(asphaltum)의 칼로리는 4kcal/g이므로, 단 정도가 같다면 섭취에너지는 약 180분의 1밖에 되지 않는다.

그러나 인공감미료는 혈당치상승을 일으키지 않으므로 체온이나 활동성의 유지에 중요한 달콤한 글루코스의 유혹을 채우지 못한다. 그래서 오히려 글루코스 등의 당류를 더 강하게 원하는 경향이 생겨난다. 결국 빨리 먹기나 과식을 피하고 생리적 욕구에 맞추어 당류와 인공감미료를 밸런스를 맞춰가며 섭취하는 것이 비만을 예방하는 길이다.

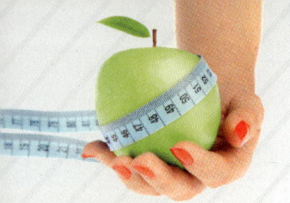
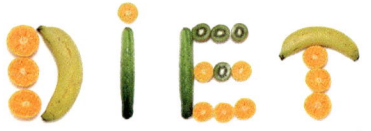

로 삼아 당지수 50 이하인 식품을 중심으로 식단을 짠다.

당지수(GI)

당지수	식품	당지수	식품
100	포도당 등	50~59	밥, 오트밀(귀리가루로 쑨 죽에 소금, 설탕, 우유 등을 가하여 먹는 서양음식), 파스타(물과 밀가루로 만든 이탈리아국수), 옥수수, 포테이토칩, 바나나, 키위, 망고, 오렌지주스 등
90~99	(봉모양의) 프랑스빵 등	40~49	포도, 오렌지, 초콜릿, 애플주스 등
80~99	젤리빈(콩모양의 젤리과자)	30~39	스파게티, 요구르트, 사과, 배 등
70~79	식빵, 베이글(밀가루·이스트·소금·물로 만든 빵), 콘플레이크(옥수수를 눌러서 만든 가공식품), 매시포테이토(삶아서 뜨거운 감자에 마요네즈를 버무린 것), 당근, 호박, 도너츠 등	20~29	소세지, 우유 등
60~69	빵, 크루아상(크로와상. 초승달 모양의 서양빵), 파인애플, 아이스크림, 사탕 등	10~19	땅콩 등

(2) 간 식

일반적으로 많이 먹는 간식의 칼로리를 보면, 귤 1개 35kcal, 바나나 1개 85kcal, 푸딩(pudding) 1개 200kcal, 팥빵 1개 200kcal, 찹쌀떡 1개 160kcal, 슈크림 1개 160kcal 등이다. 이것만 보아도 간식의 칼로리가 얼마나 높은지 알 수 있다.

간식은 칼로리는 물론 식사리듬을 무너뜨려 컨디션을 망치는 원인이 되기도 한다. 가끔은 괜찮지만 습관적으로 간식을 먹지 않도록 한다.

(3) 술 마시는 법

"술을 많이 마시면 살이 찔까?"

술의 원재료인 쌀이나 보리와 알코올 그 자체는 체내에 들어가서 이루어지는 대사과정이 완전히 다르다. 따라서 라벨에 표시된 칼로리와 체내에서 실제로 흡수되는 칼로리는 다르다. 술이 센 사람은 알코올을 간에서 아세트알데히드(acetaldehyde)라는 독성이 강한 물질로 일단 변환시켜 물과 탄산가스로 금방 분해한다. 그러나 알코올을 분

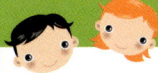

흡연자나 술을 자주 마시는 사람이 비만이 되기 쉬운 이유

흡연자는 비만이 되기 쉽다. 일본의 후생노동성 조사를 보면 BMI 25 이상 혹은 내장지방면적 100cm² 이상인 내장지방축적형비만환자 중에는 정상인보다 흡연자의 비율이 남성 1.73배, 여성 1.50배 많다고 한다. 흡연자는 본인의 건강에 대한 자각이 적고, 비만이 되기 쉬운 생활습관을 가지고 있다. 또한 담배성분이 직접적으로 내장비만축적에 도움을 주어 내장지방축적형비만을 유발시키기도 한다.

한편 음주를 하면 반드시 비만이 된다고 할 수 없다. 음주 그 자체가 아닌 회식이나 외식 등 음주상황 때문에 식생활이 무너져 그것이 비만으로 연결된다. 감량 중에 알코올을 섭취하면 자제심이 흔들려 에너지제한을 지키기 어려워지므로 음주를 피하거나 적정량만을 섭취하는 것이 좋다.

해하는 효소가 부족한 사람은 아세트알데히드가 그대로 혈액 속에 남은 채 전신을 돌기 때문에 얼굴이 빨개지고 심장이 두근거리게 되지만, 이윽고 분해된다.

둘 중 어느 체질이건 알코올의 일부는 변환도 분해도 되지 않은 채 호흡이나 땀, 소변 형태로 체외로 배출된다. 어떤 것이건 알코올은 칼로리원으로는 체내에 남지 않는다. 알코올과 비만과의 인과관계를 조사한 연구에서도 두 가지는 관계가 없다고 결론 내리고 있다. 즉 술의 칼로리는 알코올만큼의 분량을 빼놓고 생각해도 좋다는 것이다.

예를 들면 맥주 1캔(350㎖)에서는 알코올성분을 빼면 칼로리는 50kcal 밖에 되지 않는다. 맥주 한 캔에서 체내에 남는 성분의 칼로리는 식빵 한 장의 3분의 1정도에 불과하다. 위스키, 소주 등은 알코올 이외의 성분이 거의 없으므로 체내에 남는 칼로리는 거의 제로라고 봐도 좋다. 그러므로 술 때문에 살이 쪘다고 하면 술 때문이 아니라 안주로 같이 먹은 음식 때문에 살이 찐 것이다.

(4) 우유의 좋은 점과 나쁜 점

우유가 몸에 좋은 것은 확실하다. 어미소가 송아지를 기르기 위한 것이니 몸에 좋지 않을 리가 없다. 우유는 송아지뿐만 아니라 사람의 아이에게도 최적의 영양원이 된다. 오늘날 젊은이들이 키가 크고 다리가 길어진 것이 우유 덕분이라는 얘기도 있다. 진위 여부야 어찌되었건 우유가 현대인의 건강증진에 기여한 역할은 셀 수 없을 정도이다. 그러나 그것은 어디까지나 갓난아이나 어린이에게 최적이라는 의미이다. 우유는 지방

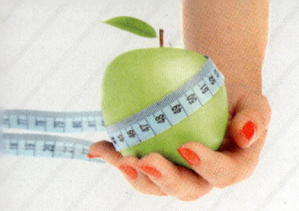
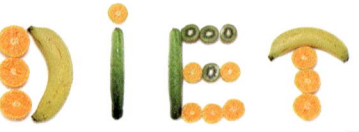

량이 매우 높기 때문에 어른에게는 비만의 원인이 된다.

이러한 이야기가 있다. 우유 1ℓ짜리 팩을 매일 2개씩 마시는 사람이 중성지방검사를 받아 보니 1,000mg/dℓ(정상치의 약 6배)을 훨씬 웃돌고 있었다. 검사치만 두고 보면 중병이라고 진단받을 수 있는 상태이지만, 우유를 끊으면 검사치가 완전히 정상으로 돌아온다.

다음의 표에 나타난 우유의 평균 영양분을 보면 다이어트 중에 마셔도 괜찮을 것이다. 다만 저지방이라고 광고하면서 칼로리도 높고 지방함유량도 보통우유보다 많은 제품도 있으므로 주의할 필요가 있다.

보통우유와 저지방우유의 평균영양분 비교

우유 100㎖당 평균영양분		표준적인 저지방우유의 영양분	
총칼로리	60kcal	총칼로리	46kcal
지방	30kcal	지방	12kcal
탄수화물	20kcal	탄수화물	20kcal

식품을 살 때는 성분표를 읽는 습관을 기르는 것이 좋다. 덧붙여 우유에는 콜레스테롤이 거의 들어 있지 않다는 점도 기억해두자.

(5) 수분과 비만의 관계

"물만 마셔도 살이 쪄요."라고 말하는 사람이 많다. 그러나 이는 불가능한 일이다. 물만으로 살이 쪘다면 인류는 식량문제로 고민하지 않아도 될 것이다.

살이 빠지는 과정에서 몸의 수분밸런스가 어떻게 변화하는가를 추적한 재미있는 연구가 있다. 대상은 BMI가 50 가까이 되고, 살을 빼기 위해 위절제술을 받은 여성들이다. 수술 후 1년간 BMI에 따라 체내수분량을 계속 정밀하게 측정해본 결과는 다음과 같다.

우선 수술 1년 후 체중으로는 평균 53kg, BMI로는 20 정도의 감량을 달성하였다. 이 사이에 최초 2주간은 체중저하율에 비해 수분감소율이 매우 컸다. 그러나 그 후에는 체중이 크게 감소하였음에도 수분량은 그다지 변화하지 않았다.

이 데이터로부터 체중감량 초기에는 수분의 감소가 크게 영향을 끼친다는 것을 알 수 있다. 따라서 물만 마셔도 살이 찐다는 주장이 어떤 의미에서 옳다는 것이 된다. 수분을 대량으로 섭취하면 우선 세포 안팎으로 쌓인다. 조금 후에 쌓인 수분이 혈관으로 스며들어 혈액이 묽어지지만, 콩팥이 이 상태를 인지하고 수분을 빼낸다. 즉 남은 수분의 대부분은 소변형태로 체외로 방출된다. 이때 조금씩이나 세포 내외에 수분이 남는데, 그것이 체중증가로 이어지게 된다.

사우나 등으로 땀을 빼면 일시적으로 체중이 줄어들지만, 체내수분량은 기본적으로 일정수준을 유지하도록 되어 있으므로 그 후 식사나 수분섭취로 금방 원래상태로 되돌아와 체중감량으로 이어지지 않는다.

한편 수분을 너무 많이 섭취하면 혈액이 묽어져 오히려 몸을 상하게 만들 수도 있다. 이상한 피로감, 다리근육경련(쥐가 나는 것), 현기증, 부종 등은 물을 너무 많이 섭취하여 생기는 대표적 증상이다. 물을 많이 마시지 않으면 불편하다는 것은 나쁜 습관이다. 이 습관을 없애는 것도 다이어트의 하나이다.

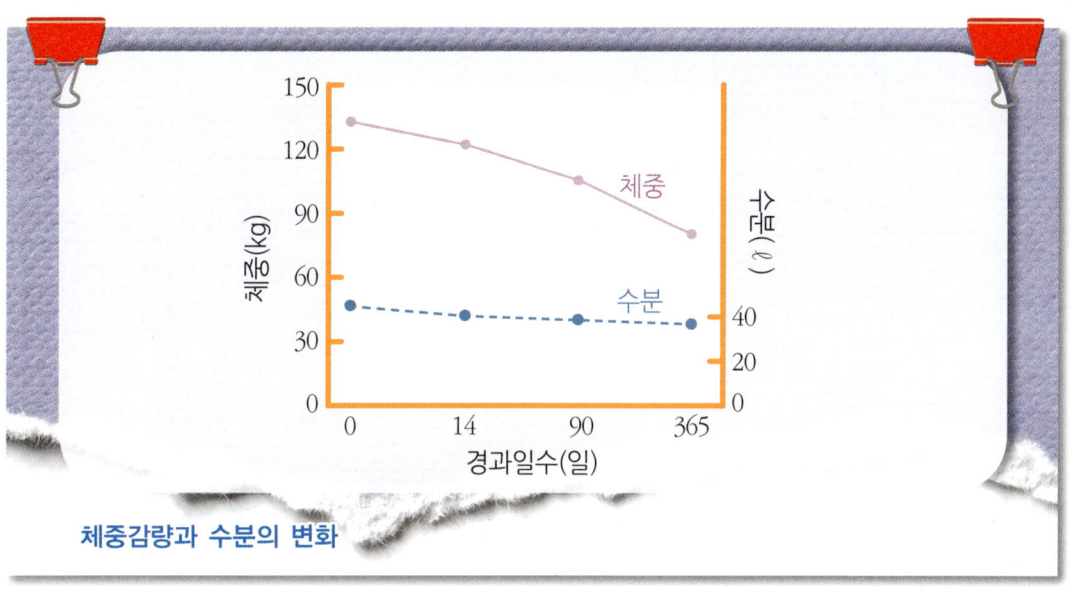

체중감량과 수분의 변화

③ 지방이 많은 식품과 콜레스테롤

(1) 지방이 많은 식품

건강한 사람의 지방섭취량은 총칼로리의 20%가 기본이다. 지방이 많이 함유된 식품으로는 육류, 닭껍질, 서로인스테이크, 마블링이 많이 들어간 소고기, 버터, 마가린, 견

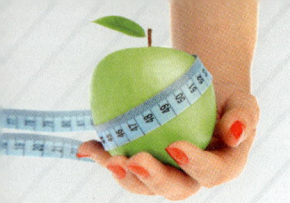
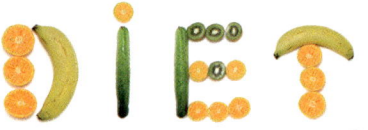

과류, 베이컨, 소세지, 마요네즈, 아이스크림, 전지분유, 치즈, 우유 등이 대표적이다.

동물성식품을 먹는다고 그것이 모두 지방과다로 이어지는 것은 아니다. 닭가슴살, 삼겹살, 가자미, 대구, 도미 등은 동물성식품이어도 지방이 적다. PS비는 동물성지방보다도 식물성지방이나 생선을 많이 먹으면 2.0에 가깝게 될 수 있다.

지방은 많은 식품에 들어 있고, 겉보기만으로는 함유량을 알 수 없으므로 어떻게 하여 양을 가감하면 좋을지 좀처럼 알기 어렵다. 그래서 자신이 먹고 있는 양이 적절한지 여부를 혈액검사로 판단하는 것도 한 가지 방법이다.

이때에는 혈중트리글리세라이드(중성지방)수치를 재는 검사가 도움이 되는데, 건강한 사람은 150mg/㎗ 이하가 나온다. 만약 이것이 300을 넘는다면 지방섭취량을 반 정도 줄일 필요가 있다.

중성지방은 식후에 수치가 상승한다. 따라서 아침 공복 시에 채혈하는 것이 바람직하지만, 부득이하게 오후에 검사해야 한다면 점심식사를 거르고 검사받아야 한다. 최근에는 식사의 영향을 크게 받지 않는 새로운 측정법을 개발되었다. 혈중트리글리세라이드에는 다양한 성분이 있다. 그중 식사의 영향을 크게 받는 것은 카일로마이크론(chylomicron, 기름죽입자) 중성지방인데, 이것은 혈관장애의 발생에는 관여하지 않는다.

한편 혈관에 병을 일으키기 쉬운 것은 초저비중지질단백질(VLDL : very low density lipoprotein) 중성지방인데, 이는 식사의 영향을 비교적 받지 않는다는 특징이 있다. 새로운 측정법에서는 이른바 나쁜 중성지방인 VLDL 중성지방만 잴 수 있다. 이 방법이 보급되면 비만검사로도 더 정확한 정보를 얻을 수 있게 될 것이다.

트리글리세라이드와 콜레스테롤을 합쳐서 '지방'이라고 부르는 경우도 있다. 그러나 비만을 고려할 때는 트리글리세라이드와 콜레스테롤은 엄격히 구별해야 한다. 왜냐하면 비만에서 문제가 되는 것은 콜레스테롤이 아니라 트리글리세라이드이기 때문이다.

(2) 콜레스테롤을 어떻게 생각할 것인가

콜레스테롤을 대량으로 섭취해도 그것만으로는 비만이 되지 않는다. 그러나 고콜레스테롤혈증과 비만이 함께있으면 동맥경화증이 되기 쉽다. 따라서 비만이 해소되는 동안에는 콜레스테롤섭취량도 줄이는 편이 좋다.

일일콜레스테롤섭취량은 300mg 이하가 원칙이다. 덧붙여 콜레스테롤이 많이 포함된 식품으로는 계란, 연어알젓, 명란젓 등이 있다. 이 중 계란노른자에 압도적으로 많아 100g 중 1.3g이나 함유되어 있다. 이 양은 2위 이하 식품보다 2배 이상 많은 것이다. 지방덩어리인 버터조차 100g 중 콜레스테롤량은 0.2g 정도에 불과하다. 하루에 계란을 몇 개나 먹어야 되는지 신경이 쓰이는 부분이다. 보통 계란 1개에 약 250mg의 콜레스테롤이 들어 있다. 계란은 하루에 한 개만 먹어야 한다고 하는데, 이 수치가 바로 그 근거가 되고 있다.

콜레스테롤수치가 높아지기 쉬운 사람은 먹는 양을 더 엄격하게 제한해야 하지만, 검사치가 정상인 사람은 먹는 양에 크게 신경쓰지 않아도 좋을 것이다.

육류에는 소고기, 돼지고기, 닭고기 순으로 콜레스테롤이 많다. 특히 문제가 되는 부분은 간이다. 간이 옛부터 빈혈약으로 간주된 이유는 철분이 많이 포함되어 있기 때문이다. 병원에서 빈혈이라는 진단을 받으면 간을 먹도록 지도받는 사람도 있다. 그러나 동맥경화증의 예방 차원에서 생각하면 추천할 수만은 없는 음식이다.

콜레스테롤이 많은 식품 베스트 10	
1	달걀노른자
2	연어알젓
3	(소, 돼지, 닭 등의)간
4	대구알
5	오징어
6	성게
7	빙어
8	마른멸치
9	장어
10	버터

④ 다이어트의 효과와 요요현상

살을 빼는 방법에는 약물요법이나 수술도 있지만, 이런 방법은 어디까지나 최후의 수단으로 특수한 유전자이상 때문에 어떻게 해도 살을 뺄 수 없는 극히 일부의 사람에게만 적용해야 한다. 대부분의 경우는 운동과 다이어트만으로 충분하다. 지금부터 그에 관한 여러 가지 근거를 보기로 한다.

(1) 다이어트의 효과

먼저 다이어트의 효과에 관한 연구를 보자. 미국에서 25~75세 비만여성 100명을 대상으로 3개월에 걸쳐 철저하게 다이어트를 시키고 그 결과를 조사한 연구가 있다. 다이어트 전 BMI는 25~65였다. BMI 65는 극단적인 경우이지만, 25 정도의 비만은 우리

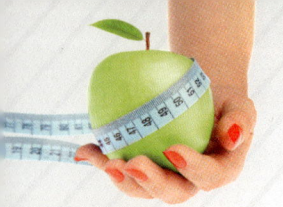
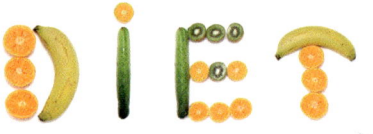

나라 사람에게도 흔하므로 이 결과는 많은 참고가 될 수 있다.

총칼로리는 BMI 수치에 관계없이 1,200~1,300kcal로 정해 놓았다. 식사내용은 영양소를 바탕으로 과일, 야채, 유제품, 빵, 지방제품, 단백질의 6개 그룹으로 나누어 각 그룹 내에서 칼로리만 같으면 자유롭게 바꿀 수 있도록 하였다. 그 외 100kcal라는 제한 내에서 아무거나 먹을 수 있도록 하였다.

매주 1회씩 모여서 영양사의 설명을 들어야 하며, 하루에 먹은 음식을 모두 기록하여 불시에 제출해야 한다는 의무도 주었다. 다시 말하며 상당이 엄격한 계획하에서 조사가 진행된 것이다. 그 결과 다음과 같은 감량효과가 있었다.

> 다이어트 전 : BMI 34.2, 체지방률 43.1
> 다이어트 후 : BMI 31.3 체지방률 39.3

BMI와 체지방률 모두 약 9% 감소하였다. 이 값을 체중으로 환산하면 체중 60kg인 사람이 54~55kg이 된 것이다. 물론 감량폭에는 개인차가 있었다. 이러한 결과는 ① '다이어트만으로 살을 빼려면 매우 엄격한 관리가 필요하다'와 ② 'BMI와 체지방률은 비례한다'라고 정리할 수 있다.

(2) 다이어트 성공의 비결

다이어트는 좌절하는 사람이 많다. 병이나 수술 후의 식이요법도 마찬가지로, 너무 무리한 요구 때문에 노이로제에 걸리는 사람도 있다. 확실히 즐거워야할 식사시간에 칼로리 계산만 해야 한다는 것이 싫을 수밖에 없다. 심지어 삶의 희망을 잃고 스트레스 때문에 병에 걸리는 사람도 있으며, 결국 포기해버리는 사람도 있다.

이러한 사람을 위해 처음 1번만 칼로리계산을 하고, 그 후부터는 아무것도 신경쓰지 않으면서 다이어트하는 방법이 있다. 이는 감량분의 칼로리만 계산하여 식사를 줄이는 방법이다. 예를 들어 체중 60kg인 사람이 5kg을 빼고 싶다고 가정하자. 60kg인 채로 체중을 유지하려면 최저 1kg당 25kcal를 소비하므로 60×25로 계산했을 때 1,500kcal가 일일필요량이 된다. 똑같이 계산했을 때 목표체중인 55kg의 일일필요량은 1,375kcal가 되므로 그 차이는 125kcal이다. 이는 식빵 1장 정도에 해당한다. 따라서 매일 식빵 한 장씩만 덜먹으면 다이어트를 할 수 있다는 것이다.

(3) 요요현상

식이요법에 의한 감량에는 생각지 못한 함정이 기다리고 있다. 다시 말하면 다이어트에 실패했을 때가 무섭다는 뜻이다. 식이요법만으로 살을 빼면 체지방과 동시에 많든 적든 근육도 함께 감소한다. 이때 다이어트를 그만두면 운동을 하지 않았기 때문에 근육은 빠진 채 지방만 다시 돌아온다. 이 일이 반복되면 체중은 줄지 않으면서 근육만 상대적으로 약해지는 두려운 상태에 빠지게 된다.

체중을 줄이는 것은 어려운 일이고, 많은 체력과 기력을 요구한다. 그런데 이러한 상태에 빠지면 다시 한 번 다이어트에 도전하게 되는데, 이때 잘못하여 필요한 근육까지 전부 잃게 되면 다시는 살을 뺄 수 없게 된다. 체중은 더욱 늘어나 고령자 중에는 그대로 자리보전을 하게 되는 경우도 있다. 이것이 그 유명한 '요요현상'이다.

요요현상은 단순히 체중이 원래대로 돌아오는 것뿐만이 아니라는 점에 주의하자. 감량은 역시 다이어트와 운동을 함께해야 한다. 특히 '근육을 단련한다'는 의식을 가지는 것이 중요하며, 그것이 결과적으로 지방을 연소하게 된다.

여담이지만 근육을 단련하면 나이를 먹어서도 '거동이 불편해 자리를 보전하는' 일을 겪지 않아도 된다. 건강하고 풍요로운 인생을 보내기 위해 여성이든 남성이든 모두 근육을 단련해두도록 하자.

효과적인 감량 포인트와 요요현상

감량기간과 감량정도만을 두고 본다면 입원하여 실시하는 식이요법이 가장 효과적일 것이다. 그러나 입원이라는 특수환경에서의 감량은 환자의 라이프스타일과 동떨어진 형태로 행해진다. 그러므로 감량해도 퇴원 후에 요요현상이 오기 쉽다는 문제점이 있다. 따라서 입원감량의 성공은 입원 중에 성공한 감량정도가 아닌, 그 경험을 퇴원 후에 어떻게 살리는가를 보고 판단해야 한다. 그 체험이란 공복감이나 포만감의 실감, 씹는 방법의 습득, 규칙적인 식사와 체중변동과의 관계 파악 등이지, 몇 kg 빠졌다와 같은 감량체험은 아니다.

비만증치료의 중요타겟은 일상생활의 행동과 문제점을 그래프화한 체중일기로 쓰게 하면 환자 스스로 발견하여 수정하는 데 있다. 그로 인해 변화된 라이프스타일이 효과적인 감량과 그것의 장기적 지속을 가능하게 할 것이다. 따라서 외래 통원치료로 비만증환자가 수복한 행동이어야 환자의 일상생활에 정착시키기 쉽고, 감량정도는 완만해도 요요현상이 잘 나타나지 않는 장기적 효과를 발생시킬 수 있다.

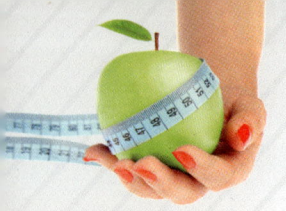
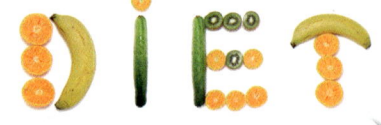

BMI 간이환산표

체중(kg) \ 신장(cm)	150	152	154	156	158	160	162	164	166	168	170	172	174	176	178	180
44	20															
46	20	20														
48	21	21	20	20												
50	22	22	21	21	20	20										
52	23	23	22	21	21	20	20									
54	24	23	23	22	22	21	21	20	20							
56	25	24	24	23	22	22	21	21	20	20						
58	26	25	24	24	23	23	22	22	21	21	20	20				
60	27	26	25	25	24	23	23	22	22	21	21	20	20			
62	28	27	26	25	25	24	24	23	22	22	21	21	20	20	20	
64	28	28	27	26	26	25	24	24	23	23	22	22	21	21	20	20
66	29	29	28	27	26	26	25	25	24	23	23	22	22	21	21	20
68	30	29	29	28	27	27	26	25	25	24	24	23	22	22	21	21
70	31	30	30	29	28	27	27	26	25	25	24	24	23	23	22	22
72	32	31	30	30	29	28	27	27	26	26	25	24	24	23	23	22
74	33	32	31	30	30	29	28	28	27	26	26	25	24	24	23	23
76	34	33	32	31	30	30	29	28	28	27	26	26	25	25	24	23
78	35	34	33	32	31	30	30	29	28	28	27	26	26	25	25	24
80	36	35	34	33	32	31	30	30	29	28	28	27	26	26	25	25
82	36	35	35	34	33	32	31	30	30	29	28	28	27	26	26	25
84	37	36	35	35	34	33	32	31	30	30	29	28	28	27	27	26
86	38	37	36	35	34	34	33	32	31	30	30	29	28	28	27	27
88	39	38	37	36	35	34	34	33	32	31	30	30	29	28	28	27
90	40	39	38	37	36	35	34	33	33	32	31	30	30	29	28	28
92		40	39	38	37	36	35	34	33	33	32	31	30	30	29	28
94			40	39	38	37	36	35	34	33	33	32	31	30	30	29
96			40	39	38	38	37	36	35	34	33	32	32	31	30	30
98				40	39	38	37	36	36	35	34	33	32	32	31	30
100					40	39	38	37	36	35	35	34	33	32	32	31
102						40	39	38	37	36	35	34	34	33	32	31
104							40	39	38	37	36	35	34	34	33	32
106							40	39	38	38	37	36	35	34	33	33
108								40	39	38	37	37	36	35	34	33
110									40	39	38	37	36	36	35	34
112										40	39	38	37	36	35	35
114										40	39	39	38	37	36	35
116											40	39	38	37	37	36
118												40	39	38	37	36
120													40	39	38	37

(4) 살빼기의 포인트

여러 연구와 조사를 통해 체중감량속도를 일주일에 0.5kg 정도로 했을 때 건강상의 문제도 일어나지 않는다는 것을 알게 되었다. 이는 한 달에 최대 2kg이다. 이보다 더 빠른 감량은 건강상 다양한 장애를 일으킬 수 있다. 무리한 감량계획으로는 체중감량에 실패할 가능성이 높아질 뿐만 아니라 요요현상으로 인한 건강장애나 거식증에 걸릴 위험성도 있다. 그런데 실제로는 좀처럼 계산대로 되지 않는다.

다이어트만으로 1주일에 0.5kg씩 감량하려면 매일 500kcal 이상 먹는 양을 줄여야 성공할 수 있다는 것이 경험적으로 알려져 있다. 역시 다이어트만이 아니라 운동도 필요하다. 운동을 함께하면 칼로리 제한을 완화시킬 수 있어 보다 현실적인 감량계획이 될 수 있다.

(5) 과도한 살빼기의 역효과

① 신경성식욕부진증

요요현상과는 반대로 무리한 감량계획에 의해 체중이 계속해서 감소하는 사람도 있다. 과도한 살빼기는 병에 대한 저항력을 약화시키므로 비만 이상으로 위험한 일이다. 체중감소가 멈추지 않는 상태 중 한 가지가 보통 거식증이라 불리는 신경성식욕부진증(anorexia nervosa)이다. 가끔씩 미디어에서 화제가 되기도 하는 많이 알려진 병이다. 이 병의 특징은 한마디로 살을 너무 많이 빼서 체중이 원래대로 돌아가지 못하게 된 상태라고 할 수 있다. 사춘기 혹은 비교적 젊은 여성에게 많이 나타나지만, 드물게 남성에게 나타나기도 한다.

과거에는 정신병의 일종으로 생각되기도 하였으나 그 가능성은 적고, 오히려 사회적 혹은 심리적 요인이 강하게 관여하고 있다. 살을 과도하게 뺀 결과 갑상샘호르몬, 성장호르몬, 성호르몬 등의 분비에 이상이 생기는 것도 특징 중 하나이다. 발생원인은 아직 밝혀지지 않았으며, 병의 정의도 나라에 따라 다르다. 하나의 병이 아니라 여러 가지 병의 집합체가 아닌가 하는 설도 있으며, 유전자이상 등 아직 알려지지 않은 요인이 관여하고 있을 가능성도 있다. 그중에는 뇌종양이나 위장병 등을 신경성식욕부진증으로 오진하는 사례도 있다.

신경성식욕부진증의 진단을 위한 검사법이 없으므로 WHO(세계보건기구)에서는 다음 항목을 모두 만족시키는 것으로 정의하고 있다.

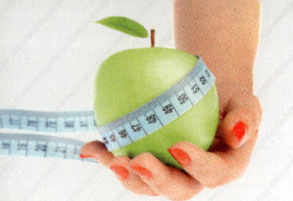
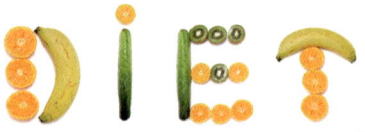

» 원래체중 혹은 목표체중보다 15% 이하로 저하된 채 회복되지 않는다.

» 스스로가 시작한 다이어트가 계기가 되었다.

» '일부러 토한다', '일부러 설사한다', '무리한 운동을 한다', '살빼는 약이나 이뇨제를 상용하고 있다' 중 한 가지 이상에 해당한다.

» 살찌는 것에 심리적인 공포감이 있다.

» 성호르몬에 이상을 생겨 여성은 무월경증, 남성은 발기부전 등이 함께 나타난다.

» 성장기에 발병하면 성기나 성징(유방 등)의 발육장애가 있다.

신경성식욕부진증으로 인해 사망한 예도 있는 만큼 매우 심각한 병으로 여기지 않으면 안된다. 이는 원인이 확실히 않으므로 결정적인 치료법도 없다. 신경전달물질인 세로토닌(serotonin)의 작용을 방해하는 약을 신경성식욕부진증의 치료에 사용하기도 한다. 이 약은 우울상태를 해소하는 작용도 하므로 일시적인 효과를 기대할 수 있다.

근본적인 치료로는 심리적 치료를 장기적으로 하는 수밖에 없다. 완치할 때까지 짧아도 1년, 길면 5~6년이 걸린다. 정상적인 식생활을 회복시키는 것이 목표이지만 사람에 따라 배경이 다르므로 간단하지 않다. 때로는 부모와의 갈등, 과보호, 형제자매 간의 차별 등이 심리적 요인의 하나가 되는 경우도 있다. 살을 빼고 싶어 하게 된 동기, 가정사정 등을 하나하나 분석하여 카운셀링을 실시해가야 한다.

② 신경성대식증

신경성식욕부진증과 반대의 증상으로 신경성대식증(bulimia nervosa)이 있다. 사춘기나 청년기에 나타나는 일종의 병으로, 여성에게 많지만 남성에게도 나타난다. 이상심리상태에 의해 계속 먹지 않으면 참을 수 없게 된다. 여러 가지 유형이 있어서 케이크 등 단음식만을 배가 아플 때까지 계속 먹는 사람도 있다.

본인은 결코 살이 찌고 싶어 하지 않고, 오히려 그것을 몹시 싫어하는 것이 특징이기도 하다. 이 모순을 해소하기 위해 먹은 것을 토해내거나 이뇨제, 설사, 관장 등을 상용하게 된다. 무언가에 홀린 듯 살을 빼기 위해 운동하는 사람도 있다. 결과적으로 체중은 보통이거나 살이 쪄도 조금 찐 정도이다. 따라서 본인이 말하지 않는 이상 아무도 눈치채지 못한다. 오히려 철저하게 숨기려 하므로 친구나 가족들조차 알지 못하는 경우가 많다.

신경성대식증의 발생원인은 역시 살을 빼기 위한 다이어트인 경우가 많다고 한다. 그러면 거식증이 되는 사람과 과식증이 되는 사람은 어떻게 다른가. 어느 나라 공주가

이 병에 걸린 것이 아닌가 하는 보도가 나간 적이 있었다. 마침 이혼설이 등장하여 상당히 강한 스트레스를 받았던 시기였다고 한다. 즉 과식증은 무언가 갈등이나 불만이 있어 그에 대한 심인반응(心因反應)으로 나타나는 것이다. 본인은 그 일을 심히 고민하며 '이렇게 힘든 사람은 세계에 나 하나뿐임에 틀림없어'라고 자살을 생각하기도 한다.

과식증에는 또 한 가지 다른 유형이 있다. 계속 먹어야 한다는 점은 완전히 같지만 살이 찌는 것을 전혀 신경 쓰지 않는 유형이다. 그래서 고도비만이 되어 살을 뺄 수 없게 된다. 끊임없이 계속 먹는 것이 아니라 복잡한 심리상태가 배경에 있어 감정의 기복이 심하므로, 체중도 그에 연동하여 변하게 된다.

식이요법의 대상, 목적, 치료식단의 종류 및 효과

식이요법의 목적은 섭취에너지량을 소비에너지량보다 적게 만드는 것이다. 체중을 줄이고 체지방량을 경감시키는 식이요법은 비만증치료의 기본이다.

본 서에서는 비만증치료식단을 1,800kcal/1일, 1,600kcal/1일, 1,400kcal/1일, 1,200kcal/1일 및 1,000kcal/1일의 5단계로 분류한다. 이것은 지방세포의 질적이상에 의한 비만증인가, 지방세포의 양적이상에 의한 비만증인가에 따라 구분하여 사용한다. 이때 총에너지섭취량뿐만 아니라 각 영양소의 섭취량이나 밸런스에 맞추어 적용해야 한다.

식이요법은 비만증치료의 기본이라 할 수 있다. 주목적은 비만에 의한 질환의 개선이다. 식이요법을 실행하려면 식이요법의 대상, 목적, 치료식단의 종류, 효과 등을 알아야 한다.

① 식이요법의 대상

식이요법에는 의학적인 필연성과 타당성이 필요하다. 단순히 비만이라는 이유만으로는 식이요법의 대상이 될 수 없다. 최근 과도한 식사제한으로 인해 젊은 여성에게 건강장애가 나타나는 현상도 일어나고 있다. 따라서 식이요법을 사용하는 감량치료의 필요성을 신중하게 검토해야 한다.

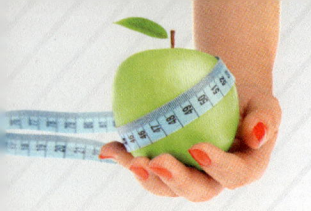
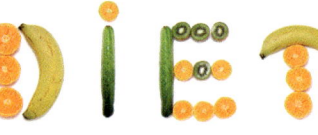

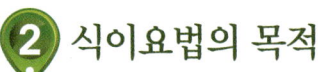 **식이요법의 목적**

　　식이요법의 궁극적 목적은 체중감량이 아니라 비만 때문에 일어나는 다양한 질환을 체중감량으로 개선하는 데 있다. 식이요법을 진행할 때에는 지방세포의 질적이상에 의한 비만증과 지방세포의 양적이상에 의한 비만증의 두 가지로 나누어 각각의 증상을 개선하도록 비만증치료식단을 구분하여 사용한다.

식이요법의 목적	
지방세포의 질적이상에 의한 비만증	내장지방을 감소시켜 당내성장애 · 2형당뇨병, 지질대사이상, 고혈압, 고요산혈증 · 통풍, 지방간 등의 증상을 개선하고 심장동맥질환이나 뇌경색의 예방을 꾀한다.
지방세포의 양적이상에 의한 비만증	체지방량을 큰 폭으로 감소시켜 뼈관절질환, 수면무호흡증 · Pickwick증후군, 월경이상 등을 개선한다.

③ 치료식단의 종류

　　비만증치료식단은 1일에너지섭취량별로 세분화한다. 1일 1,800~1,000kcal 사이에서 200kcal씩 줄어드는 총 5단계로 이루어진 비만증치료식단과 1일 600kcal 이하의 초저칼로리다이어트(VLCD : very low calorie diet)가 있다.

비만증치료식단의 분류	
분 류	섭취에너지(kcal/1일)
1. 비만증치료식단	1,800 1,600 1,400 1,200 1,000
2. 초저칼로리다이어트(VLCD)	≦600

*1일 1,000kcal 미만의 치료식단에서는 별도의 단백질, 비타민, 미네랄 등을 보충해야 한다. 요요현상방지를 고려한 초저칼로리다이어트 혹은 요요현상 발생에 신경을 써가며 포뮬러식(formula)을 활용한다.

(1) 비만증치료식단

비만증치료식단은 보통 앞의 표와 같이 5단계로 구성한다. 여기에서 주의해야할 점은 1,800kcal/1일의 비만증치료식단에서는 1일에너지섭취량이 1,600~1,800kcal이면 되는 것이 아니라 정확히 1,800kcal여야 한다는 것이다. 이러한 비만증치료식단을 사용한 결과 1~6개월 사이에 체중이 4~15%, 내장지방면적은 15~50% 감소되었다는 보고가 있다.

(2) 초저칼로리다이어트

1일 섭취에너지량이 600kcal 이하인 비만증치료식단을 초저칼로리다이어트(VLCD : very low calorie diet)라고 부른다. VLCD는 건강장애 개선이나 큰 폭의 체중감량을 신속하게 할 필요가 있는 비만증환자에게 적용한다.

VLCD에서는 저지방식이 필수이므로 식사를 현재 시판되고 있는 액체식(포뮬러식)의 형태로 섭취하게 된다. 포뮬러식의 최대결점은 치료식단을 중단한 후 요요현상을 피할 수 없다는 것이다. 이 결점을 보완하기 위해 개발된 것이 초저칼로리다이어트이다. 이 다이어트는 1일 370kcal까지 섭취량을 줄이더라도 평소의 식사형태를 유지할 수 있으므로 요요현상을 피하기 쉽다는 이점이 있다. 단백질수치가 높은 식재료, 야채류, 해초류, 버섯류 등 저에너지이면서 식이섬유가 풍부한 재료를 많이 사용한다는 특징이 있다. 뒤에 서술할 씹는 방법의 개선에도 적합하여 일상적인 식사를 저에너지화했다는 점에서도 효과적이다.

VLCD요법에는 부작용도 많이 있으므로 비만증전문시설에 입원하여 그 관리하에서 실시해야 한다. 그리고 VLCD를 적용해서는 안 되는 질환을 사전에 조사하여 대상에서 제외시켜야 한다(VLCD요법을 적용해서는 안 되는 질환과 부작용은 p. 115 참조).

4 식이요법의 효과

식이요법의 실시기간은 약 3개월을 한 구간으로 한다. 중요한 것은 3개월간의 치료가 끝날 때마다 지방세포의 질적이상 혹은 양적이상에 의한 비만증별로 각각 목표치의 달성 여부를 평가하는 일이다.

지방세포의 질적이상에 의한 비만증은 내장지방면적의 감소를 확인하고, 검사치의

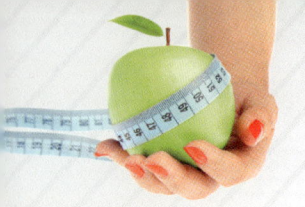
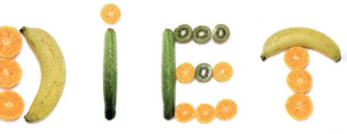

개선정도를 평가할 때 사용한다. 체중을 몇 kg 감소시킨 것만으로 당대사나 지질대사의 이상, 고혈압 등이 눈에 띄게 개선된다. 첫 목표는 3~6개월간 체중 5kg, BMI로는 $2kg/m^2$를 감소시키는 것으로 잡는다. 목표가 달성되면 다음 3개월간 체중 2kg, BMI $1kg/m^2$ 비율로 감소시킨 다음 이것을 지속할 수 있도록 한다. 한편 지방세포의 양적이상에 의한 비만증은 체중 5~10% 감소를 목표로, 자각증상의 개선정도를 평가할 때 활용한다.

비만증치료식의 효과판정	
1. 지방세포의 질적이상에 의한 비만증	• 체중·허리둘레의 5% 감소 • 내장지방면적의 감소 • 검사치 등의 개선
2. 지방조직의 양적이상에 의한 비만증	• 체중의 5~10% 감소 • 체지방량의 감소 • 자각증상 등의 개선

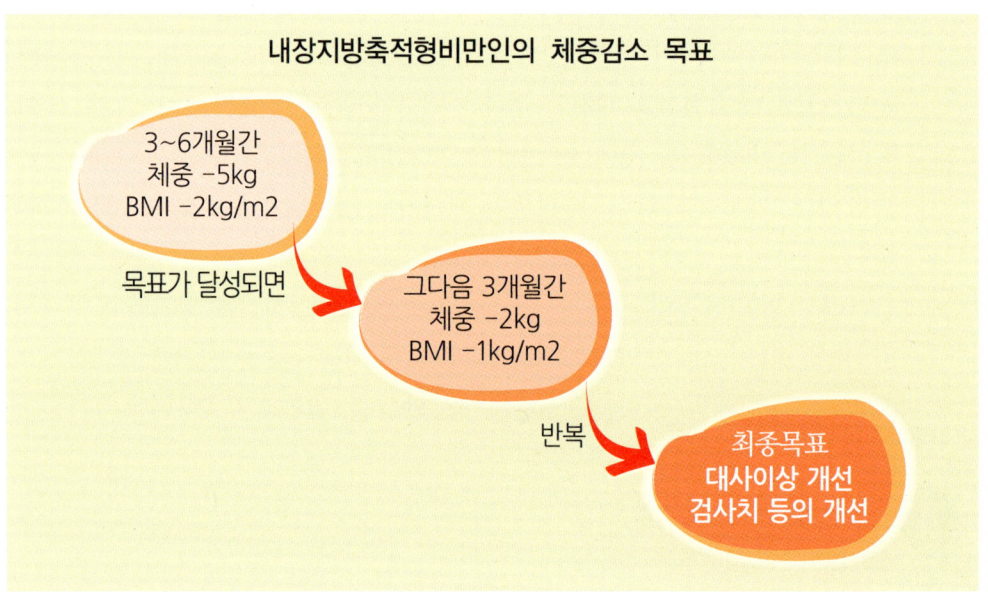

내장지방축적형비만인의 체중감소 목표

3~6개월간 체중 −5kg BMI −2kg/m2

목표가 달성되면

그다음 3개월간 체중 −2kg BMI −1kg/m2

반복

최종목표 대사이상 개선 검사치 등의 개선

식이요법의 실시방법

식이요법은 기초대사나 움직임/운동으로 소비되는 에너지량보다 섭취에너지량이 적도록 조절하는 것이 기본이다. 체지방 1g은 약 7kcal의 에너지에 해당한다. 1일 섭취에너지를 700kcal 줄이면 하루에 100g을 감량할 수 있고, 1개월이면 3kg의 체중이 감소하게 된다.

식이요법에서는 BMI 수치에 따라 사용할 비만증치료식단의 내용을 결정한다. 감량이 멈추거나 증상이 개선되지 않으면 재검토하여 보다 낮은 치료식단으로 대체하고, 동시에 운동요법, 약물요법, 행동요법 등의 병용도 검토한다.

1 비만증의 종류에 따른 치료식단

BMI가 25 이상이고 내장지방면적이 100cm² 이상이거나, BMI가 30 미만이고 건강장애가 있는 비만인은 지방세포의 질적이상에 의한 비만증환자로 보고 강도가 약한 1,800~1,200kcal/일의 비만증치료식단을 이용한다. 한편 지방세포의 양적이상에 의한 비만증 혹은 지방세포의 질적이상에 의한 비만증환자 중에서도 BMI가 30 이상이면 보다 엄격한 1,400~1,000kcal/일의 비만증치료식단을 이용한다. 지방세포의 양적이상에

비만증치료식단의 적용기준

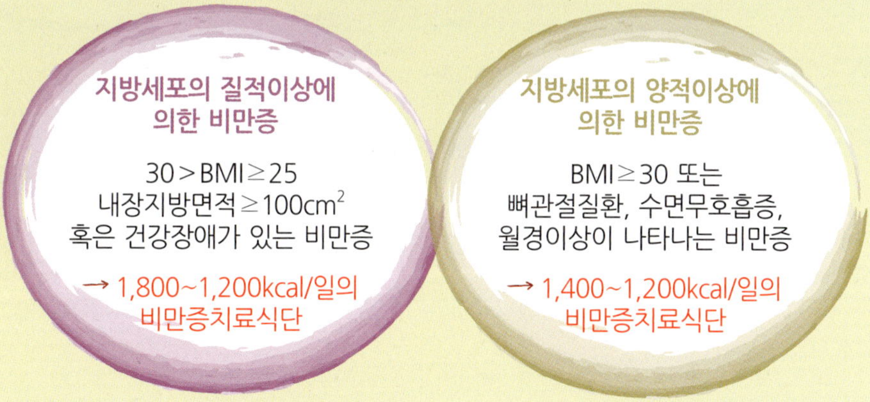

지방세포의 질적이상에
의한 비만증

30 > BMI ≥ 25
내장지방면적 ≥ 100cm²
혹은 건강장애가 있는 비만증

→ 1,800~1,200kcal/일의
비만증치료식단

지방세포의 양적이상에
의한 비만증

BMI ≥ 30 또는
뼈관절질환, 수면무호흡증,
월경이상이 나타나는 비만증

→ 1,400~1,200kcal/일의
비만증치료식단

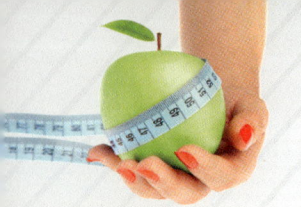
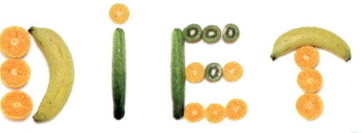

의한 비만증환자여도 BMI가 30 미만이라면 1,800~1,400kcal/일의 비만증치료식단을 이용한다. 필요에 따라 VLCD를 이용하기도 한다.

② 비만증치료식단의 결정방법

지방세포의 질적이상에 의한 비만증인가 양적이상에 의한 비만증인가의 여부에 따라 적용할 비만증치료식단의 종류를 결정한다. 어떤 치료식단을 적용할지에 관해서는 개개인에게 필요한 일일섭취에너지량을 기준으로 한다. 일일총에너지섭취량 구하는 방법은 다음과 같다.

우선 이상체중을 계산한다(이상체중(kg)=신장(m)×신장(m)×22). 그다음 이상체중 1kg당 지방세포의 질적이상에 의한 비만증은 25kcal, 지방세포의 양적이상에 의한 비만증은 20kcal를 기준으로 일일총에너지섭취량을 계산한다. 구해진 일일총에너지섭취량에 따라 비만증치료식단을 결정한다.

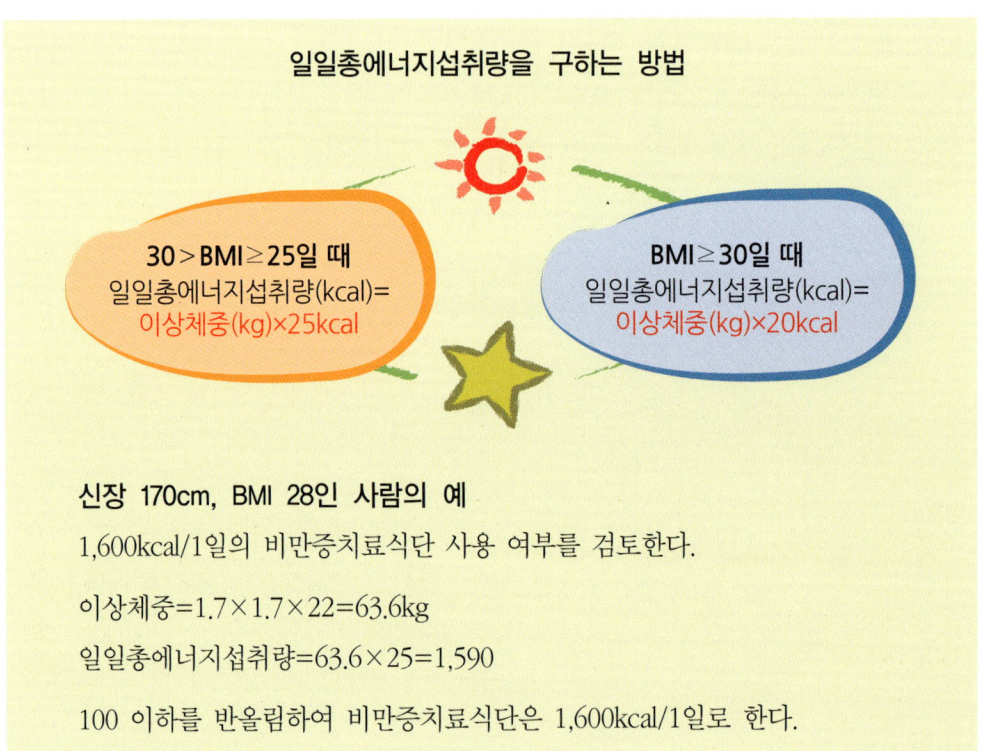

일일총에너지섭취량을 구하는 방법

30>BMI≥25일 때
일일총에너지섭취량(kcal)=
이상체중(kg)×25kcal

BMI≥30일 때
일일총에너지섭취량(kcal)=
이상체중(kg)×20kcal

신장 170cm, BMI 28인 사람의 예

1,600kcal/1일의 비만증치료식단 사용 여부를 검토한다.

이상체중=1.7×1.7×22=63.6kg

일일총에너지섭취량=63.6×25=1,590

100 이하를 반올림하여 비만증치료식단은 1,600kcal/1일로 한다.

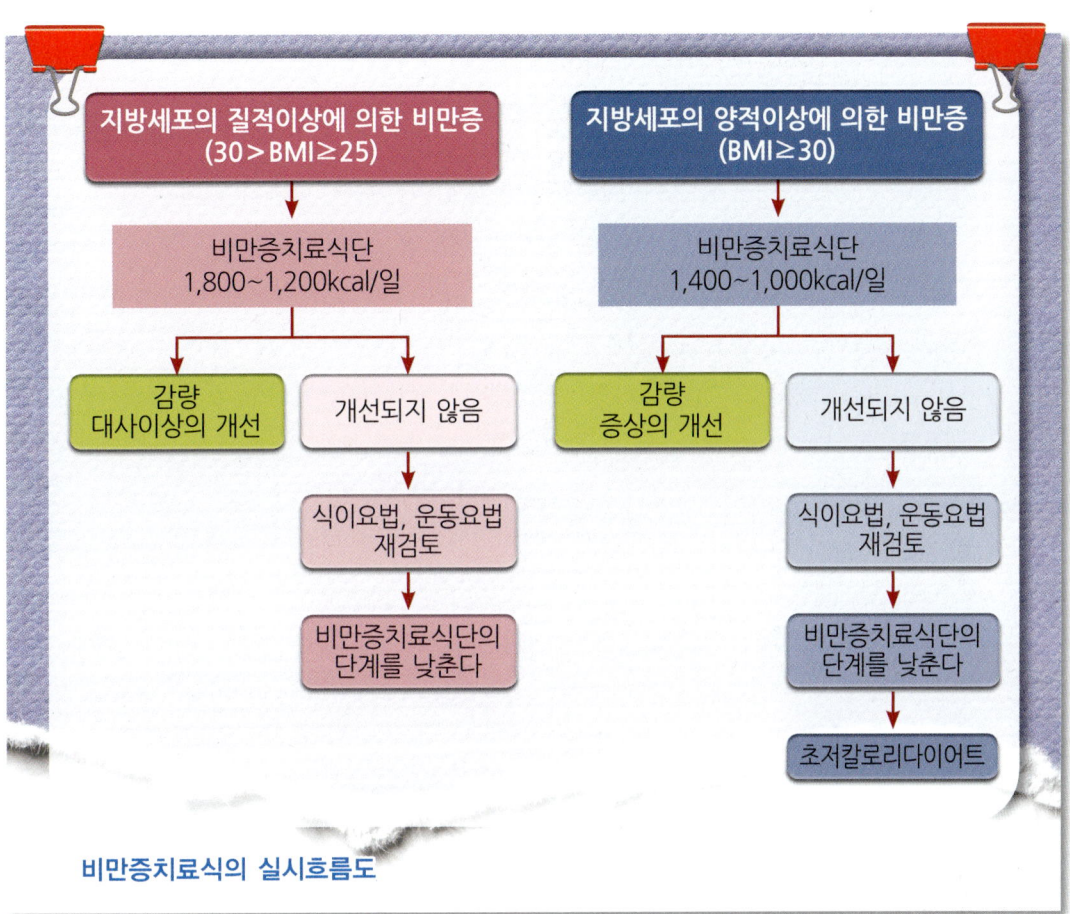

지방세포의 질적이상에 의한 비만증 (30>BMI≥25)	지방세포의 양적이상에 의한 비만증 (BMI≥30)
비만증치료식단 1,800~1,200kcal/일	비만증치료식단 1,400~1,000kcal/일

비만증치료식의 실시흐름도

지방세포의 질적이상:
- 감량 대사이상의 개선
- 개선되지 않음 → 식이요법, 운동요법 재검토 → 비만증치료식단의 단계를 낮춘다

지방세포의 양적이상:
- 감량 증상의 개선
- 개선되지 않음 → 식이요법, 운동요법 재검토 → 비만증치료식단의 단계를 낮춘다 → 초저칼로리다이어트

비만증치료의 새로운 적 – 요요현상

　'살을 빼기 위한 치열한 싸움'의 1회전은 어떻게든 승리했다고 하더라도, 새로운 도전자가 기다리고 있다. 그것은 '요요현상' 또는 '웨이트 사이클링(weight cycling) 현상'이라 불리는 귀찮은 현상이다.

　요요현상이 오는 원인은 다음과 같다.

　다이어트를 하면 당분을 흡수하기 쉬운 체질이 되어버린다. 2주일 동안 비만과 식욕억제와의 치열한 싸움에서 어렵게 버텨내서 체중감량에 성공했다면, 이제 그만 마음이 놓이는 것은 어찌할 수 없는 일이다. 그래서 '스스로 칭찬해주자'며 꿈에도 그리던 맛있는 아이스크림이나 케이크를 마음껏 먹는다면 당분이 몸에 스며드는 것처럼 빠르게 흡수되어 버린다. 왜냐하면 대뇌는 비상식량을 조금이라도 되찾기 위해 간이나 근육에 글리코겐을 차곡차곡 모으기 때문이다. 이때 체중은 눈 깜짝할 사이에 뛰어오른다.

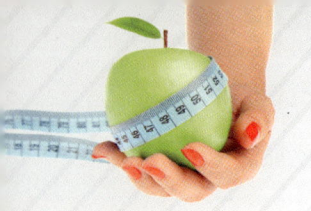
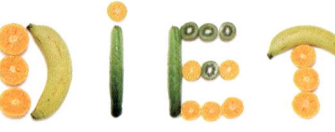

③ 일일총에너지섭취량 결정 시의 주의점

앞에서 설명한 것처럼 일일총에너지섭취량에 해당하는 비만증치료식단을 결정한다. 그러나 이 수치만 사용하면 여러 문제점이 발생하게 된다. 따라서 여러 상황을 종합적으로 판단하여 개개인에 맞는 일일총에너지섭취량을 정하는 것이 중요하다.

비만증환자는 좋아하는 음식은 조금밖에 먹지 못하고 싫어하는 음식만 많이 먹고 있다고 생각하는 특성이 있다. 왜냐하면 비만증환자는 음식의 호·불호가 심해져 어느 정도 음식을 섭취하는지에 대한 판단이 흐리기 때문이다. 따라서 일일총에너지섭취량을 정할 때에는 비만증환자의 자기보고량을 기준으로 하지 말고 연령, 성별, 신장, 체중, 활동량 등을 고려하여 종합적으로 결정해야 한다.

BMI가 30 이상이거나 건강장애가 있어 최대한 빨리 많은 체중을 감량해야할 경우에는 VLCD 식단을 이용한다. 무릎관절증이나 요통 등이 있으면 활동량이 떨어져 소비에너지량을 늘릴 수가 없기 때문에 섭취에너지량이 소비에너지량을 윗돌게 되는 경우가 많아 체중이 늘어나기 쉽다. 이러한 점도 고려하여 일일총에너지섭취량을 더 적게 설정한다.

고령자인지 성장기의 어린이인지, 남성인지 여성인지, 일이나 운동량이 얼마나 되는지 등 개개인의 배경을 고려하여 일일총에너지섭취량을 결정한다.

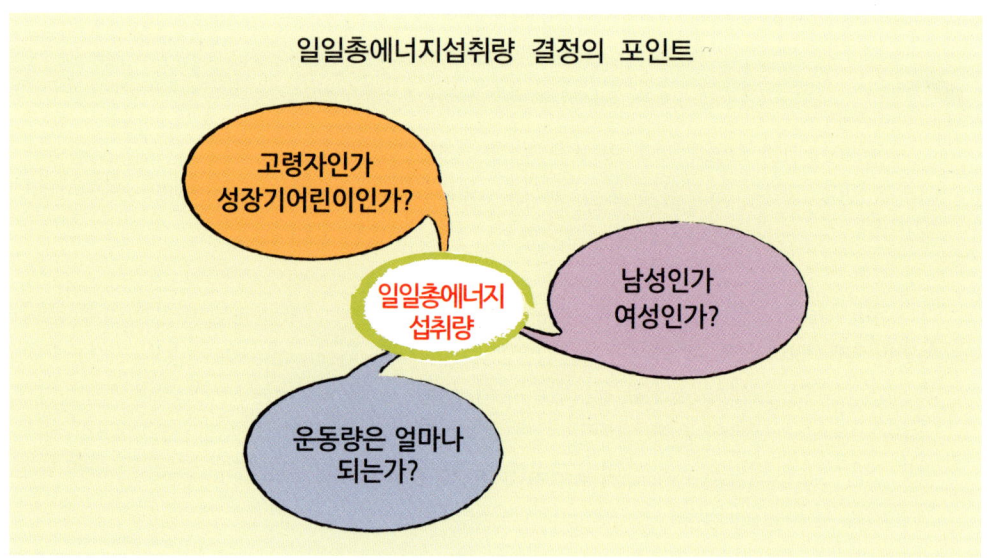

4 엄격한 초저칼로리다이어트

BMI 30 이상이거나 급속한 감량이 필요한 비만증환자는 치료시작부터 1,000~1,400kcal/1일의 비만증치료식단이나 필요하다면 600kcal/1일로 섭취량을 제한하는 엄격한 초저칼로리다이어트를 해야 한다.

비만증치료식단의 사용에 주저하는 경향도 있으나 BMI가 30 이상인 지방세포의 양적이상에 의한 비만증환자는 1,400kcal/1일 이하의 비만증치료식단이나 VLCD 요법으로 확실하게 식사를 줄이는 것이 효과적인 감량방법이다.

포만감을 주는 물질은 일일총에너지섭취량이 1,000~1,200kcal 이상일 때에는 증가하지 않으나, 1일 800kcal 이하가 되면 증가하기 때문에 견디기 쉽다. 그 때문에 1일 1,000~1,200kcal의 비만증치료식단은 공복감이 절정에 달하여 치료식을 계속해 나갈 수 없게 되는 경우가 많다. 또한 비만증치료식단을 엄격하게 실시하면 필요한 영양소가 부족해진다. 아무런 지장없이 체지방을 줄이려면 단백질, 탄수화물, 지질 등을 적당하게 배분하고 치료시점부터 비타민과 미네랄을 많이 섭취해야 한다.

VLCD요법은 영양소의 배분을 고려한 평소 식사형태의 초저칼로리다이어트이지만 요요현상을 주의해가면서 액체식인 포뮬러식을 이용하고, 원칙적으로 2주를 치료기간으로 잡아 길어도 3개월 정도만 실시한다.

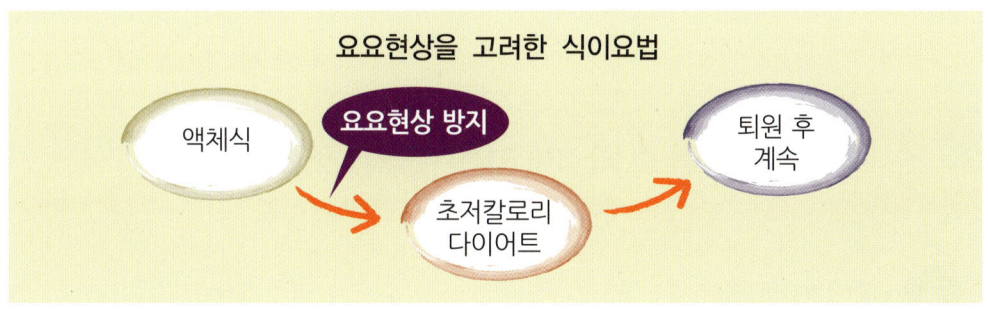

요요현상을 고려한 식이요법

액체식 → (요요현상 방지) 초저칼로리 다이어트 → 퇴원 후 계속

5 영양소의 배분

개개인에게 알맞은 섭취에너지량을 산출하여 비만증치료식단을 결정하여야 하며, 필요한 영양소가 부족해지지 않도록 각각의 영양소를 배분해야 한다. 비만증의 식이요법

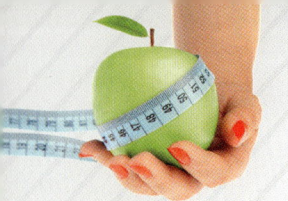
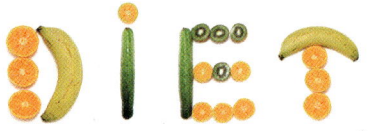

은 단백질을 많이 넣고 지질섭취량을 줄여야 한다.

우리나라 사람들의 식사특징은 서양인에 비해 지질섭취량은 적으나 탄수화물섭취량이 많은 것이다.

비만증치료식단의 영양소 설정	
1. 단백질	표준체중×1.0~1.2g/1일
2. 지질	20g/1일 이상(40g/일이 상한) 필수지방산 확보
3. 탄수화물	100g/1일 이상
4. 비타민, 미네랄	필요량 확보

우리나라와 다른 나라 사람들의 영양섭취 비교	
우리나라 사람의 영양섭취량/1일 배분	지질 : 17.4%, 나트륨 : 4.75g, 단백질 : 14.9%, 탄수화물 : 67.7%
일본인의 영양섭취량/1일 배분	지질 : 20~25%, 식염 : 10g 이하, 단백질 : 15~20%, 식이섬유 : 25g 이하, 탄수화물 : 60%
WHO(세계보건기구)의 영양섭취량/1일 배분	지질 : 20~30% 이하, 단백질 : 15% 이하, 탄수화물 : 55~60% 이하
NIH(National Institutes of Health, 미국국립보건원)의 영양섭취량/1일 배분	지질 : 30%, 식염 : 6g 이하, 단백질 : 15%, 식이섬유 : 20~30g, 탄수화물 : 50%

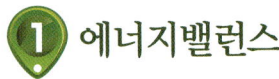 에너지밸런스와 체지방량의 조절기전

① 에너지밸런스

(1) 에너지 및 영양소 섭취현황

비만은 섭취칼로리가 소비칼로리보다 많은 상태가 지속될 때 나타나는 증상이다. 최근 비만인이 급증하고 있는데, 이는 우리가 식사로부터 섭취하는 칼로리도 같이 늘어나기 때문이라고 볼 수 있으나, 꼭 그런 것만은 아니다. 여기에서는 섭취칼로리에 관련된 상황부터 영양소에 관한 기본지식에 대해 알아보기로 한다.

제4기 1차년도(2007) 질병관리본부의 '2007국민건강통계'에서 우리나라 사람들의 에너지섭취량은 1,810kcal이며, 영양소별 에너지섭취분율은 단백질 14.7%, 지방 18.4%, 탄수화물 67.0%로 나타났다. 남자는 단백질 및 지방에 의한 에너지섭취분율이, 여자는 탄수화물급원 에너지섭취분율이 상대적으로 높았다. 남자의 에너지섭취량(표준화)은 2,084kcal로 이전 조사와의 차이가 5% 정도였으나, 여자의 에너지섭취량은 13% 가량 낮아졌다. 지방으로부터 섭취하는 에너지분율은 최근 10여 년간 큰 변화없이 20% 수준을 유지하고 있다.

식품섭취량과 마찬가지로 소득수준이 높은 집단에서 에너지 및 영양소섭취량이 많았다. 그중에서 특히 지방, 비타민 A는 소득수준에 따른 영향이 두드러졌던 반면, 나트륨에서는 큰 차이가 없었다.

미국(NHANES, 1999~2002)의 에너지섭취량은 1일 평균 2,153kcal로 우리나라보다 약 300kcal 많았다. 그런데 탄수화물로부터 섭취하는 에너지분율이 51.7%인 반면 지방 급원 에너지섭취율은 32.9%로 우리나라와 차이가 있었다. 칼슘을 비롯하여 전반적인 영양소섭취량은 우리나라가 낮았으나, 나트륨은 미국보다 1,000mg 이상 많이 섭취하는 것으로 나타났다.

에너지섭취량에 가장 크게 기여하는 식품군은 곡류로 975.1kcal를 공급하였으며, 육류(155.1kcal), 음료 및 주류(121.0kcal)가 그다음을 이었다. 단백질 역시 곡류로부터 섭취하는 양이 19.2g으로 가장 높았고, 육류로는 14.6g, 어패류로는 10.2g을 섭취하고 있었다. 지방은 육류, 곡류, 유지류 순이었다.

칼슘의 주요 급원은 채소류이며, 유류, 어패류, 콩류가 그다음으로 중요한 급원이었다. 인은 곡류로부터 섭취하는 양이 가장 많았으나, 다양한 식품군으로부터 공급받고 있었다. 나트륨의 주요 급원은 조미료류와 채소류였다. 칼륨과 철은 채소류와 곡류로부터 주로 섭취하고 있는 것으로 나타났다. 비타민 A의 섭취에는 채소류, 과일류, 조미료류(고춧가루 등)가 크게 영향을 미쳤으며, 티아민(thiamine)은 곡류와 육류, 리보플라빈은 곡류, 육류, 유류에서 섭취하는 양이 많았다. 나이아신(niacin) 역시 곡류, 육류, 어패류에 의한 섭취량이 높았다. 비타민 C 섭취에는 채소류, 과실류의 기여도가 높았으나, 감자 및 전분류에 의한 섭취량도 높은 편이었다.

한편 필요추정량 대비 에너지섭취비율은 평균 87.5%였는데, 남녀별로 보면 남자

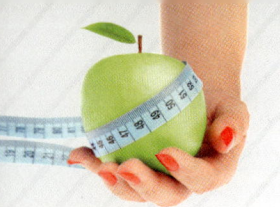
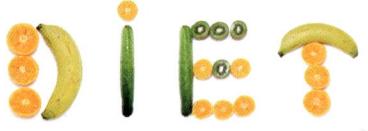

92.2%, 여자 82.7%로 나타났다. 남자의 섭취비율은 1998년 93.1%, 2001년 91.3% 등과 유사하였으나, 여자의 경우에는 이전 조사에 비해 평균 6~12%p 가량 낮아졌다.

권장섭취량 대비 단백질섭취비율은 142.9%, 인은 149.1%로 권장섭취량의 약 1.5배를 섭취하고 있으며, 철, 비타민 A, 티아민, 나이아신, 리보플라빈(riboflavin), 비타민 C 섭취량은 권장섭취량의 75~125% 범위를 섭취하는 반면, 칼슘은 권장섭취량의 63.4%를 섭취하고 있었다. 칼슘은 모든 연령대에서 권장수준의 75% 미만을 섭취하는 것으로 조사되었으며, 특히 만 12~18세 청소년과 만 65세 이상 노인의 평균섭취량은 권장섭취량의 50% 미만이었다.

(2) 기초대사와 비만의 관계

다음에 소비에너지와 비만의 관계를 정리한다. 인체가 소비하는 에너지는 ① 기초대사, ② 식사유도성열생산, ③ 활동대사의 3가지로 나뉜다. 이들 중 일반적으로 소비량이 큰 것은 기초대사에 사용되는 에너지이다. 일일소비에너지 중 30~40%가 활동대사에, 60~70%가 기초대사에 사용된다. 기초대사량은 연령에 따라 증가하여 남성은 15~17세, 여성은 12~14세 때 절정에 달한다. 성인 이후 기초대사량은 점점 감소하는데, 특히 50세 이후가 되면 현저하게 저하된다. 다만 기초대사량은 연령이나 성별에 의한 차이 및 개인별 차이가 크다. 연령별·성별 기초대사량은 다음의 표와 같다.

기초대사량의 개인차는 제지방체중의 차이에 기인한다. 체중에서 체지방을 제외한 제지방체중의 대부분은 근육이 차지하고 있다. 근육세포는 지방세포보다 활동이 활발하여 보다 많은 에너지를 소비한다. 그 때문에 근육량이 많을수록 기초대사량은 많아지고 체지방량이 많을수록 기초대사량은 적어진다. 기초대사량을 좌우하는 최대요인은 근육량이다. 일반적으로 남성이 여성보다 기초대사량이 많은 이유는 남성이 근육량이 많기 때문이다.

근육량 이외에는 교감신경의 작용이나 외부기온 등이 기초대사량을 좌우하는 요인이 된다. 그 외에 β_3아드레날린수용체유전자에 존재하는 변이도 기초대사량의 개인차를 가져온다. β_3아드레날린수용체는 지방세포의 표면에 있으며 지방의 분해를 촉진하는 정보를 전달한다. 한편 기초대사량은 연령이나 성이 같아도 체중이나 제지방체중에 따라 개인차가 있다.

연령별 · 성별 기초대사량		단위=kcal/일
연령(세)	남	여
1~2	700	700
3~5	900	860
6~8	1,090	1,000
9~11	1,290	1,180
12~14	1,480	1,340
15~17	1,610	1,300
18~29	1,550	1,210
30~49	1,500	1,170
50~69	1,350	1,110
70 이상	1,220	1,010

체중에 의한 기초대사량 추정식		W는 체중(kg), 단위=kcal/일
연령(세)	남	여
1~2	$35.8W \pm 289$	$36.3W \pm 270$
3~5	$33.0W \pm 357$	$31.2W \pm 344$
6~8	$34.3W \pm 247$	$32.5W \pm 224$
9~11	$29.4W \pm 277$	$26.9W \pm 267$
12~14	$24.2W \pm 324$	$22.9W \pm 302$
15~17	$20.9W \pm 363$	$19.7W \pm 289$
18~29	$18.6W \pm 347$	$18.3W \pm 272$
30~49	$17.3W \pm 336$	$16.8W \pm 263$
50~69	$16.7W \pm 301$	$16.0W \pm 247$
70 이상	$16.3W \pm 268$	$16.1W \pm 224$

　　30대 이후부터 기초대사량이 점점 감소하는 이유는 근육의 양이나 기능이 저하되어 에너지소비량이 감소하기 때문이다. 노화에 의한 기능저하는 어느 정도 피할 수 없다. 그러나 규칙적인 운동을 하면 근육량을 유지하고 기초대사량저하를 막을 수 있다. 근육

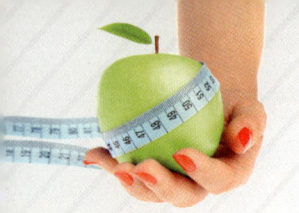
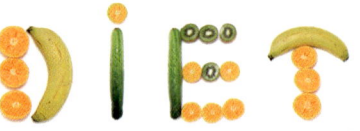

량을 유지하거나 증가시키기 위해서는 근육에 부하를 주는 운동이 효과적이다. 이러한 운동을 저항운동이라고 하며, 근력트레이닝이 이에 해당한다. 예를 들어 덤벨 등의 기구를 사용하면 저항운동이 가능하다. 저항운동을 할 때에는 자신에게 적절한 무게를 선택해야 한다. 특히 지금까지 운동습관이 없었던 사람이 갑자기 무리한 저항운동을 하면 근육이나 뼈가 상해를 입을 수 있다.

(3) 몸속에 저장된 에너지원

인간의 몸은 공복일 때나 절식 중에도 생명활동을 유지할 있도록 에너지를 쌓아둔다. 신체의 에너지원으로는 지방세포에 있는 지방, 근육에 있는 단백질, 간이나 근육의 글리코겐의 3종류가 있다. 예를 들어 체중 70kg인 남성의 표준체지방률에서 지방세포에 있는 지방은 15kg 전후인데, 이는 신체가 저장해두고 있는 에너지원의 85%에 해당한다. 나머지 14.4%는 6kg 전후의 근육에 있는 단백질이고, 그 나머지 0.6%는 근육과 간에 저장되어 있는 글리코겐이다. 이들 3종류의 에너지원 중에서 지방이 가장 효율적인 형태로 축적되어 있다. 에너지원으로서의 지방은 지방조직이나 간세포 내에 있으며, 절식상태일 때 특히 중요한 에너지원이 된다.

이들 에너지원이 혈당치를 유지하기 위하여 어떻게 작용하는지 알아보자. 혈당치란 혈중포도당(글루코스)농도를 말한다. 포도당은 뇌나 적혈구 등이 정상적으로 기능하는데 필수적인 에너지이다. 그러므로 절식이나 기아상태에서도 포도당을 일정수치 이상 유지할 필요가 있다.

혈당치를 유지하기 위한 에너지원은 식후, 공복 시, 절식 시에 각각 다음과 같은 과정으로 사용된다. 우선 식후에는 소화기관에서 혈중으로 흡수된 탄수화물 등이 혈당치를 올리는 작용을 한다. 다음 식사까지의 공복상태에서는 간에 축적된 글리코겐이 주요한 공급원이 되어 혈당치를 유지해준다. 그러나 글리코겐의 축적량이 그렇게 많지 않으므로 절식상태가 조금 계속되면 글리코겐은 고갈되고 만다.

절식 시 혹은 섭식제한에 의한 다이어트나 기아상태일 때 에너지원이 되는 것은 지방조직에 있는 지방이나 근육에 있는 단백질이다. 지방의 분해생산이나 단백질에서 온 아미노산이 간에서 포도당으로 전환되어 혈당치를 유지해준다. 지방과 단백질 중에서 가장 효율적인 장기에너지원은 지방이다. 단백질은 근육을 구성하고 있으나 그것은 결코 에너지원으로 소비되기 위해 존재하는 것이 아니다.

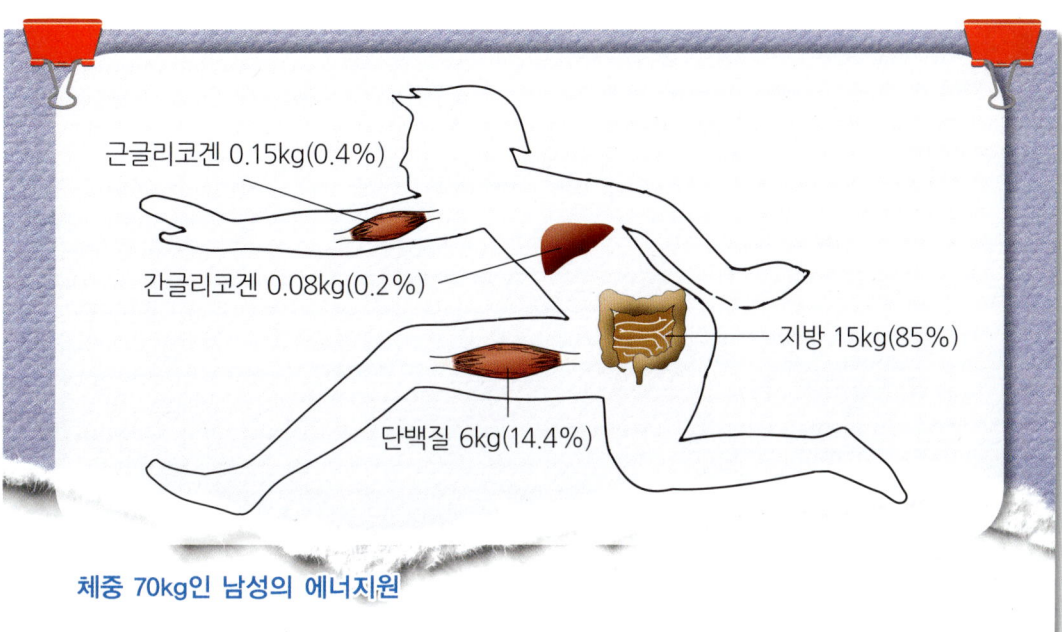

근글리코겐 0.15kg(0.4%)

간글리코겐 0.08kg(0.2%)

지방 15kg(85%)

단백질 6kg(14.4%)

체중 70kg인 남성의 에너지원

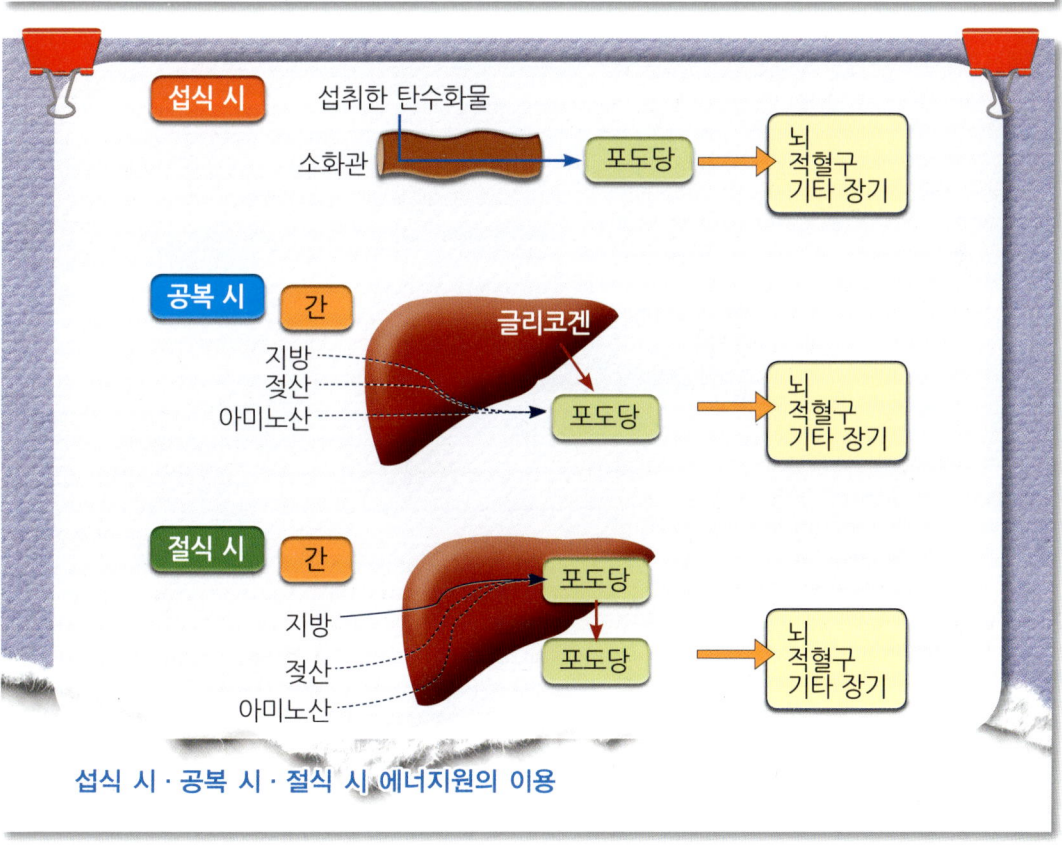

섭식 시

섭취한 탄수화물

소화관 → 포도당 → 뇌 적혈구 기타 장기

공복 시   간

글리코겐

지방
젖산
아미노산 → 포도당 → 뇌 적혈구 기타 장기

절식 시   간

지방
젖산
아미노산 → 포도당 → 포도당 → 뇌 적혈구 기타 장기

섭식 시·공복 시·절식 시 에너지원의 이용

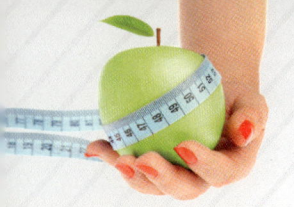
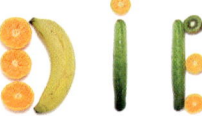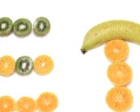

② 체지방량의 조절기전

(1) 렙틴의 에너지 소비증대 효과

비만은 섭식에너지와 소비에너지의 차이 때문에 발생한다. 렙틴은 식욕억제뿐만 아니라 에너지소비를 증대시켜 다이어트효과를 가져온다. 다시 말해서 렙틴(leptin)은 식욕을 억제하여 섭식량을 줄이는 한편 소비에너지가 감소되는 것을 막는다. 이 때문에 렙틴투여 시 신체의 에너지수치가 현저하게 감소하여 렙틴이 가지는 강력한 체중감소 효과가 발휘되는 것이다.

인간이나 동물이 다이어트로 섭취칼로리를 줄이더라도 렙틴에 의하여 적은 에너지로도 살아갈 수 있게 된다. 즉 렙틴은 섭취칼로리가 줄어들면 인체가 소비하는 에너지도 감소시킨다. 살을 빼기 위해 다이어트를 할 때 먹는 양을 줄이면 체중이 줄지만 동시에 근육도 감소하고 마는 것을 자주 경험한다. 그러나 렙틴을 투여하면 섭취량이 줄어 체중은 줄지만 근육 등의 활동조직량은 그대로 보존된다. 렙틴의 다이어트효과는 체지방조직만 감소시킨다는 특징이 있다.

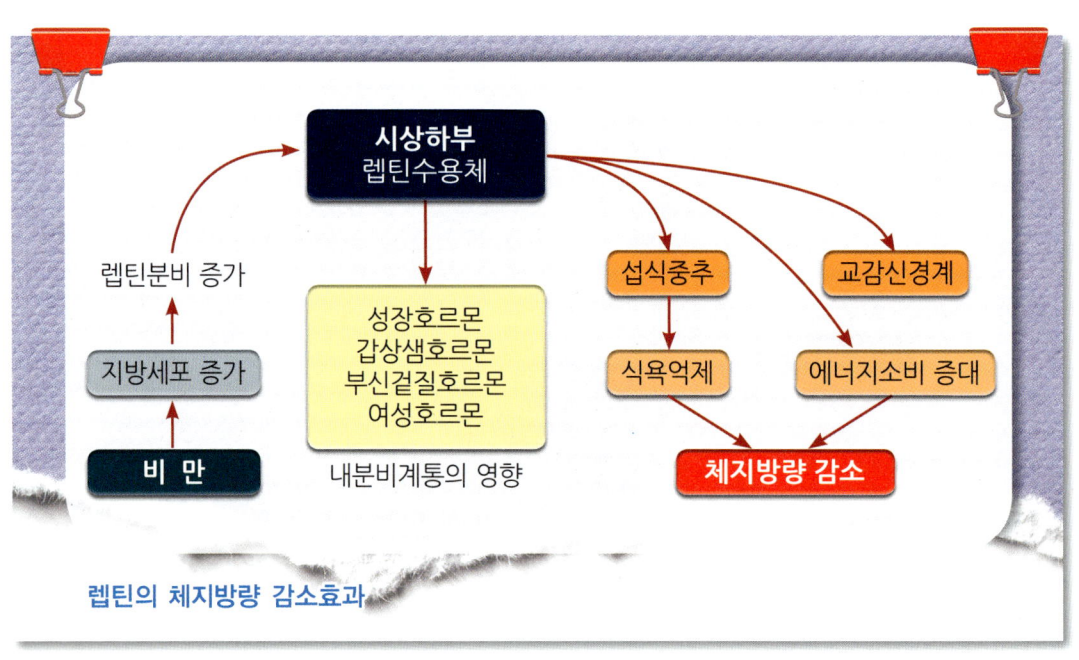

렙틴의 체지방량 감소효과

(2) 중추에서의 식욕조절

체중을 일정하게 유지시키는 세트포인트가 정해져 있다. 자동온도조절기(thermostat)가 온도를 조절하는 것처럼 인체는 유전자에 의해 설정된 세트포인트 체중이 될 때까지 체지방량을 증감시켜 조절한다. 체지방량은 식욕과 에너지소비의 밸런스에 영향을 받는다. 여기에서는 식욕조절의 기전에 대해 살펴보기로 한다.

체중의 세트포인트설은 다음과 같은 실험에서 확인할 수 있다. 우선 실험동물에게 강제적으로 과다섭식시켜 비만을 일으킨다. 다음으로 동물이 자유롭게 먹이를 먹도록 놔두면 자발적으로 섭식량이 감소하여 원래 체중으로 돌아간다. 이 실험과는 반대로 실험동물을 절식시켜 체중을 감소시킨 후 자유롭게 먹도록 하면 체중감소분이 회복될 때까지 자발적으로 섭식량이 증가한다.

사람의 경우도 감염증이나 수술 후 등으로 인한 회복과정에서는 감소된 체중을 보충할 때까지 음식섭취가 늘어난다. 이러한 식욕의 촉진이나 억제는 대뇌겉질과 시상하부로 구성된 조절기구에서 컨트롤하고 있는데, 이를 중추성식욕조절기구라고 부른다.

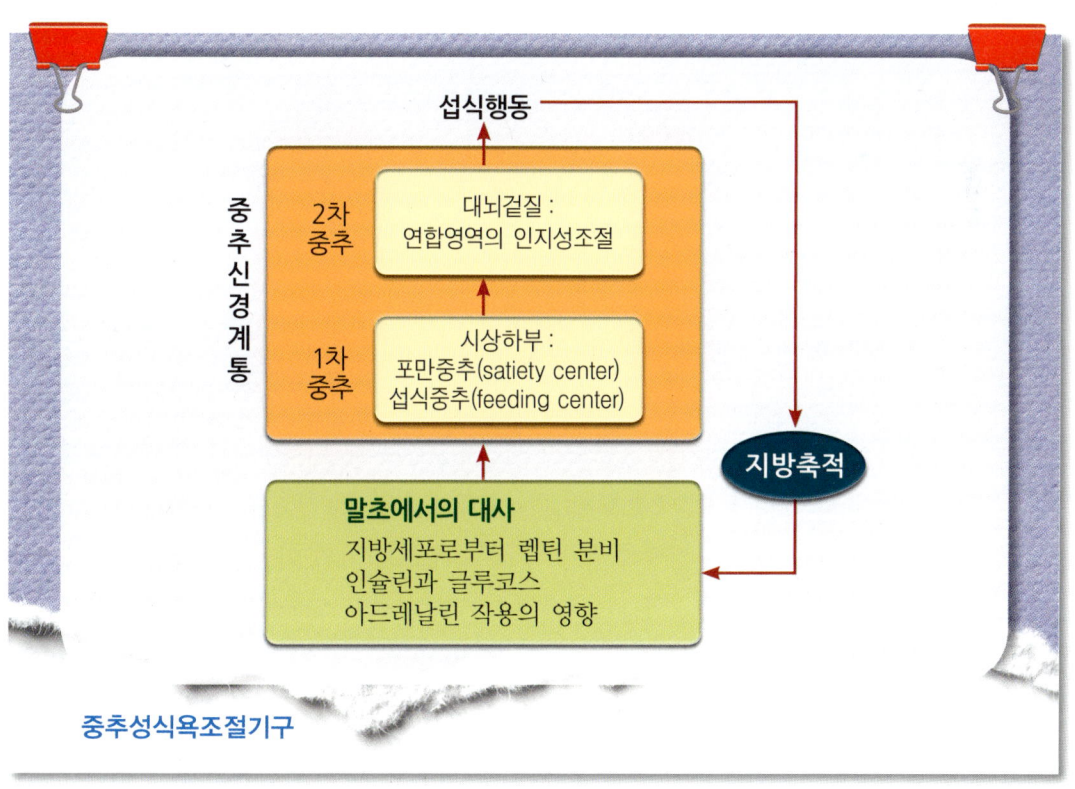

중추성식욕조절기구

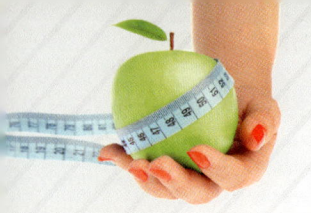
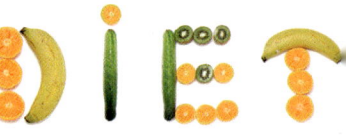

중추(뇌)의 식욕조절은 1차중추와 2차중추에 의해 이루어진다. 중추성식욕조절기구의 1차중추는 시상하부에 있으며, 주로 섭식중추와 포만중추의 상호작용에 의해 제어된다. 1차중추는 동물이 생존하기 위한 기본적인 욕구로서 의식행동을 조절하는 중추이다. 섭식중추는 시상하부가쪽구역(LHA : lateral hypothalamic area, 외측시상하부구역)에 부분적으로 존재하며, 포만중추는 배쪽안쪽시상하부핵(VMH : ventromedial hypothalamic nucleus, 시상하부 복내측핵)에 존재한다. 섭식중추인 LHA를 자극하면 의식이 있는 동물은 섭식행동을 개시한다. 반대로 이 중추를 파괴하면 다른 부위는 모두 정상이어도 치명적인 식욕부진에 빠지게 된다. 포만중추인 VMH를 자극하면 동물은 섭식을 중지하고, 파괴하면 과식을 일으켜 현저한 비만상태가 된다.

한편 중추성식욕조절기구 중 2차중추는 대뇌겉질의 연합영역에 존재한다. 2차중추는 인간의 정서에 영향을 받아 1차중추에 의해 조절되는 식사행동에 작용한다. 예를 들어 "오늘부터 다이어트해야지"라는 결심에 영향을 받거나 "요즘 살쪘네"라는 친구의 말에 과민반응하는 것도 2차중추이다.

1차중추가 2차중추에 영향을 주어 섭식중추인 LHA는 연합구역에 정(+)의 신호를 보내 섭식을 유발한다. VMH는 억제신호를 LHA에 보내어 섭식행동을 억제한다. 말초에서 오는 식욕에 관한 정보를 감지하기 위한 중추는 주로 시상하부의 1차중추인 LHA와 VMH에 존재한다. 이 1차중추에 이르는 말초에서 온 신호에는 신경세포인 뉴런을 통해 중개되는 신경전달과 순환혈류를 통해 전달되는 체액전달의 2가지가 있다. 이러한 말초에서 중추로 가는 신호전달을 구심성식욕전달기구라고 한다.

(3) 소화기관에서 나오는 포만감 신호

여기에서는 위나 간 등에서 중추로 보내지는 식욕조절신호를 살펴본다. 이 신호에 의한 식욕조절은 이들 장기에 분포하는 신경계통을 통해 이루어지기 때문에 신경성식욕전달기구라고 불린다. 이 조절은 내장에 분포하는 미주신경을 통해 이루어진다. 예를 들면 음식이 위에 들어가 위벽을 신전시키면 포만감이 유발된다. 반대로 공복 시 위가 수축하면 식욕이 자극된다. 이러한 반응들은 미주신경이 중추에 보내는 구심성신호에 의한 것이다.

물론 위에 분포하는 미주신경에 의한 식욕조절은 극히 일부에 지나지 않는다. 위암 등으로 위 전체의 적출수술을 받은 사람이라도 공복감을 느끼지 않는 것은 아니다. 위의 확장이나 수축이라는 기계적인 자극은 공복감이나 포만감 발생의 한 원인이지만, 그것만으로는 체지방의 증감을 설명할 수 없다.

한편 많이 씹는 동작만으로도 포만감이 유발된다. 왜냐하면 씹는 행동이 신경계통을 통해 섭식중추에 신호를 보내기 때문이다. 이 신호에 관해서는 식사 전에 칼로리가 제로(0)인 껌을 씹은 그룹과 씹지 않은 그룹을 비교하여, 미리 껌을 씹은 쪽이 적은 식사량으로 포만감을 느꼈다는 실험 등이 유명하다.

간에도 신경성식욕전달기구가 있다. 작은창자에서 흡수된 영양소를 간에 보내는 문맥이라는 커다란 정맥 중에 글루코스(포도당)나 고칼로리의 물질을 투여하면 동물은 섭식행동을 멈춘다. 또한 글루코스 흡수를 저해하는 물질을 문맥에 투여하면 섭식행동이 촉진된다. 이러한 위벽의 기계적 신전이나 간의 글루코스 수용기로 감지되는 내장정보는 그 내장에 분포되는 미주신경의 구심로를 통해 숨뇌(연수)에 입력되어 시상하부의 LHA나 VMH에 전달된다.

(4) 포도당에 의한 포만감

신경성식욕전달기구 다음으로 혈액 속을 흐르는 액체성물질을 통해 말초에서 중추로 보내지는 식욕조절신호를 살펴보자. 체액성식욕전달기구에서 작용하는 대표적인 물질은 글루코스(포도당)이다. 글루코스는 세포의 에너지원으로서 중요한 역학을 담당하므로 혈당치(혈중글루코스농도)를 유지하고 필요에 따라 상승시키는 기구가 존재하고 있다. 동물의 행동수준에서 당류는 단맛으로 인식되어 쾌감을 유발시키는 섭식행동을 부른다.

1970년대에 글루코스를 감지하여 섭식행동을 조절하는 다음 2종류의 뉴런(신경세포)군이 시상하부의 섭식중추에서 발견되었다. 우선 포만중추인 VMH에는 글루코스농도에 따라 뉴런활동이 상승하는 글루코스수용성뉴런이 존재한다. 또한 섭식중추인 LHA에는 글루코스에 의해 활동이 억제되는 글루코스감수성뉴런이 있다. 섭식에 의해 혈중글루코스농도가 상승하면 글루코스수용성뉴런은 흥분하고 글루코스감수성뉴런은 억제되어 그 결과 섭식행동이 억제된다.

글루코스 이외에도 기아나 공복 시에 증가하는 유리지방산이나 케톤체도 체액성식욕전달기구에 작용하는 물질이다. 그리고 호르몬 중에는 인슐린, 글루카곤, 에스트로겐 등이 체액성식욕전달기구에 관여하고 있다. 공복 시 또는 만복 시에는 다양한 대사산

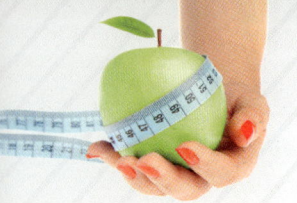
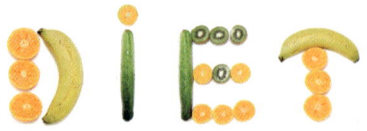

물이나 호르몬 등의 체액성물질이 농도변화를 일으킨다. 그 농도변화가 글루코스수용성뉴런과 글루코스감수성뉴런의 활동에 작용하여 식욕을 조절하게 된다.

(5) 뇌 속의 아미노에 의한 식욕조절

시상하부 속의 신경전달물질인 여러 가지 아미노(amino) 종류도 신경활동을 조절하여 섭식행동에 영향을 미친다. 이러한 신경전달물질에는 세로토닌, 카테콜아민, 도파민, 히스타민 등이 있다. 항비만약으로 처방되는 중추성식욕억제제의 대부분은 식욕조절기구 중에서 이 뇌 속의 아미노기구를 타겟으로 하고 있다.

현재 사용되고 있는 중추성식욕억제제는 약리학적으로 아드레날린작동성과 세로토닌작동성의 2가지로 크게 분류할 수 있다. 중추성식욕억제제인 마진돌은 아드레날린작동성이다. 세로토닌의 작동경로를 활성화시키면 식욕이 억제되고, 시상하부안쪽의 아드레날린 α_2수용체를 활성화시키면 식욕이 촉진된다. 그리고 시상하부가쪽의 아드레날린수용체나 도파민수용체를 활성화시키면 식욕이 억제된다.

(6) 식욕억제와 체지방량

렙틴은 지방세포에서 분비되고 중추로 전달되어 체지방량을 조절한다. 즉 중추는 자신의 몸에 얼마나 체지방이 있는지 렙틴농도를 체크하여 감지하게 된다.

일반적으로 렙틴의 혈중농도는 밤부터 이른 아침 동안에 높아졌다가 식사 전후에는

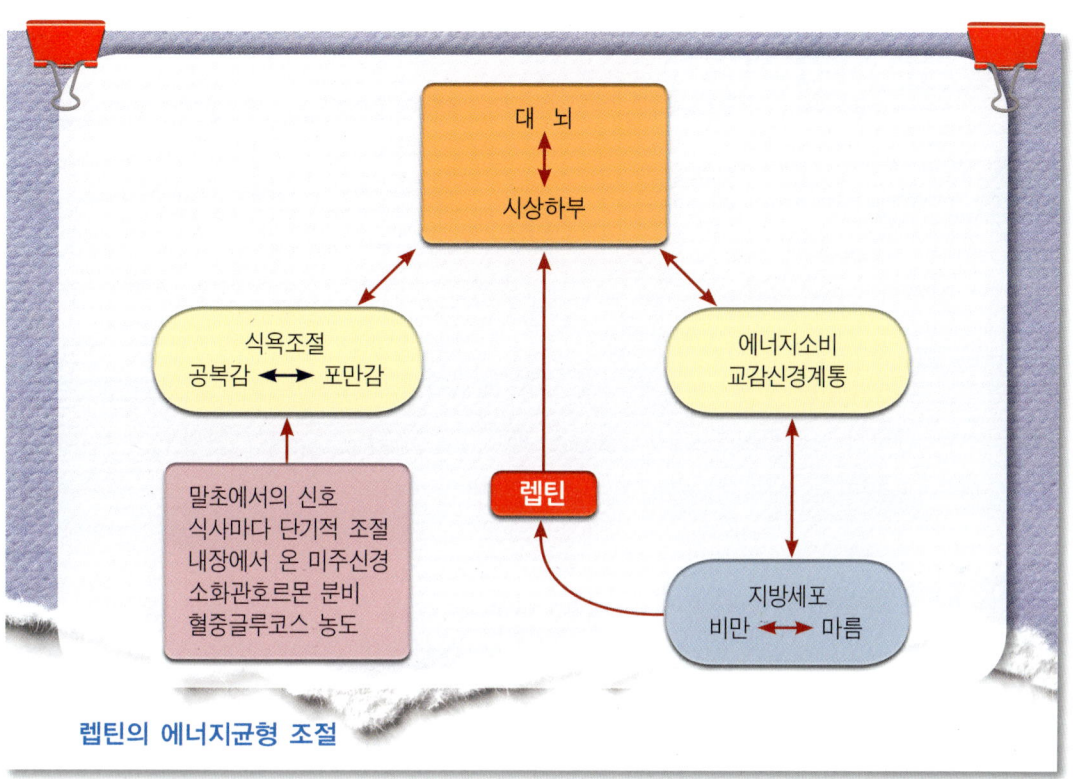

렙틴의 에너지균형 조절

변화가 없다. 하루 중 여러 번의 식사에 따라 단기적으로 포만감이나 공복감을 조절하는 것은 말초조직에서 오는 여러 신호이다. 이것들이 섭식중추가 있는 시상하부에 전달되어 식욕이 조절되는 것이다. 여기에는 미주신경을 통해 내장에서 보내지는 것이나 혈중글루코스(포도당)농도의 변화에 의해 전달되는 것 등이 있다. 혈액 속을 흐르는 호르몬 등처럼 체액성물질을 통해 말초에서 중추까지 가는 식욕조절신호도 있다. 이들 분자의 작용은 식사 때마다 변화하는 단기적 식욕조절을 담당하고 있다. 이들은 어디까지나 식욕을 조절하는 것이 주요한 작용이다.

한편 체지방량은 식욕뿐만 아니라 에너지소비에도 영향을 받는다. 신체는 다이어트로 섭식을 제한하는 사이에 에너지소비를 저하시켜 감량에 대항하려고 한다.

렙틴은 여기에서 언급한 식욕조절물질과는 크게 다르다. 렙틴은 체지방량의 증감에 관여하기 때문에 섭식칼로리와 소비에너지 양쪽 모두에 작용하여 장기적인 에너지수지 균형을 조절하고 있다.

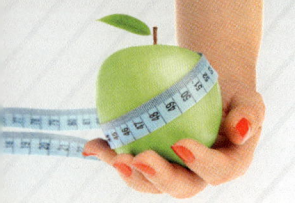
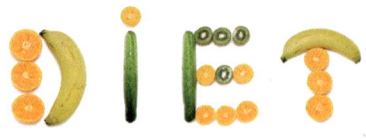

영양소섭취상의 주의점

① 단백질

단백질의 필요섭취량이 부족해지면 체단백질이 붕괴될 위험이 있다. 단백질은 인체에 필요한 아미노산을 공급하므로 양질의 단백질보충은 필수이다. 저단백질상태가 지속되면 골다공증, 빈혈, 무월경 등의 증상이 나타날 가능성이 높다. 따라서 하루에 필요한 단백질량(이상체중×1.0~1.2g)을 확보하여 그중 동물성단백질비(총단백질량 중 동물성단백질의 양)가 45~50%가 되도록 하여야 한다.

② 탄수화물

케톤산증(ketoacidosis, 당뇨병산증과 같이 체조직과 체액에 케톤체의 축적(ketosis)을 수반하는 산성혈증)의 예방과 에너지효율의 원활화를 위해 탄수화물은 80~100g/일을 확보해야 한다. 그러나 1,000kcal/1일 이상의 비만증치료식단에서는 탄수화물이 부족한 경우는 없다고 봐도 무방하다.

③ 지 질

필수지방산은 하루에 2g이 필요한데, 하루에 필요한 단백질이 확보된다면 동시에 지질을 15g 정도 섭취할 수 있으므로 필수지방산이 부족해지지는 않는다. 저지방식이 감량을 촉진하는 주된 이유는 섭취에너지를 감소시키는 데 있다. 나아가 심장동맥질환의 위험인자가 줄어든다는 이점도 있다. 그러나 현재 우리나라에서는 저지방식의 유용성에 관한 정확한 데이터가 없는 실정이다.

④ 비타민과 미네랄

하루 섭취에너지량이 1,000kcal 미만인 비만증치료식단에서는 비타민이나 미네랄이 부족해지기 쉬우므로 별도의 비타민류, 철, 칼슘, 마그네슘 등을 보충해주어야 한다.

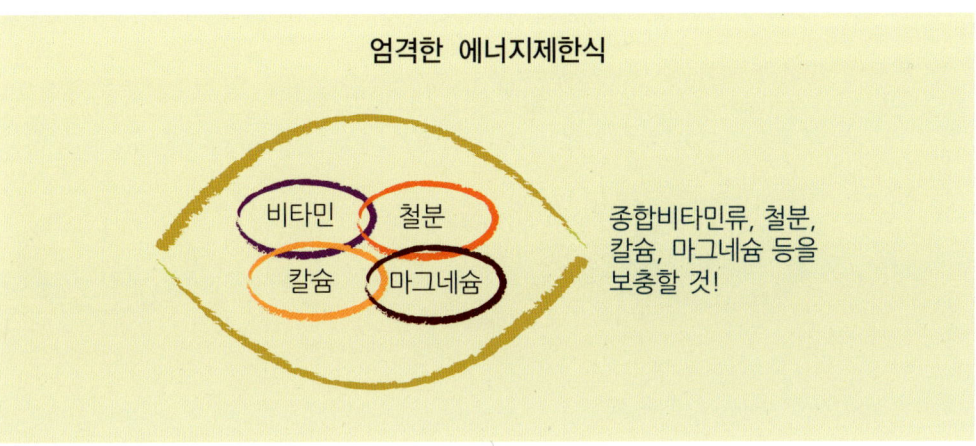

식이요법 실시상의 주의점

① 비만증치료식단 이외의 식이요법을 병행할 때의 주의점

비만에 고지질혈증, 고혈압, 고요산혈증 등이 나타난 경우에는 비만증치료식단뿐만 아니라 각각의 질환에 맞는 식이요법을 병행해야 한다. 그러나 비만증에서 치료식단의 기본은 섭취에너지량를 제한하고 내장지방을 감소시키는 것이다.

② VLCD요법의 주의점

VLCD요법은 1일 섭취에너지량이 600kcal 이하인 치료식단을 사용하는 것이다. 식사를 전혀 하지 않는 절식요법은 기대만큼 체지방량이 감소하지 않고 오히려 제지방조직(LBM : lean body mass)이 붕괴되어 위험을 동반하는 경우가 적지 않다. 그러므로 비만증치료법으로 절식요법은 사용해서는 안 된다.

현재 사용되고 있는 VLCD는 함유에너지가 300~450kcal/1일로, 양질의 단백질

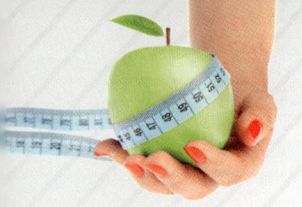
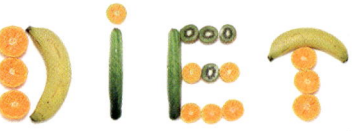

30~70g/1일과 탄수화물 30~45g/1일을 주성분으로 하여 필요량의 필수지방산, 비타민, 미네랄, 전해질 등을 더한 것이 일반적이다.

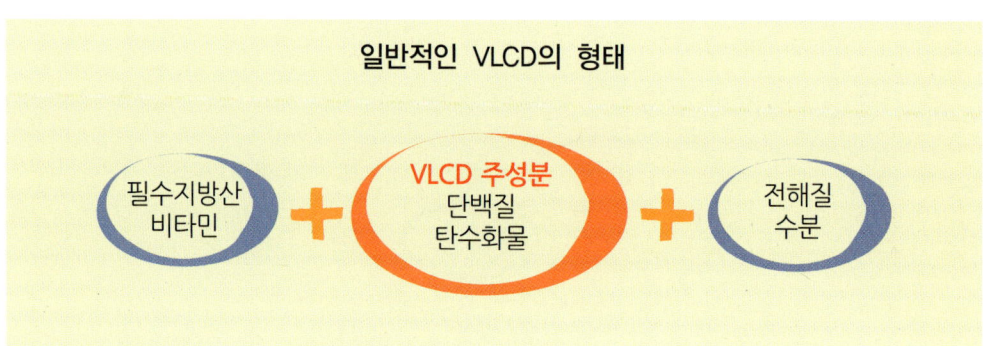

일반적인 VLCD의 형태

필수지방산
비타민
+
VLCD 주성분
단백질
탄수화물
+
전해질
수분

(1) 비만증치료식단과 VLCD요법의 차이점

1일에너지섭취량이 400~500kcal인 포뮬러식요법과 1,000~1,500kcal/1일인 비만증치료식단을 비교한 보고서에 따르면 포뮬러식요법으로 3~4개월만에 체중이 13~23kg이 감소하였으나 1년 후에는 두 치료식의 감량효과에 차이가 없었다고 한다. 포뮬러식요법은 단기간에 급속도로 감량하는 데 우수한 효과를 발휘하나, 장기적인 체중유지에는 적합하지 않다는 것을 알 수 있다. 그러나 VLCD요법은 장기간에 걸쳐 감량을 유지한다는 이점이 있다. 이러한 특징에 입각하여 VLCD요법을 사용할 때에는 그 특성이 잘 발휘되도록 사용해야 한다.

비만증치료식단과 VLCD요법의 차이는 다음 표와 같다.

비만증치료식단과 VLCD요법 비교		
	비만증치료식단	VLCD요법
총에너지량	1,000~1,800kcal/1일	600kcal/1일 이하
장기치료	가능	곤란(2주, 최장 3개월)
치료방침	외래	입원
영양소균형	용이함	곤란(단백질, 비타민, 미네랄 및 수분보충 필요)
부작용	없음	있음
요요현상	+	+++

(2) VLCD요법의 금기대상과 부작용

VLCD요법은 입원치료를 원칙으로 하며, 사용해서는 안 되는 질환이 있다. 인슐린이나 SU제제(글리부라이드)로 치료 중인 당뇨병환자에게 VLCD요법을 적용하면 저혈당을 일으킬 가능성이 있으므로 주의해야 한다. 이 외에도 치료에 따른 부작용의 출현에는 충분한 주의를 기울여야 한다. 요법을 적용하기 전에 혈액성화학검사나 순환기검사 등을 실시하여 충분히 관찰한 다음 실시해야 한다.

VLCD요법의 부작용	
1. 전신	쉽게 피로해짐, 추위를 많이 탐, 피부건조, 탈모, 탈수 등
2. 신경계통	두통, 집중력저하, 우울증상 등
3. 순환계통	기립성저혈압, 부정맥 등
4. 소화계통	오심, 구토, 변비, 설사, 복통 등
5. 비뇨계통	고요산혈증, 요산신장(콩팥)결석 등
6. 생식계통	생리불순, 성욕저하 등
7. 돌연사	

VLCD요법의 적용금기질환

1. 심장근육경색, 뇌경색증상이 나타났을 때 혹은 그 직후
2. 중증부정맥 및 그 병력보유
3. 심장동맥부전, 위독한 간·콩팥(신장)기능장애
4. 인슐린치료 중에 있는 당뇨병
5. 전신성소모질환
6. 우울증 및 그 병력보유
7. 임신 및 수유 중인 여성

살이 잘 찌지 않는 식사를 위한 10가지 수칙

- 탄수화물을 섭취하여 뇌의 영양과 포만감을 채우자!
- 식사는 천천히, 세 끼를 꼬박꼬박 먹자.
- 씹어서 늘리자 열생산!
- '빨리 먹기' '왕창 먹기' '다 먹어치우기' – 비만 3종 세트!
- 기름기는 피하고 지방질을 줄인 식단을 짠다.
- 드레싱은 적게, 채소는 많이 먹자.
- 과일, 케이크는 식전에 먹자.
- 배고플 때는 장보러 가면 안 돼!
- 음식은 보기 좋고 균형 있게 담을 것!
- 술은 자기 돈으로 마시자.

출처 : 고기준 외 역(2007). 살빼기-꿈에서 현실로

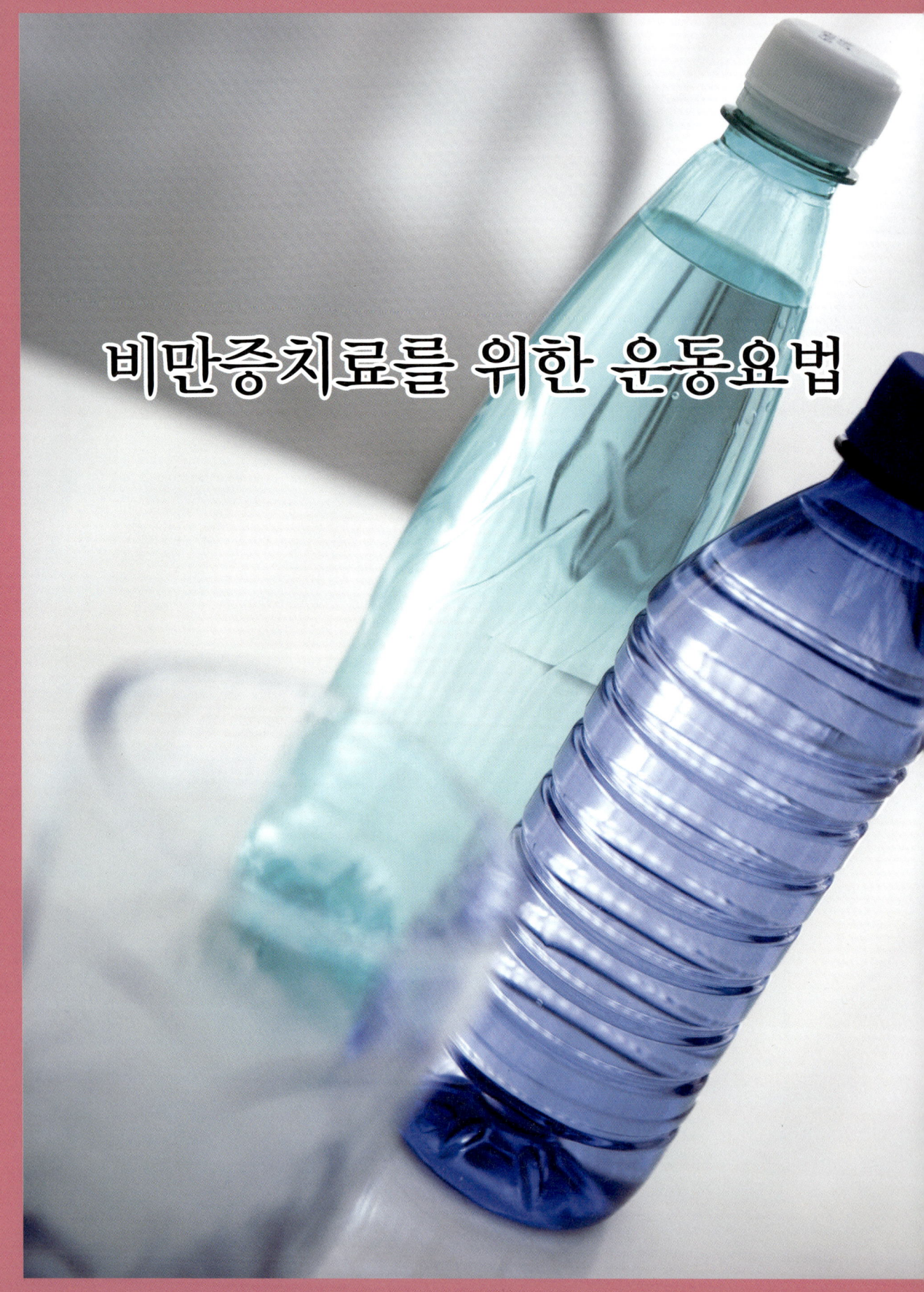

비만증치료를 위한 운동요법

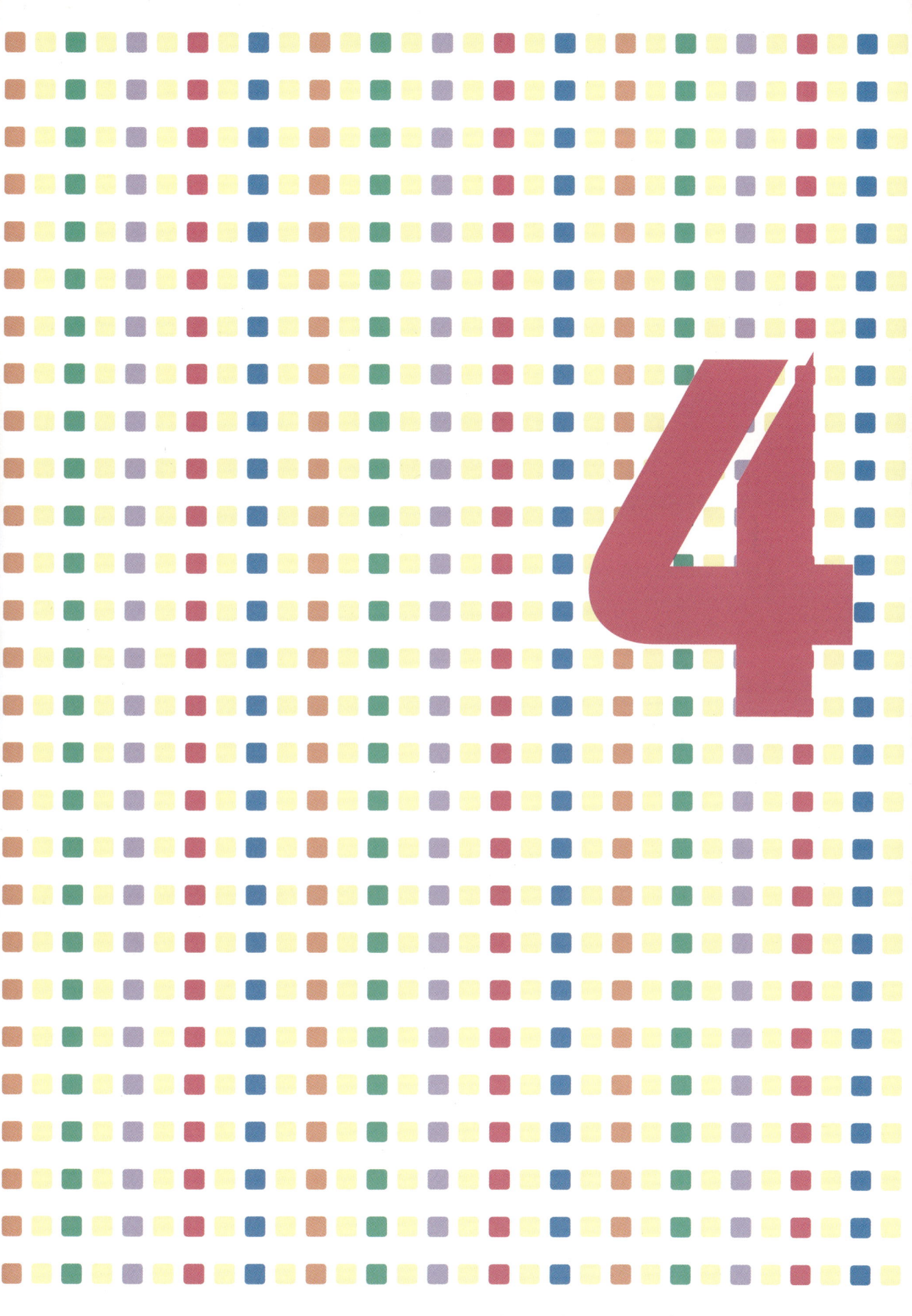

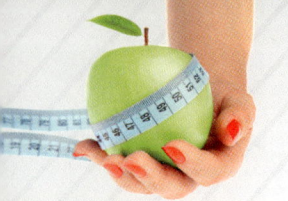
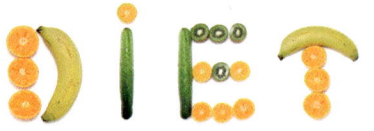

운동요법의 의의

섭취에너지량의 제한에 더하여 운동을 통해 소비에너지량을 늘리는 것이 운동요법의 기본이나. 운동은 내장지방의 감소에 매우 효과적이다. 따라서 운동요법의 타겟은 주로 내장지방축적형비만증이다.

지방세포의 질적이상에 의한 비만증은 유산소운동이 좋은데, 운동요법을 계속 유지하기 위해서는 개인의 연령이나 체력을 고려하여야 한다. 고령자는 근력 트레이닝을 병행한다. 치료기간은 3~6개월로 하되, 입원환자는 1~2개월을 목표로 실시한다. 치료성과는 내장지방의 감소에 중점을 두고 평가한다.

1 체중감량과 인슐린저항성 개선

(1) 체중감량

운동요법은 체중감량이나 체지방감소를 위하여 운동으로 소비에너지량을 늘리려고 실시하는 것이다. 그러나 단순히 운동강도만 높여 에너지소비를 늘리면 되는 것이 아니다. 운동만으로 체중을 감량하려면 매우 격렬한 운동이 필요하다. 그런데 과도한 운동은 오히려 혈당치의 상승이나 혈중과산화지질을 늘리는 폐해가 있다.

운동요법은 적당한 에너지를 소비하고 지방 이외의 근육 등을 줄이지 않는 가벼운 정도의 운동부터 중(中)도 이하의 운동을 실시한다. 동시에 식이요법으로 섭취에너지를 제한하는 것이 감량이나 체지방량 감소에 효과적이다.

운동요법을 실시할 때에는 비만증환자의 삶의 질(QOL : quality of life)이 향상되도록 일상생활에 운동을 넣는다. 교육을 위한 입원이나 집단지도도 필요에 따라 실시한다.

(2) 인슐린저항성 개선

운동요법으로 운동요법을 계속하면 비만증환자의 인슐린저항성(insulin resistance, 인슐린내성)을 개선시킬 수 있다. 비만 1도인 환자에게 식이요법과 주 3회 운동요법을 실시하면 인슐린저항성이 개선되는데, 인슐린저항성의 개선과 BMI 감소 사이에는 정비례관계가 있다. 그러나 운동요법 하나만으로는 이러한 효과는 볼 수 없다.

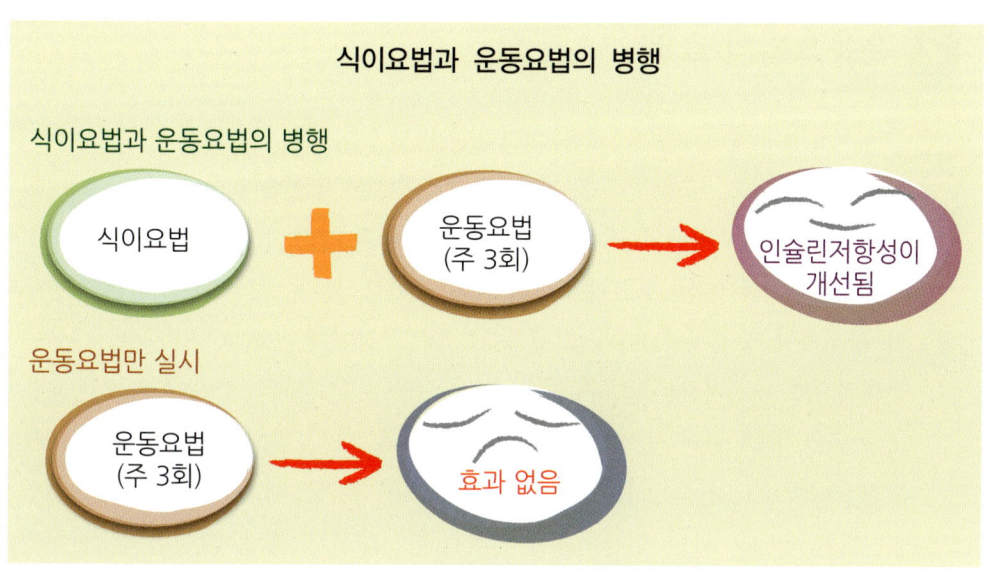

식이요법과 운동요법의 병행

식이요법과 운동요법의 병행

식이요법 ➕ 운동요법 (주 3회) ➡ 인슐린저항성이 개선됨

운동요법만 실시

운동요법 (주 3회) ➡ 효과 없음

　　BMI 25 이상 30 미만인 내장지방축적형비만환자에게 비만증치료식단을 사용하는 식이요법과 운동요법을 계속적으로 실시하였을 때 내장지방이 감소하고 인슐린저항성이 개선되었다. 인슐린저항성 개선도는 하루의 걸음수와 정비례한다.

　　인슐린저항성의 개선은 식이요법이나 운동요법 중 하나만을 실시하거나 약물요법보다는 식이요법과 운동요법을 병행하는 것이 효과적이다. 이로부터 운동요법은 식이요법을 병행할 필요가 있다는 사실을 알 수 있다.

운동요법에 의한 인슐린감수성 개선

　　적당한 유산소운동으로 인슐린감수성(insulin receptivity, 인슐린수용성)이 개선된다. 최근 인슐린감수성이 근력 트레이닝으로 높아진다는 보고도 많다. 운동으로 인슐린감수성을 개선하면 지방 특히 내장지방을 감소시키고, 간보다 5~6배 더 당을 많이 저장할 수 있는 골격근의 양이나 당과 지질대사능력을 향상시키는 효과가 있다. 전자는 운동량의 확보, 후자는 어느 정도 레벨이 있는 운동강도의 자극이 필요하다. 한 번의 운동만으로도 인슐린감수성의 항진은 몇 시간 지속된다. 그러나 이 개선효과는 일주일 정도면 완전히 소실되고 말기 때문에 인슐린감수성 개선효과를 기대하려면 주 3회 이상 운동을 해야 한다.

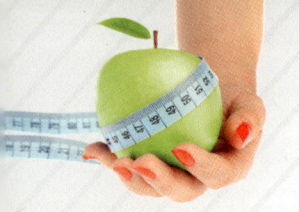
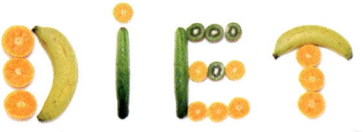

② 운동요법의 효과

식이요법과 운동요법을 계속 실시하면 비만증환자의 근육이나 지방조직의 인슐린저항성이 개선된다. 또한 운동을 계속하면 식사제한 때문에 일어나는 기초대사의 저하나 식사로 생산되는 열량의 저하가 개선된다. 나아가 내장지방의 감소, 고혈압의 개선, 혈관벽기능장애의 개선, 스트레스해소 등의 효과도 있다. 내장지방은 피하지방보다 대사가 왕성하고 중성지방(트리글리세라이드)의 합성이나 분해도 활발하므로 운동을 하면 선택적으로 내장지방을 쓸 수 있게 된다.

운동은 혈액 중의 중성지방을 저하시키는데, 다시 말하면 착한 콜레스테롤인 고밀도지질단백질(HDL : high-density lipoprotein) 콜레스테롤을 상승시키고 혈압을 낮춘다. 또한 운동을 하면 혈관벽에서 일산화질소(NO)가 생산된다. 이 물질은 혈관을 확장시키고 혈소판의 응집을 제어하며 동맥경화성 혈관장애가 잘 일어나자 않도록 해준다. 비만증 등으로 혈액 내에 이른바 나쁜 콜레스테롤인 저밀도지질단백질(LDL : low-density lipoprotein) 콜레스테롤이 증가하면 혈관벽에 상처를 주어 일산화질소(NO)의 생성을 저하시킨다. 따라서 운동요법을 식이요법과 병행하여 실시하면 체중이 감소되어 혈관벽의 기능장애를 회복시킨다.

한편 운동은 스트레스해소에도 효과가 있다. 나아가 체력이나 면역력이 향상될 뿐만 아니라 유해물질을 해독하거나 활성산소로부터 세포를 지키는 작용을 하는 글루타티온(glutathione)이라는 물질의 합성이 촉진된다. 이 물질의 합성이 활발해지면 활성산소가 중요한 단백질, 지질, DNA 등의 손상을 막아준다.

이렇듯 운동요법은 내장지방축적형비만증의 치료나 대사증후군의 개선에 효과가 있다.

❋ 운동에 의한 체중감량

살을 빼기 위해서는 대사가 활발하여 마르기 쉬운 체질을 만드는 것이 중요하다. 그러므로 운동으로 근육을 키워주어야 한다. 이것은 누구나 알고 있는 사실이다. 마라톤이나 걷기, 기타 스포츠는 살을 빼기 위해 필요하다. 운동은 다이어트 리터러시(diet literacy)의 기본 중 기본이다. 운동없이는 다이어트에 왕도란 없다.

① 운동이 다이어트에 유익한 이유

여기에서는 운동이 다이어트에 좋은 이유를 알아보기로 한다.

(1) 기초대사가 활발해져 마르기 쉬운 체질이 된다

운동을 하면 맥박수가 올라가고 혈액순환이 좋아져 체온이 올라감으로써 대사기능이 향상된다. 근육이 증가하고 기초대사가 활발해지면 잠을 자거나 호흡하는 것만으로도 칼로리를 소비하여 살이 빠진다. 다음의 마라톤과 걷기 시의 체지방연소량을 보더라도 운동 자체로는 지방이 크게 연소되지 않는다.

마라톤 1시간	케이크 1.5개분 소비(400kcal) : 58g의 체지방 연소
걷기 1시간	1시간/주 3회×4주(1개월) : 1,050g의 체지방 연소

체형에 따른 개인차는 있지만, 이렇게 수치화해서 보면 운동량에 비해 수치상으로는 그 효과가 크게 나타나지 않는 것을 알 수 있다. 운동으로 소비할 수 있는 칼로리에는 한계가 있다. 그러나 운동에 의해 근육이 증가하면 대사율이 좋은 신체를 만들 수 있으며, 대사율이 좋은 신체는 건강하다는 증거이기도 하다.

(2) 가벼운 유산소운동으로 스트레스를 줄인다

가벼운 운동을 하면 땀이 나 시원하고 기분이 좋아지는 경험을 했을 것이다. 왜냐하면 운동을 하면 기분을 상승시키는 효과가 있는 엔도르핀이 혈액으로 방출되어 혈중 엔도르핀수치가 상승하기 때문이다. 이는 1981년에 워싱턴대학 의학부의 데이비드 카(David Carr) 교수가 『뉴잉글랜드의학저널』에 발표한 '엔도르핀이론'의 내용이다. 운동을 하면 근육의 긴장을 저하시켜 스트레스를 감소시키므로, '발열이론'이라고도 불린다. 사실 근육이나 뇌파의 긴장은 몸을 따뜻하게 만드는 것만으로도 효과가 있으므로 반드시 운동이 아니어도 자기 전 욕조에 몸을 푹 담그는 것도 효과가 있다.

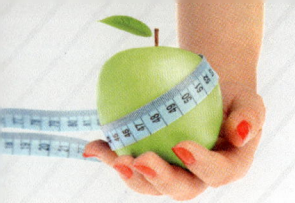
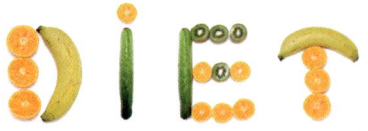

(3) 당뇨병, 고혈압 등 생활습관병을 예방한다

적절한 운동은 심장이나 허파의 기능을 향상시켜 혈액순환을 촉진시킨다. 그러므로 고혈압에 효과가 있다. 또한 운동은 인슐린작용을 활발하게 하므로 당뇨병예방이나 치료에서도 빼놓을 수 없다. 운동부족상태에서는 인슐린저항성(인슐린이 분리되어도 혈당이 잘 내려가지 않는 상태)이 높아져 당뇨병위험인자가 증가한다.

❷ 체중감량을 위한 운동의 3요소

운동 중에서도 걷기와 달리기를 추천한다. 비용이 적게 들고, 혼자서도 할 수 있으며, 장소에 상관없이 언제 어디서나 부담없이 시작할 수 있는 등 장점이 많다. 그 외에 테니스, 풋살, 골프, 수영 등 본인이 자신있는 스포츠가 있다면 그것을 해도 좋다.

다만 살을 빼야 한다는 관점에서 보면 ① 유산소운동, ② 1회 15분 이상, ③ 주당 2~3회 이상 실시할 수 있는 것을 조건으로 하여 선택하면 된다. 라이프스타일에 맞추어 일상생활에 운동을 도입해야 한다.

❸ 지방연소를 위한 운동시간

15분 이상 운동을 계속하면 체내에서 지방이 연소되기 시작한다는 사실은 잘 알려져 있다. 그러나 운동을 시작하고부터 15분 사이에는 체내에 어떤 일이 일어날까? 열쇠는 심박수이다. 여기에서는 효율이 좋은 다이어트를 하기 위해서는 시간의 경과에 맞추어 적절한 강도의 심박수로 운동하는 방법을 소개한다.

지방이 연소되려면 산소와 포도당이 필요하다. 이 중에서 한 가지라도 부족하면 지방이 잘 연소되지 않는다. 숨이 찰 정도로 격렬한 운동은 산소가 부족하여 지방은 연소되지 않고 그저 지치기만 할 뿐이다.

운동 후 처음 10분부터 15분 사이에는 체지방이 유리지방산(혈중지방산 ; 지방이 연소하면 생겨난다)으로 분해되어 혈액으로 흘러들어간다. 이때는 워밍업이므로 심박수는 낮은 정도로 해둔다. 최대심박수의 절반이 기준이다. 최대심박수는 '220-연령', 즉 40세라면 '220-40'인 180이므로 그 절반인 90정도의 맥박을 유지할 수 있는 워밍업이 좋다. 심박수모니터(heart rate monitor)를 가슴에 달면 데이터를 손목시계로 보내주므로 심박수를 확인하면서 달릴 수 있다.

운동 후 15분이 경과하면 혈액 중에 흘러간 유리지방산이 연소된다. 이때는 최대심박수의 65~85%가 좋다. 따라서 40대라면 117~153이 된다. 이 심박수라면 체내의 당질은 거의 연소되지 않고 체지방이 집중적으로 혈액으로 운반되어 연소된다. 운동을 마무리할 때는 천천히 쿨링다운하여 심박수를 조절한다.

심박수모니터를 착용하지 않아도 시계만 있으면 심박수는 잴 수 있다. 자신의 손목을 둘째손가락과 가운데손가락으로 가볍게 눌러 30초간 맥박을 세어 2배 하면 된다.

체중감량을 위한 운동의 적정시간에 대해서는 여러 가지 설이 있다. 위에서 설명한 것과 같은 이유로 유산소운동을 20~40분 계속할 것을 주장하는 의사나, 15분으로도 효과가 있다는 데이터를 제시하고 있는 논문, 1시간 이상의 운동을 추천하는 논문 등 매우 다양하다. 모두 근거나 필요성이 밝혀져 있다.

한편 본인의 체중, 목표, 체질, 라이프스타일 등에 따라서도 운동유형이 달라진다. 필요하다면 헬스클럽 등에서 서비스해주는 운동프로그램을 이용해도 좋을 것이다.

요요현상이 적고 효과적으로 감량할 수 있는 운동요법

종래의 운동요법에서 자주 사용하던 프로그램, 즉 빨리 걷기나 그보다 높은 강도의 유산소운동을 1회 30~60분, 주 3~7회 실시한 경우 4개월 혹은 1년 동안 달성할 수 있는 체중감량은 약 2kg이라고 한다. 운동량을 더욱 늘리면 감량은 많이 할 수 있겠지만 통상적으로 비만환자가 처음부터 많은 운동을 하기는 곤란하다. 식이요법에 비해 운동요법의 감량효과는 크지 않으므로 감량은 식이요법으로 달성해야 한다. 또한 감량 후 체중을 유지하면서 요요현상이 일어나지 않도록 하려면 매일 60~90분 정도의 빨리 걷기가 필요하다.

한편 비만에 동반되는 합병증과의 관계를 보면, 혈압은 운동량이 조금만 증가하여도 개선을 기대할 수 있지만 혈당, 인슐린감수성, 고지질혈증 등의 개선은 역시 체중감소 정도와 밀접하게 관련되어 있다.

1990년대 중반에는 일상생활의 활동량 증가를 권장하는 운동지침이 제창되었다. 이 지침의 배경에는 '운동부족인 사람은 많이 움직이는 것이 가장 건강에 좋다'라고 하는 가설이 있었다. 그러나 위 운동프로그램이나 일상생활의 활동량증가로 소비되는 주 1,000kcal 정도의 운동량으로는 운동과 함께 실시해야할 식이요법의 효과를 빼면 비만이나 이에 관련된 다양한 대사이상을 컨트롤할 수 있는 효과는 그렇게 크지 않았을 뿐만 아니라 그 효과가 나타나지 않는 경우도 있었다.

운동에는 여러 가지 효용이 있다. 그중에 비만이나 이에 관련된 대사이상을 컨트롤하려는 목적으로 운동을 한다면, 처음에는 매일 30분 정도의 걷기나 일상생활의 활동량을 증가시키는 것부터 시작하여 장기간에 걸쳐 운동량을 더욱 증가시켜야 한다.

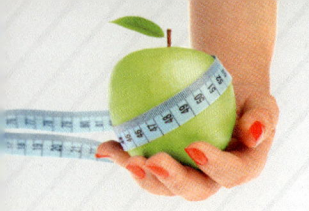
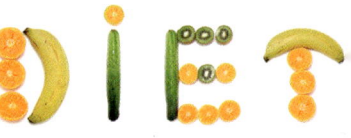

④ 운동을 지속하기 위한 요령

(1) 목적을 확실하게 정한다

운동을 지속하기 위한 요령 중 하나는 운동하는 목적을 확실히 정하는 것이다. 예를 들어 IT관련 기업을 경영하는 강성일 씨(42세, 가명)가 운동하는 목적은 안티에이징 (antiaging)이다. 근력을 늘리면 대사가 향상되어 살이 잘 찌지 않게 된다. 그리고 근력이 붙으면 자세가 좋아져서 더욱 젊어 보인다. 그는 이러한 안티에이징 효과를 기대하고 운동을 시작하였다.

또 다른 목적은 당뇨병예방이다. 강성일 씨는 당뇨병에 걸릴 유전적 요소를 가지고 있으므로 운동을 하지 않을 수 없다. 당뇨병에 좋다는 건강식품을 사는 것보다는 운동을 하는 것이 최선의 예방과 치료가 될 것이라고 생각하고 있다.

(2) 다치지 않도록 한다

다쳐서 운동을 중단하는 상황은 피해야 한다. 특히 주의해야할 부위가 아킬레스힘줄이다. 40대 이상이 되면 힘줄에 부상을 입는 사람이 늘어난다. 자료에 따르면 40대에 힘줄단열발생률이 가장 높다고 한다.

근육은 트레이닝을 통해 단련할 수 있지만 힘줄은 나이가 들수록 유연성이 떨어진다. 따라서 평소 운동을 즐기지 않았다면 몸을 원활하게 움직일 수 없어 힘줄에 부담을 주므로 끊어지게 된다. 아킬레스힘줄단열은 젊었을 때 염좌를 겪은 사람이라면 주의해야 한다. 힘줄단열을 방지하려면 무리하지 않는 선에서 스트레칭을 정성껏 하는 것이 중요하다.

(3) 운동효과를 금전적으로 환산해 본다

앞의 예에서 등장한 강성일 씨는 운동에 안티에이징 효과가 있다고 생각하여 30분 달리기는 3만 원의 에스테틱 살롱(esthetic salon) 효과가 있다고 마음속으로 정했다고 한다. 달릴 때마다 돈을 번다고 생각하면 계속 하기가 쉬워지기 때문이다. "이번 달은 7번 달렸으니 21만 원이나 모았다. (마음이 들뜬다) 이 돈으로 뭘 할까?"하고 생각하면 즐거워진다고 한다.

한 번 달릴 때마다 미래의 의료비용이 10만 원 감소된다고 생각하는 것도 좋은 방법이다. 장래에 쓰지 않아도 될 비용을 지금 다른 곳에 쓰면 어떨까. 예를 들면 여행이나 조금 비싼 물건구입을 망설일 때 이 '운동저금'을 활용해보자.

(4) 일과 똑같이 생각한다

중소기업 사장인 이원복 씨(53세, 가명)는 생활습관병 등에 걸리면 일에 영향을 주므로 조깅시간을 직업상의 거래처 약속과 똑같이 취급하고 있다. 시간이 남을 때 하자는 생각이 아니라 수첩에 미리 시간을 정해서 적어 두고 운동을 한다. 비가 내리면 스케줄을 변경하기도 하지만, 일이라고 생각하기 때문에 거의 변경하지 않는다고 한다.

(5) 동료와 함께한다

동료가 있으면 좀처럼 게으름을 부릴 수 없다. "오늘 갈꺼지?"라는 말을 들으면 귀찮다고 생각해도 몸은 움직일 것이다. 마라톤동호회에 들어가거나 친구와 약속을 하여 헬스클럽에 가면 좋다.

(6) 지치지 않을 정도로만 한다

운동을 할 때 의외로 맹점이 되는 부분이 바로 피로이다. 다음날까지 피로가 남으면 운동을 계속 하기 힘들어진다. 과거에 운동경험이 있던 사람은 몸이 가볍던 옛날만 생각하고 너무 열심히 해버리기도 하지만, 절대 지치지 않을 정도로만 해야 한다. 운동량이 너무 적어 효과가 없을까봐 걱정이 될지도 모르지만, 운동을 계속하는 데 의의가 있다. 15분의 유산소운동으로도 효과가 있으므로 지치도록 하지 않아도 운동량은 충분하다. 만약 격렬한 운동을 했다면 피로가 쌓이지 않도록 아미노산보조제 등을 마시는 것도 좋다.

앞의 예에 등장한 이원복 씨는 운동 전에 아미노산음료를 마신다. 아미노산음료를 마시면 지방의 연소가 촉진되고 피로감이 경감된다. 운동시작 후 15분까지는 체내에 축적된 글리코겐이 연소되고 15분 후부터 체지방이 연소되기 시작한다. 글리코겐이 없어지면 피로의 근원인 젖산이 발생하는데, 아미노산을 마시면 운동시작 때부터 체지방을 높은 효율로 연소시키고 글리코겐의 감소도 늦출 수 있으므로 피로감이 다르다.

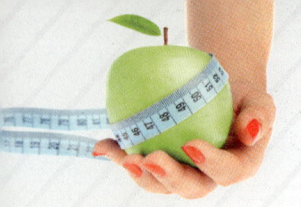
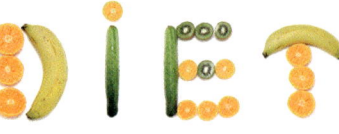

(7) 걷기부터 시작한다

대부분 운동이 중요하다는 것은 잘 알고 있지만 바쁘고 귀찮다는 이유로 하지 않는 사람들도 많다. 그렇다면 가장 손쉬운 운동인 걷기부터 시작해보자.

역시 도구가 중요하다. 원래대로라면 워킹슈즈를 신고 걷는 것이 다리나 허리의 부담이 적다. 물론 스포츠용품점에서 발의 형태를 재고 그에 맞는 신발을 신는 편이 좋기는 하지만, 막간을 이용한 걷기도 쌓이면 꽤 많은 걸음수가 되므로 시간이 날 때마다 걷는 편이 걷지 않는 것보다 훨씬 좋다. 출퇴근용이라도 걷기를 생각하여 신발을 고르도록 하자.

걸을 때 주의할 점은 다음과 같다.

» 등을 편다.
» 발꿈치부터 착지하여 엄지발가락, 둘째발가락 순으로 지면을 찬다.
» 무릎을 편다.
» 허리부터 당겨진다는 느낌으로 걷는다.
» 등근육을 의식하며 팔을 뒤로 당겨 리듬을 탄다.

걷기의 효과		
단기적 효과	장기적 효과	생리학적 효과
• 기분이 좋다	• 혈압이 내려간다	• 비만도 저하
• 몸이 가벼워진다	• 체중 조절	• 혈중지방 저하
• 스트레스해소	• 끙끙대며 고민하지 않게 된다	• 체지방 감소
• 잠을 잘 잘 수 있다	• 숨이 차지 않는다	• 혈압정상화
• 변비해소	• 체력 향상	• 혈류상승
• 식욕증진	• 감기에 걸리지 않는다	• 최대산소섭취량 증가
• 어깨통증이 개선된다	• 성격이 밝아진다	• 심장근육효율 향상
• 허리통증이 개선된다	• 사는 보람이 생긴다	• 호르몬분비 증가
• 심신이 상쾌해진다	• 규칙적인 생활	• 동맥경화 개선
• 일할 의욕이 생긴다	• 친구가 많아진다	• 모세혈관 발달
• 피로회복이 빨라진다	• 행동반경이 넓어진다	• 심박출량 증가

하루 10,000보를 걸으면 걷기의 효과를 기대할 수 있게 된다고 한다. 10,000보를 거리로 환산하면 약 7~8km이고, 시간으로 환산하면 1시간 반 정도이다. 물론 바쁜 현대인에게는 이 정도 걷기가 어려울지도 모른다. 그러나 무엇보다 중요한 것은 매일 조금씩이라도 계속 걷는 것이다.

(8) 적어도 21일은 해본다

미국의 행동심리학자이자 성형외과의사인 맥스웰 몰츠(Maxwell Maltz)의 연구에 의하면 성형수술을 받은 후 환자가 새로운 얼굴에 익숙해지려면 평균 21일이 걸린다고 한다. 다시 말해서 인간이 심리적으로 새로운 것을 받아들일 수 있는 기간이 21일 후라는 것이다. 즉 어떤 일을 21일간 계속하여야 습관이 된다.

우선 무리하지 말고 할 수 있을 거라 생각되는 운동을 21일간 계속해보자. 21일 동안만의 작은 노력이다. 그렇게 하면 이미 무의식이 멋대로 행동을 고르게 되므로 자신의 습관이 될 수 있다. 다이어트 리터러시를 몸에 익히면 운동을 계속하는 일도 그렇게 어렵지 않다.

(9) 중(中)도 이상의 운동을 계속한다

운동강도의 대략적 기준은 중(中)도 이상의 유산소운동을 하루 10~30분, 1주에 최저 3일 이상, 가능하면 매일 실시하는 것이다. 중(中)도란 구체적으로 60세 미만이라면 맥박이 1분간 120, 60세 이상이면 맥박이 1분간 100 정도되는 운동이다. 경도부터 중(中)도 이상의 운동강도는 근육을 움직이는 에너지원으로 글루코스와 유리지방산을 모두 사용한다. 운동강도가 높아질수록 글루코스를 이용하는 비율이 높아져 혈중젖산이 상승하고 유리지방산수치가 저하된다.

비만증의 예방이나 치료에 효과적인 운동강도는 유리지방산의 이용비율이 높아지는 중(中)도 이하이다. 중(中)도 운동을 계속하여 유산소운동능력이 강화되면 내장지방량이 감소하고 인슐린감수성 개선효과를 볼 수 있다.

덤벨 등으로 하는 강도가 높은 무산소운동보다 산책으로 대표되는 유산소운동은 인슐린감수성을 개선시키는 데 효과적이다. 결론적으로 인슐린감수성의 개선에 효과적인 운동강도는 경도부터 중(中)도 이하라 할 수 있다.

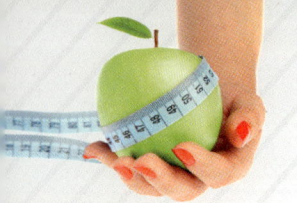
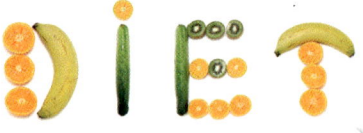

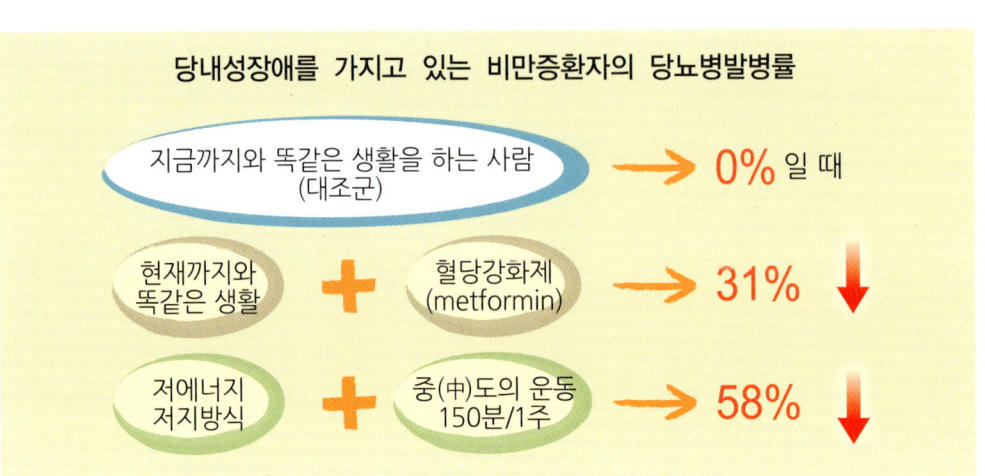

당내성장애를 가지고 있는 비만증환자의 당뇨병발병률

지금까지와 똑같은 생활을 하는 사람 (대조군)	→	0% 일 때
현재까지와 똑같은 생활 + 혈당강화제 (metformin)	→	31% ↓
저에너지 저지방식 + 중(中)도의 운동 150분/1주	→	58% ↓

✿ 체중감량에 좋은 운동

지금까지 살을 빼는 방법에 관해 많은 연구가 이루어져왔는데, 그 일련의 연구결과 알려진 사실이 두 가지 있다. 한 가지는 어떤 방법이건 단기간에 무리하여 살을 빼려고 하면 몸에 이상이 생기거나 부작용이 생겨 실패한다는 것이다. 또 다른 한 가지는 오랜 시간이 필요한 방법은 도중에 포기하기 쉽다는 것이다. 두 가지 모두 당연한 이야기이 다. 그러나 당연한 이야기이기 때문에 살을 빼는 것은 역시 어렵다는 말도 된다.

여기에서는 앞사람들의 노력을 돌아보면서 운동으로 살빼는 방법을 검토한다.

① 걷 기

우선 운동에 대해 살펴보자. 전력질주와 같은 격렬한 운동을 하면 산소를 사용하지 않는 에너지대사가 시작되어 혈액 중에 젖산이 쌓이게 된다. 이러한 운동은 기껏해야 7 분 정도밖에 지속할 수 없어 살이 빠지는 효과를 그다지 기대할 수 없다. 또한 건강상 의 문제도 생길 수 있다. 살을 뺄 목적으로 하는 운동은 산소를 소비하는 것, 즉 유산 소운동이어야 한다. 운동 중 심박수는 평소의 심박수와 최대심박수의 중간정도가 되면 유산소운동으로 봐도 좋다. 이는 전속력으로 달리기보다는 걷기에 가까운 운동이다.

(1) 걷는 속도

건강을 위해 하는 운동의 기본은 걷기이다. 그러면 걷는 속도는 어느 정도가 좋을까? 보통 '땀이 날 정도의 빠르기'라는 말을 자주 하지만, 땀이 날지 안 날지는 계절·체중·다리길이 등에 따라서도 달라지므로 어느 정도인지를 측정하기 어렵다. 그러므로 적당한 속도에 대하여 과학적으로 생각해보기로 한다.

운동을 하여 몸에 쌓인 지방이 연소되면 그에 비례하여 산소가 소비된다. 그 산소량을 재보면 소비한 에너지를 알 수 있다. 소비한 산소량을 정확히 측정하려면 들이마신 산소량과 내쉰 산소량의 차이를 구해야 하므로 장비가 필요하다. 다행히도 많은 연구자들의 노력에 의해 '아무것도 하지 않고 앉은 상태에서 소비되는 산소소비량'과 '걷고 있을 때의 산소소비량'의 비율이 조사되어 있다. 그것은 대사당량(METs : metabolic equivalent)이라는 단위로 표현되는 수치이다.

1MET는 휴식 시 체중 1kg당 1분간 3.5ml의 산소를 소비하는 운동강도이다. 이 수치가 여러모로 편리하다. 실제산소소비량(ml)은 '3.5×METs×체중(kg)×시간(분)'으로 계산한다. 또한 'METs×3.5×체중(kg)/200'로는 분당에너지소비량(kcal/min)을 구할수 있다. 예를 들어 1시간에 5km로 걸으면 약 15.75㎖/kg/min의 산소를 소비하는데, 그 운동강도는 약 4.5METs가 된다. 체중 60kg인 사람이 이 속도로 30분 동안 걸으면 '3.5×4.5×60×30(=28,350㎖)'에서 산소소비량은 약 28ℓ가 된다. 이때 분당소비에너지는 약 4.7kcal이다. 이는 지방을 약 15g 연소시킨 것에 해당하므로, 이 페이스로 운동을 1년간 계속하면 계산상 약 5.5kg 감량할 수 있다.

덧붙여 1시간에 5km의 페이스라면 걷는 속도로는 매우 빠른 편이다. 걷기운동만으로도 꽤 효과가 있다는 것을 알 수 있다. 속도와 상관없이 우선 걷는 것이 중요하다.

(2) 운동강도

걷기뿐만 아니라 일상활동이나 스포츠에서 대체적인 운동강도는 다음과 같다.

그냥 서 있기	1.5METs	가볍게 산책하기	2~3METs
평범하게 걷기	3~4METs	댄스나 가벼운 테니스	4~5METs
조깅	7~8METs		

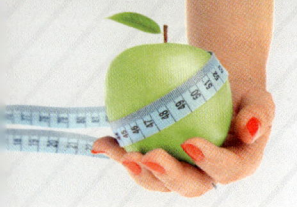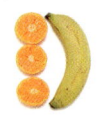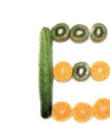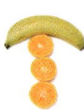

운동 시 산소소비량(에너지소비량)에 따른 운동의 분류

수 준	에너지소비량			
	kcal/min	ℓ/min	㎖/kg/min	METs
남 자				
가벼운 운동	2.0~4.9	0.40~0.99	6.1~15.2	1.6~3.9
중등도 운동	5.0~7.4	1.00~1.49	15.3~22.9	4.0~5.9
힘든 운동	7.5~9.9	1.50~1.99	23.0~30.6	6.0~7.9
매우 힘든 운동	10.0~	2.0~	30.7~	8.0~
여 자				
가벼운 운동	1.5~3.4	0.30~0.69	5.4~2.5	1.2~2.7
중등도 운동	3.5~5.4	0.70~1.09	12.6~19.8	2.8~4.3
힘든 운동	5.5~7.4	1.10~1.49	19.9~27.1	4.4~5.9
매우 힘든 운동	7.5~	1.50~	27.2~	6.0~

1MET=3.5㎖/kg/min의 O_2 소비

동작별 운동강도

운동의 종류	METs
책상업무, 그냥 서 있기	1~2
시속 3km로 걷기, 피아노치기, 골프(전동카트 사용)	2~3
시속 4km로 걷기, 쇼핑, 정원일, 창닦기, 골프	3~4
시속 5km로 걷기, 계단내려가기, 건축일, 댄스, 테니스(복식)	4~5
시속 6km로 걷기, 잔디깎기, 토목공사, 아이스스케이팅	5~6
시속 7km로 걷기, 계단올라가기, 테니스(단식), 배드민턴, 스키	6~7
시속 8km로 조깅, 등산, 농구, 아이스하키	7~8
시속 9km로 조깅, 스키 투어, 스쿼시	8~9

※ 모두 일반적인 페이스로 했을 경우이며, 시합이나 프로경기가 아니다.

10METs를 넘으면 신체의 한계에 가까운 격렬한 운동으로 보아도 좋다. MET는 운동강도이지 운동량이 아니다. 운동량은 'METs×체중×시간(분)'으로 계산한다.

② 조 깅

건강을 위해 추천하는 또 다른 운동은 조깅이다. 이것은 마라톤과는 달리 그야말로 건강을 위해 달린다는 취지로 만들어진 운동방법이다. 그러나 문제점도 있다. 조깅을 가장 처음 고안한 짐 픽스(Jim Fixx)는 하루의 일과로 달리기를 하던 중 갑자기 심장마비를 일으켜 사망하였다. 그러나 이 사실은 그다지 알려지지 않은 채 조깅이라는 말만이 전 세계로 퍼졌다.

그 후 조깅인구가 늘어나면서 돌연사나 무릎장애가 일어나기 쉽다는 사실이 새삼 밝혀졌다. 최근에는 조깅은 몸에 좋지 않은 운동이라고 터부시하는 경향도 있다. 그럼에도 불구하고 조깅은 그냥 걷기보다 만족도가 훨씬 높다. 혼자서도 할 수 있어 편안하고 스트레스가 없다. 도구에 돈을 들이지 않아도 되므로 잡념이 생기지 않는다. 살을 빼는 운동으로 포기하기 어려운 좋은 운동이다.

시속 8km 정도의 조깅은 운동강도가 7~8METs이며(p.130 동작별 운동강도 참조), 달리는 속력으로는 꽤 느린 편이다. 이 스피드로 하루 15분 정도 달리면 운동량으로도 무리가 없다. 그다지 운동경험이 없는 사람도 금방 익숙해지며, 무릎에 가해지는 충격도 적고 장애를 일으킬 걱정도 적다. 쉽게 말해 '2km를 15~16분에 달리는 운동'은 살을 빼는 데 좋은 운동이라는 것이다.

조깅을 할 때는 반드시 전용신발을 신는 것이 좋다. 바닥이 평평한 운동화를 신고 조깅을 하면 발의 인대나 근육이 다칠 수 있다. 전용조깅화는 땅에 닿지 않는 부분이 올라가 있어서 발바닥을 보호해준다.

조깅을 할 때 주의해야할 점은 땀을 흘리는 것이다. 더운 계절에도 일부러 땀을 내기 위해 두꺼운 옷을 입고 조깅하는 사람이 있다. 탈수는 심장근육경색이나 뇌경색을 유발시킬 수 있으므로 절대금물이다. 운동을 하면 땀이 나게 마련이므로 가능한 한 시원한 차림으로 달려야 한다. 특히 뜨거운 여름 낮에는 자신의 체력을 고려하여 일사병에 걸리지 않도록 속도를 조절해야 한다. 한편 추운 겨울은 조깅하기에 좋은 시즌이다. 춥다고 해서 쉴 이유는 없다. 추위대책을 충분히 세워서 달리면 된다.

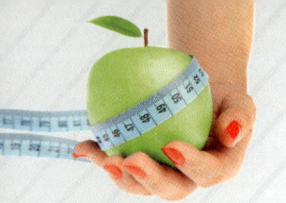
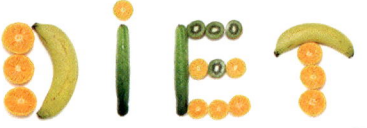

가능하면 조깅코스에도 신경을 써야 한다. 자동차통행량이 많은 코스는 피하는 것이 좋다. 왜냐하면 차의 배기가스에 들어 있는 유해성분 때문에 체내에 활성산소가 발생하여 생각지도 못한 병에 걸릴 수도 있기 때문이다. 한편 조깅코스의 경관도 중요한 요소이다. 계절에 따른 경치를 즐길 수 있다면 이상적이다. 무엇보다 누군가의 눈에 띄면 더 열심히 하게 된다. 그리고 깜깜한 밤길보다는 사람들이 있는 시간대와 장소를 골라 달리는 것이 만일의 경우를 생각해서도 안심할 수 있다.

③ 수 영

고도비만이나 무릎에 장애가 있는 사람은 조깅을 할 수 없다. 그런 사람을 위해서는 근처에 수영장이 있다면 수영도 추천할만한 운동이다.

수중에서는 공기중에서보다 체중이 가벼워진다. 수영이 다른 스포츠와 결정적으로 다른 점은 몸의 특정부위, 예를 들어 무릎 등에 체중이 부하되지 않는 것이다. 또한 운동량을 자유롭게 가감할 수 있으며, 마음만 먹으면 단시간에 에너지를 소비할 수 있을 뿐만 아니라 의외로 운동효과도 크다. 수중에서는 체온을 지키기 위해 체내에너지 소비기구가 자연적으로 작동하므로 모르는 사이에 대량의 에너지를 소비하게 된다. 즉 아무것도 하지 않아도 수중에서는 칼로리를 소비하는 것이다(구체적인 수치는 조건에 따라 크게 다르다). 다행히 최근에는 병이나 장애가 있는 사람을 위한 전문 트레이너가 있어 수중운동 등을 지도해주는 곳도 있다. 고도비만인이라도 수중운동을 하면 심장에 부담을 주지 않고 안전하게 살을 뺄 수 있다.

④ 안전한 운동방법

운동강도와 운동량을 혼동하는 경우가 많은데, 두 가지는 다르므로 스포츠의학서적 등을 읽을 때 주의해야 한다. 스포츠가 원인인 건강장애를 고려할 때 중요한 것은 운동강도이다. 이것이 적절한가 아닌가로 건강에 큰 영향이 나타난다.

운동을 하는 동안 자신의 운동강도가 적절한지를 간단하게 체크할 수 있는 방법도 있다. 이것은 운동 중 산소소비량이 대체로 심박수(맥박수와 동일함)에 비례한다는 사실을 이용하는 것이다.

심장은 안정상태에서 1분당 약 5ℓ의 혈액을 전신으로 보내는데, 이것은 심박수에 비례한다. 따라서 심박수가 2배가 되면 공급되는 산소량도 2배로 늘어난다. 반대로 심박수에서 산소소비량을 구할 수는 없다. 왜냐하면 두 가지가 비례한다 해도 개인차가 크므로 절대량을 알 수 없기 때문이다. 그런데 아무리 격렬한 운동을 해도 어느 한도를 넘어서면 심박수는 증가하지 않는데, 그 수치를 최대심박수라고 한다. 최대심박수는 연령과 함께 저하하므로 '220-연령'이라는 간단한 식으로 구할 수 있다. 익숙하지 못한 운동을 시작할 때에는 미리 맥박수를 재두는 것이 좋다.

(1) 자신의 체력을 파악한다

체내로 흡수되는 산소량은 한계가 있는데, 그것을 최대산소섭취(소비)량이라고 한다. 이것은 1분에 체중 1kg당 몇 ㎖의 산소를 소비할 수 있는가로 계산한다. 최대산소섭취량은 20세 정도에 가장 높으며, 그 후 연령에 따라 저하된다. 근육이 많거나 근육을 많이 사용하는 운동을 하는 사람일수록 최대산소섭취량이 크며, 지구력에 비례한다. 따라서 그냥 걷기보다 같은 스피드로 조깅할 때 최대산소섭취량이 많아진다.

최대심박수와 최대산소섭취량은 서로 깊은 관계가 있다. 전자는 그 이상 심박수가 늘어나면 심장이 견디지 못한다는 한계를 뜻하고, 후자는 그 이상 산소가 늘어나도 다 쓰지 못한다는 한계점으로, 양쪽은 표리일체의 관계가 있다. 비슷한 정도의 운동강도에서는 각각 한계가 있어서 서로 쓸데없는 일을 하지 않도록 하는 구조로 되어 있다.

① 사 례 : 마라톤 때문에 인생을 망쳤다?!

공전의 다이어트붐 가운데서도 많은 주목을 받았던 것이 마라톤(러닝)이다. '조깅미녀'(아름답게 달리는 멋진 여성)라는 말도 등장하고, 러닝애호자는 남녀노소를 가리지 않고 생겨났다. 몸에 좋다고 칭찬받는 마라톤이지만 조금만 잘못되어도 오히려 건강을 해칠 수 있고, 최악의 경우 사망할 수도 있다. 여기에서는 실제로 일어난 마라톤사고에 근거하여 마라톤의 장점과 단점을 검토한다.

마라톤은 대사증후군에 가장 좋은 스포츠이다. 유산소운동이므로 내장지방을 줄일 수 있고, 근력을 향상시켜 대사를 활발하게 할 뿐만 아니라 스트레스도 발산시키고, 우울증도 치료된다고 한다. 살을 빼려고, 또는 다이어트를 위해 마라톤을 하여도 다이어트에 관한 올바른 지식이 없다면 건강을 해치게 되어 본말전도 상황이 될 수 있다.

2009년 3월에 열린 도쿄마라톤에서 일본의 유명한 탤런트 마츠무라 쿠니히로(松村

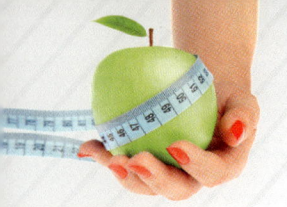
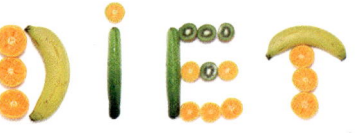

邦洋) 씨(41세)가 심장근육경색으로 쓰러졌다는 기사가 있었다. 스트레칭을 하려고 멈춰서자마자 바로 쓰러졌다고 한다. 스포츠 중 돌연사는 마라톤에서 가장 많이 일어난다. 매년 마라톤대회에서 쓰러져 응급이송되는 사람이 증가하고 있다. 안타깝지만 사망자도 발생하고 있다.

가장 많이 발생하는 마라톤상해는 열중증(heat stroke)과 심장근육경색이다. 심장이 정지되면 뇌에도 그 영향이 가서 신체가 마비되는 현상이 발생한다. 심장에는 특별한 이상이 없더라도 콜레스테롤수치가 높으면 콜레스테롤이나 지방 등이 혈관에 쌓여 협착이 일어난다. 협착이란 혈관지름이 좁아져 혈액의 통과가 원활하지 못한 상태이다. 이 증상은 심전도로는 발견되지 않는다.

심한 운동으로 심박수가 증가하면 심장은 많은 산소를 필요로 한다. 심장혈관이 조금이라도 협착되어 있으면 산소를 포함하고 있는 혈액이 심장에 도달하지 못하여 심장근육이 괴사하고 만다. 마라톤대회에서 골인 직전 전력질주를 하면 심장에 급격한 부담을 주기 때문에 이러한 사고가 의외로 많이 발생하는 것이다.

② 사 례 : 마라톤으로 인한 부상 ― 정신력이나 근성과는 별개의 것

마라톤을 하면 심장질환이나 심장근육경색으로 사망까지는 가지 않더라도 정형외과적인 부상도 많이 발생하고 있다. 가장 자주 일어나는 상해가 무릎관절통증이다. 2주일한 번, 1시간 정도밖에 달리지 않았음에도 무릎이 아프다고 하는 사람이 있다. 달리는 시간과 거리는 매우 적으므로 달리기에 익숙하지 않아서나 연습부족이라고 생각하고 마라톤을 계속하면 더욱 악화된다.

김영숙 씨(32세, 가명)는 무릎이 아파서 오랫동안 마라톤을 중지하고 있었다. 신장

열중증(熱中症, heat stroke)

비정상적인 고온환경으로 인하여 체온조절이 흐트러져서 열의 방산이 방해되어 일어나는 병으로, 특히 습도가 높을 때 일어나기 쉽다. 화부·제철공·광부 등 고열작업에 종사하는 사람들의 직업병이며, 염천(炎天)아래의 노동에서도 일어난다. 작업을 끝낸 뒤 집에 돌아가서 증상이 나타날 수도 있으므로 주의해야 한다. 급성과 만성이 있는데, 급성인 경우는 땀이 많이 나고, 수분 및 염분의 상실에 의한 열경련, 급격한 피부혈관확장, 혈압저하, 심장쇠약에 의한 열허탈, 방열부족에 의한 울열성(鬱熱性) 발열 등이 나타난다. 만성인 경우는 울열에 의한 소모가 나타난다.

165cm, 체중 68kg인 그는 체중 10kg 감량을 목표로 마라톤을 다시 시작하였다. 테니스부원이었던 10대 당시의 체중은 55kg 전후였다. 한여름의 더위에도 연습을 쉬는 일은 없었고, 매일 워밍업으로 10km는 달렸으므로 체력에는 자신이 있다.

1주일에 1번 근처 공원에서 1시간씩 달리기로 했다. 바로 스포츠용품점에서 러닝화를 구입했다. 가게의 점원이 발사이즈를 재어주어 자신에게 잘 맞는 신발을 골랐다. 가볍게 달리는 정도니까 상관없다고 생각하여 스트레칭을 1분도 하지 않고 달리기 시작했다. 몸은 무겁지만 오랜만에 달리니 기분이 좋다. 3번째 달릴 때 왼쪽무릎 바깥쪽에 가벼운 통증을 느꼈다. 매번 아픈 것은 아니었지만 통증이 생기면서 전보다 더 아팠다.

3개월이 지난 어느 날 너무나 심한 통증에 러닝을 중단하고 집으로 돌아왔다. 집에 있는 파스를 붙이고 상태를 지켜보기로 했다. 다음 일요일, 다시 달려보니 이번에는 참을만한 통증이었지만 다음날 정형외과에서 진찰을 받았다. 진단결과는 엉덩정강근막띠염증(장경인대염)이었다. 이는 정신력이나 근성만으로는 이길 수 없는 상황이다.

이것은 엉덩정강근막띠(엉덩뼈(장골)부터 정강뼈(경골)까지 무릎바깥쪽으로 길게 이어져 있는 인대)가 무릎 언저리에서 넙다리뼈(대퇴골)의 튀어나온 부분과 스쳐서 염증이 생긴 증상이다. 주원인은 심한 달리기라고 의사가 말했다. "고작 1주일에 한 번 연습으로 이런 부상을 당하다니......" 그녀는 자신의 몸 때문에 한숨을 쉬었다. 체중이 많이 나가 그만큼 무릎의 부담도 컸다. 이는 숙달이나 정신력으로 극복할 수 없는 현실이다. 무릎연골이 마찰 때문에 작아지면 변형성무릎관절증도 같이 발병할 수 있다는 것이다.

체중을 줄이기 위해 시작한 마라톤이지만 당분간 중지할 수밖에 없다. 결과적으로 운동부족 때문에 더더욱 살이 찌게 된다. 수영과 같이 무릎에 부담을 주지 않는 스포츠를 선택했다면 좋았겠지만 애초에 '수영복은 부끄럽다'라는 이유로 마라톤을 선택했던 것이다. 자기 자신을 절대 무리가 아니라고 생각했어도 몸은 비명을 지르며 손상을 입은 것이다. 조심해야 할 부분이다.

(2) 격렬한 운동은 하지 않는다

운동은 분명 장점이 많지만, 무엇이든 적당히 하는 것이 좋다. 다시 말하면 과유불급(過猶不及)이다. 운동의 단점도 함께 생각해야 한다.

운동을 너무 많이 하여 피곤해지면 활성산소가 발생한다. 활성산소는 말하자면 신체

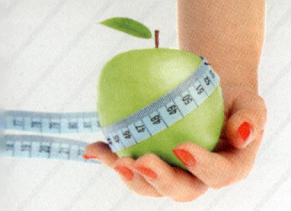
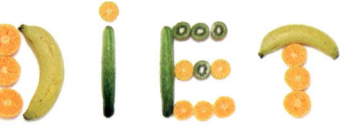

에 생기는 녹이라고 할 수 있다. 활성산소는 원래 체내에 침입한 세균이나 바이러스 등과 같은 적의 공격으로부터 몸을 지키기 위해 백혈구가 만들어내는 물질이지만, 그 역할이 끝나면 그 자체가 녹이 된다. 게다가 활성산소는 체세포를 산화시키기 때문에 차례로 주변세포를 녹슬게 만든다. 활성산소로 인해 세포가 상처를 입어 녹이 슬면 내장, 피부, 뼈 등 모든 조직에 피해를 준다. 그 결과 노화, 암, 생활습관병 등으로 연결된다.

활성산소의 주요 발생원

자외선, 담배, 격렬한 스포츠, 전자파, 의약품, 과로, 스트레스, 배기가스, 식품첨가물, 살충제, X선, 알코올, 굴뚝연기 등

활성산소에 의해 나타나는 증상

혈관계통질환	빈혈, 동맥경화, 뇌경색, 뇌졸중 등
내과계통질환	암, 당뇨병, 호흡계통질환 등
피부계통질환	아토피성피부염, 검버섯, 주근깨 등
특수질환	교원병, 관절류머티스, 간질, 알츠하이머병 등
기 타	화분증(꽃가루알러지), 비염, 백내장, 냉증, 어깨결림, 변비 등

프리래디컬 · 활성산소의 영향

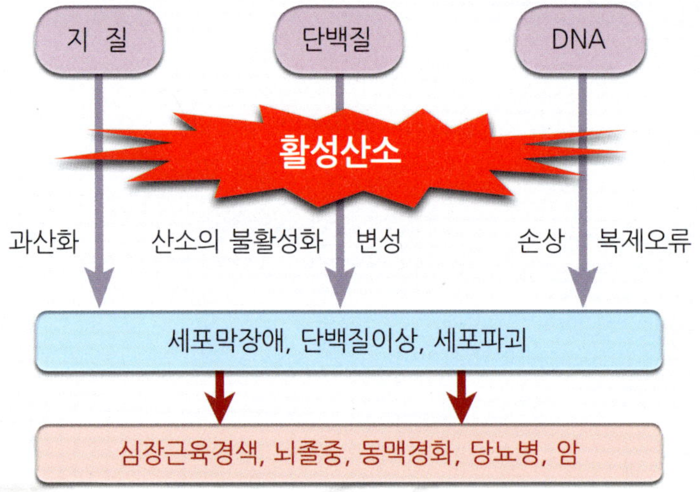

지 질 　　　 단백질 　　　 DNA

활성산소

과산화　　　산소의 불활성화　변성　　　　손상　복제오류

세포막장애, 단백질이상, 세포파괴

심장근육경색, 뇌졸중, 동맥경화, 당뇨병, 암

활성산소

종전에는 생활습관병의 주요원인을 유전이나 가족력 등으로 보았으나 연구가 진행됨에 따라 생활습관병의 90%는 활성산소가 그 원인으로 밝혀졌다. 격렬한 운동은 사람에게 만족감을 주고 스트레스도 발산할 수 있게 하지만, 신체의 산화로도 이어지는 것이다. 따라서 무리가 되지 않는 범위 내에서 계속할 수 있는 운동을 찾아내는 것이 중요하다. 예를 들어 운동량이 많은 스포츠로 알려진 트라이애슬론을 완주하면 그 후 1~2주간은 구내염이 생기고, 피로가 풀리지 않으며, 감기에 걸리는 증상을 자각하는 사람이 많다고 한다. 이는 명백히 면역력이 떨어지기 때문에 생기는 증상이다. 즉 격렬한 운동이 결코 건강에 좋은 것이 아니라는 한 가지 증거라고 할 수 있다.

특히 무슨 일이든지 성실하게 임하는 사람은 주의를 요한다. 예를 들어 토요일·일요일에 운동을 한다면 그다음에 뭔가 다른 스케줄을 넣는 것이다. 가족과의 식사나 데이트, 취미활동 등 무엇이라도 좋다. 뭔가 예정된 일이 있으면 체력을 아껴두어야겠다는 생각으로 격렬하게 운동하지 않게 될 것이다. 자신을 위한 변명을 만들어 완전연소까지 가지 않을 정도의 운동량에서 멈추어 주 초부터 지치지 않도록 여력을 남기자.

대사를 활성화시키기 위한 유산소운동의 기준은 '1일 15분×주 3회'로 충분하다. 한 정거장을 일부러 걸어가는 정도의 걷기를 주 3회 하는 습관을 들이자.

(3) 취미와 운동

운동강도가 그렇게 높지 않더라도 건강에 현저한 장애를 주는 위험한 스포츠가 있다. 그것은 순간적으로 스트레스를 받아 교감신경을 심하게 흥분시키는 종목으로 골프, 스키, 등산, 검도 등이 대표적인 예이다. 과시적인 요소가 있거나 그룹으로 하기 때문에 컨디션이 나빠져도 무리하여 계속할 수밖에 없는 종목들이 여기에 속한다. 뜨거운 여름날에 경기를 하거나, 두꺼운 옷 때문에 땀을 많이 흘리는 스포츠도 문제가 있다.

비만해소를 위해, 혹은 건강을 위해 하는 스포츠는 과시해서도 안 되고, 승부가 날 때까지 계속해야 하는 운동도 좋지 않다. 더욱이 내기가 관련된 것은 안전한 스포츠라고 할 수 없다. 골프처럼 단체로 하는 종목도 피하는 것이 좋을지도 모른다. 왜냐하면 많은 사람이 모이는 것 자체가 스트레스가 될 수 있기 때문이다.

유행하는 스포츠는 유행이 지나가는 것도 빠르므로 계속하기 어렵다. 도구에 집착하게 되는 스포츠도 좋지 않다. 왜냐하면 돈이 너무 많이 들어가면 운동한다는 원래 목적에서 멀어지게 되기 때문이다. 따라서 살을 빼기 위한 운동은 잘 생각해서 선택할

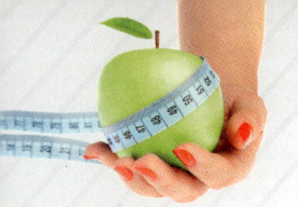
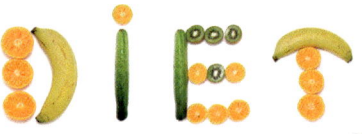

필요가 있다.

(4) 운동만으로는 살을 뺄 수 없다

운동의 효과를 식이요법과 비교한 연구가 있다. 먼저 식이요법은 하지 않고 오로지 걷기운동만 하면 체중이 어떻게 되는지 조사하였다. 피검자에게 주 5회, 1회에 45분씩 걷기를 12주 동안 지속하게 하였다. 걷는 속도는 최대심박수의 60~80%로 상당한 운동강도이다. 그런데 12주가 되어도 BMI에는 아무런 변화가 보이지 않았다.

한편 다른 그룹은 식이요법만 하도록 하여 체중이 어떻게 변화하는지 조사했다. 이 그룹의 BMI는 당초 평균 44.3이었지만, 12주 후에는 39.8까지 감소하였다고 한다. 이 실험결과를 간단히 정리하면 살을 빼는 데 식이요법는 효과가 있어도 운동은 효과가 없었다는 것이 된다. 왜 이러한 결과가 나온 것일까? 몸을 움직인 후에는 반드시 공복상태가 되므로, 오히려 더 먹고 마시게 된다고 쉽게 상상할 수 있을 것이다. 운동을 하고부터 오히려 더 살이 쪘다는 사람도 있다.

운동 자체의 감량효과는 앞에서 설명한 것과 같이 산소가 1ℓ 연소할 때 4,825kcal가 소비된다고 본다. 지방은 1g당 9kcal이므로 1g의 지방을 연소하려면 약 2ℓ의 산소가 소비된다. 이 계산대로라면 5,000g의 체지방을 운동으로 연소시키려면 10,000ℓ나 되는 산소를 사용해야 한다.

앞에서 말한 바와 같이 체중 60kg인 사람이 시속 5km로 30분 간 걸었을 때 소비하는 산소량은 28ℓ에 불과하다. 즉 운동만으로 체중을 줄이려면 굉장히 긴 시간이 걸린다. 그렇다고 해서 식이요법만 하면 되는 것이 아니다. 식이요법만으로 살을 뺀 사람이 반드시 하는 말이 있다. "살을 빼니 기운이 없다", "체중과 함께 살 기력도 잃었다."라는 말들이다. 식이요법만으로는 문제가 많다는 것도 인식해두어야 한다. 역시 다이어트와 운동은 같이 해야 그 효과를 발휘한다.

(5) 축 처진 배

어떤 형태의 비만이든 역시 가장 문제가 되는 부분은 처진 뱃살이다. 그러나 다이어트만으로는 배의 지방을 없앨 수 없다. 배를 날씬하게 하기 위해 배근육운동을 하는 사람도 적지 않지만, 이 운동은 그다지 큰 효과가 없다. 윗몸일으키기는 일부 근육만 사용하므로 아무리 해도 지방은 없어지지 않는다. 배가 나오는 것은 지방 탓만이 아니다.

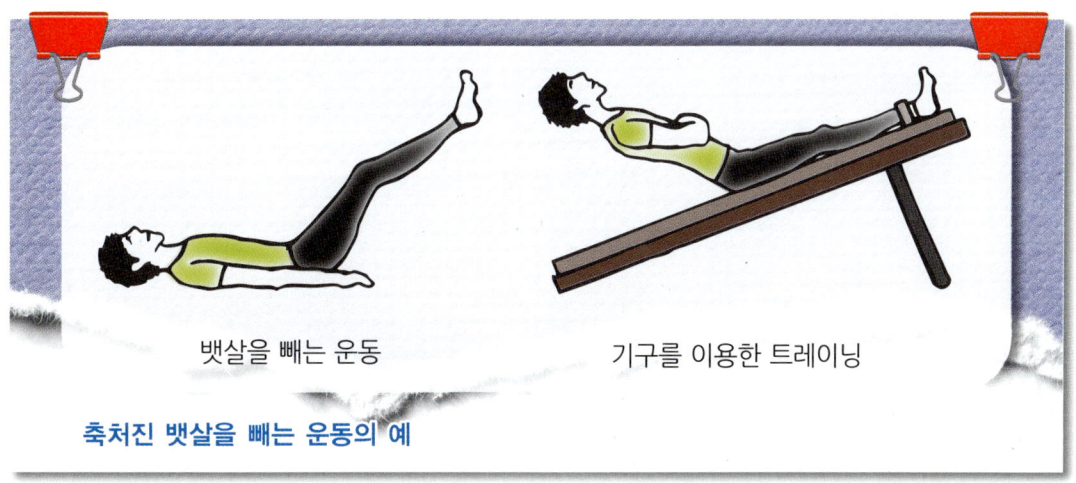

뱃살을 빼는 운동　　　　　기구를 이용한 트레이닝

축처진 뱃살을 빼는 운동의 예

평소에 운동을 하지 않으면 그에 따라 배 전체의 근육이 쇠퇴하여 배벽이 느슨해진다. 그 때문에 중력에 따라 내장이 앞으로 나오고 마는 것이다. 배를 날씬하게 하려면 역시 배벽전체의 근육을 단련해야 한다.

직업적 보디빌더의 몸에는 쓸데없는 지방이 전혀 없다. 격렬한 근육트레이닝과 단백질 위주의 식사가 지방이 없는 몸을 만들어낸다. 뱃살을 빼는 것도 이와 마찬가지로 상당한 근육트레이닝이 필요하다. 같은 배근육운동이라도 그림과 같이 다리를 들어올리면 다양한 근육이 동원된다. 또한 근육에 강한 힘을 가하게 되므로 단련효과도 높다.

팔굽혀펴기도 배근육을 단련해주는 효과가 있다. 등에 힘을 주고 몸을 하나의 봉처럼 똑바로 유지한 채 하는 것이 요령이다. 편하게 살을 뺄 수는 없다.

(6) 운동 시 주의점

이제부터 운동을 시작하려는 사람이 주의해야 할 점이 몇 가지 있다. 우선 너무 허기진 상태에서 운동하면 안 된다. 혈당치가 낮은 상태로는 운동을 해도 지방이 잘 연소되지 않으므로 효과가 없다. 뿐만 아니라 혈당치가 더욱 저하되어 생명에 지장을 주는 상황까지 갈 수 있다. 혈당치가 내려가면 힘이 급격히 빠지는 듯한 느낌이 들고 식은땀이 나오거나 심장이 두근거리는데, 이러한 증상이 있다면 급히 운동을 중지하고 음식물을 섭취해야 한다. 운동할 때 주머니에 사탕 등을 넣어두는 것도 좋다.

또 한 가지는 너무 무리하지 말아야 한다는 것이다. 어떤 운동이라도 이제 시작하는

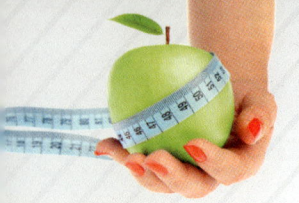
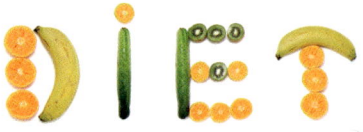

사람은 갑자기 운동처방전대로 하지 않는 것이 좋다. 갑자기 운동을 시작하면 허리나 무릎을 다치거나 발바닥에 염증이 생길 수 있다. 부정맥이나 혈압상승, 나아가 심장근육경색 등을 일으킬 수도 있으므로 주의를 요한다. 가능하면 건강검진을 받은 후 시작하는 것이 좋다.

(7) 건강검사

가장 믿을 만한 건강검사는 트레드밀부하심전도인데, 이는 조금 강한 운동을 하면서 심전도와 혈압을 체크하는 방법이다. 거기에서 아무런 이상이 없다면 일상적으로 운동을 해도 괜찮다. 실제로는 심전도를 기록하기 위해 전극을 가슴에 붙이고, 혈압측정벨트를 팔에 두르고 트레드밀 위를 달린다. 트레드밀은 회전수와 경사도를 자유롭게 바꿀 수 있어 운동강도를 조절할 수 있다.

스포츠를 위한 건강검사에서는 4.8METs, 6.8METs, 9.6METs 등으로 단계적으로 운동강도를 높인다. 각 단계는 3분씩 실시하며, 그사이에 1분마다 심전도와 혈압을 측정한다. 달리기 종료 후에도 5~10분 정도 측정을 계속한다. 검사는 목적으로 하는 운동강도에 도달하거나 다음 중 하나를 만족시켰을 때 종료한다.

- » 맥박수가 최대심박수의 85%를 넘는다.
- » 심전도파형이 변했다.
- » 최고혈압이 250mmHg를 넘었다.
- » 운동강도를 높여도 혈압이 반응하지 않는다.
- » 가슴이 아프다.
- » 숨을 못쉰다.
- » 어지럽다.
- » 팔다리가 파랗게 변한다(시아노제).
- » 다리가 아파 달릴 수 없다.

예를 들어 종료 시 운동강도가 7METs 이상이면 테니스나 배드민턴 등을 해도 괜찮다는 뜻이다(p. 122의 여러 동작의 운동강도 참조). 목적으로 하는 운동강도보다 조금 더 강한 단계까지 해두면 더욱 안정적일 것이다.

검사결과 아무런 문제가 없더라도 운동은 어디까지나 서서히 시작해야 한다. 운동처방 예에 나온 운동강도와 지속시간의 절반 정도를 우선 1주일 정도 시험해보자. 그동안 운동 직후의 맥박수를 재었을 때 최대심박수의 80%를 넘으면 운동량을 더욱 줄인다. 이렇게 하여 맥박수가 이 수치를 넘어가지 않도록 체크하면서 운동량을 서서히 높여간다. 앞에서 언급한 '트레드밀부하심전도검사의 종료기준'은 혼자서 운동을 할 때에도 참고가 된다. 만약 이러한 변화가 나타나려고 한다면 살을 빼는 운동으로는 너무 강하다고 볼 수 있다. 아무 문제도 일어나지 않는다면 목표체중에 도달할 때까지 조금씩 더 힘든 운동을 하는 것이 좋다.

(8) 운동처방전

이제부터 운동을 시작하려는 사람은 다이어트와 마찬가지로 운동처방전을 참고로 하면 도움이 된다. 공인된 운동처방전은 없지만 필자 나름의 운동처방전을 몇 가지 소개한다.

[운동처방 예 1]

걷기	3km를 30분에 걷기, 주 4회
누워서 다리들기	10~20회, 매일
팔굽혀펴기	10~20회, 매일

[운동처방 예 2]

가벼운 테니스, 수영 등	1회 30분, 주 2회
누워서 다리들기	10~20회, 매일
팔굽혀펴기	10~20회, 매일

[운동처방 예 3]

| 조깅 | 2km를 15분에 달리기, 주 3회 |
| 전용트레드밀을 사용하는 운동 | 1일 10분, 주 3회 |

실제로 소비되는 칼로리는 체중에 따라 다르므로, 먼저 '3.5×(각 종목의)METs×체중(kg)×시간(분)'으로 산소소비량을 구한다. 만약 체중 60kg인 사람이 운동처방 예 3번을 실행했다면 조깅만으로도 일주일에 35g 정도의 지방을 연소하게 된다. 어떤 운동처방이건 1회 실시시간을 되도록 짧게 하는 것이 포인트이다. 1회 실시시간이 너무 길

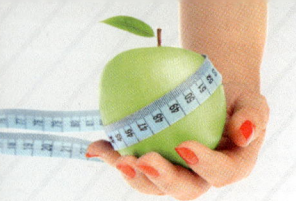
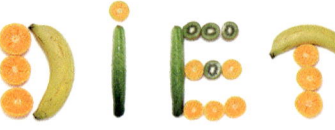

면 하기 싫은 마음이 들어 자꾸 미루거나 운동을 계속할 수 없게 된다. 사전에 정해 놓은 스케줄대로 실천하는 것이 중요하다.

비만증환자의 운동처방	
종 목	체조, 산책, 조깅, 자전거타기, 수영
강 도	최대강도의 50% 전후 (LT*강도)(운동 중에 대화할 수 있는 정도) 일반적으로 맥박수 120/분　　60~70세는 100/분
지속시간	10~30(60)분
빈 도	일주일에 3~5일 이상

자신의 생활습관에 맞춰 운동을 끼워 넣는다 (식전, 식후 모두 가능).
*LT(lactate threshold, 젖산역치) : 운동강도가 차례로 높아져 유산소운동에서 무산소운동이 되어 혈중젖산 농도가 갑자기 상승하기 시작하는 경계점.

❋ 운동요법의 효과

❶ 뚱뚱하기 때문에 움직이기 어렵다는 악순환

"별로 먹지도 않는데 살이 찐다."는 사람들은 대부분 일상생활에서 몸을 움직이는 시간이 적고, 쉬는 시간이 길다. 몸을 움직이지 않는 것은 비만의 원인이다. 그리고 비만이 되면 몸을 움직이는 것이 귀찮아진다. 몸을 쓰지 않으면 체력이 점점 떨어지고, 움직이기가 더더욱 어려워지는 악순환에 빠지게 된다.

그런데 비만인 사람은 몸도 무겁고, 운동부족으로 체력도 저하되어 있기 때문에 자신의 운동량은 과대평가하고, 식사량은 과소평가한다는 사실이 과학적으로 증명되었다. 나름대로는 열심히 움직이고 있고 먹고 싶은 것도 참고 있다고 착각하고 있는 것이다. 최근의 자료에서는 비만이 되는 원인은 과식이 아니라 오히려 운동부족이라고 지적하고 있다. 이러한 사실은 아주 최근도 아닌 이미 1939년에 임상의학의 실험에서 증명된 것이다. 350명의 비만자를 대상으로 한 이 실험에서 운동부족이 비만의 원인이 된 사람은 67.5%였고, 과식으로 비만이 된 사람은 겨우 3.2%에 불과하였다. 그 이후 수많은 연구에서도 역시 운동부족이 비만을 발생시키는 가장 일반적인 원인이라는 사실이 보고되고 있다. 따라서 적당한 운동을 습관적으로 하는 것은 비만예방에 반드시 필요한 요소이다.

비만 개선의 기본원칙은 섭취칼로리보다 소비칼로리가 더 큰 상태를 장기간 유지하여 체지방을 감소시키는 것이다. 에너지소비 밸런스를 마이너스로 만들기 위해서는 식사를 제한하여 열량섭취를 줄이거나, 운동으로 열량소비를 증가시키는 방법밖에 없다.

② 당분간 지속되는 운동의 효과

비만해소를 위한 처방에서 운동이 빠지지 않는 이유는 운동이 체성분 중에서 지방만 연소시킬 수 있기 때문이다. 운동요법의 장점은 소비에너지를 확실히 증가시켜주는 것만이 아니다. 근육을 유지하고, 기초대사량을 증가시키며, 피부를 탱탱하게 하고, 변비를 해소시켜 "아름답게 살을 뺄 수 있다"는 것이다.

일반적으로 운동으로는 소비에너지가 적고, 운동을 하는 동안만 에너지대사가 높아지고 지방이 연소된다고 생각한다. 그러나 그렇지 않다. 운동을 하면 운동을 할 때만이 아니라 운동을 하고 난 후에도 일정 시간 동안 안정 시의 대사가 높게 유지된다. 남캘리포니아대학의 데블리즈 박사의 실험에서 운동 후의 기초대사량이 운동을 하지 않은 다른 날의 같은 시간대보다 7.5~28%나 높은 상태가 적어도 4~6시간 지속된다고 보고하였다. 이러한 실험결과는 운동요법을 실시하면 운동을 하는 중에도 많은 지방이 근육에서 연소될 뿐만 아니라, 운동이 끝난 후에도 운동의 효과가 어느 정도 지속된다는 사실을 입증해준다. 이렇게 '덤'으로 얻는 에너지소비만으로도 1년간 약 2kg의 지방을 연소시킬 수 있다.

운동의 효과를 정리하면 다음과 같다.

» 에너지소비의 증대와 체지방소비에 의한 감량
» 지방합성의 억제
» 기초대사량의 증가
» 인슐린감수성 향상
» 동맥경화성혈관장애 개선(HDL-콜레스테롤의 증가, 중성지방의 저하, 혈압강하작용 등)

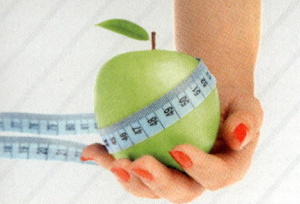
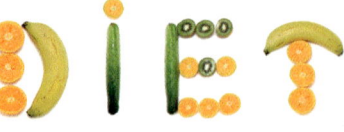

> » 호흡순환계통기능의 증가와 운동기능의 향상
> » 스트레스의 해소

③ 운동을 싫어하는 사람에게 드리는 선물

　여기에 운동을 좋아하지 않는 사람에게 딱 맞는 멋진 선물이 있다. 운동을 싫어하는 사람은 운동부족으로 체력이 좋지 않은 경우가 많다. 그래서 운동을 조금만 해도 숨이 차서 오래 할 수 없고, 적응도 잘되지 않아 운동을 더더욱 싫어하게 된다.

　예전에는 어느 정도 강도 있는 운동을 해야 운동의 효과를 얻을 수 있다는 생각이 지배적이었다. 그러나 현재는 전혀 다른 기준에서의 운동방법이 추천되고 있다. 그것은 일단 몸에 무리를 주는 힘든 운동은 스포츠선수들에게 맡긴다. 그리고 비만을 해소하고 생활습관병을 예방·개선하는 데는 오히려 힘들지 않은 유산소운동이 더 효과적이라는 것이다.

　지방은 상당히 큰 분자이기 때문에 많은 산소를 이용하여 천천히 태우지 않으면 에너지로 연소되지 않는다. 그래서 비만을 해소하기 위한 운동으로는 숨이 별로 차지 않을 정도의 걷기 또는 빨리 걷기가 효과적이다. 이런 운동이라면 힘들지 않아서 오래 계속할 수 있을 뿐만 아니라 안전하기도 하고 에너지를 충분히 소비할 수도 있다.

④ 비만과 스트레스와 운동의 상관관계

(1) 운동을 하면 스트레스가 해소된다

　세상사는 생각하는 방식에 따라 다양하게 보일 수 있다. 지나친 스트레스는 목숨을 앗아갈 수도 있지만, 스트레스를 받지 않고 평온무사하게 사는 것이 장수에 도움이 되는가 하면 꼭 그렇지도 않다. 빠른 속도로 변화하는 사회환경에는 불안감·긴장·불만·야심 등에 의한 어느 정도의 스트레스, 그러한 스트레스를 해소시켜주는 스포츠와 영상매체(TV, 음악, 춤 등을 포함), 깊은 수면 등이 혼재되어 인간의 생활리듬을 만들어낸다. 그러므로 항상 수동적으로 스트레스를 한탄하기보다는 스트레스가 생길 때마다 적극적으로 해소시키고 장기간 방치하지 않는 것이 현대사회를 살아나가는 요령이다.

　물론 현실은 그렇게 만만하지 않아서 여러 가지 스트레스에서 완전히 도망갈 수 있는 사람은 없다. 그렇기 때문에 "스트레스에 지는 사람은 약하다"라 단정짓는 것은 편견에 불과하다. 무방비상태로 스트레스에 노출되는 인간이라면 당연한 일이다.

여성이 살찌는 계기가 되는 것은 주로 임신·출산·폐경 등과 같은 호르몬변화이지만, 이러한 생리학적인 요인뿐만 아니라 심리적인 스트레스나 식습관의 변화에 의한 점도 적지 않다. 다음은 주부가 살찌기 쉬운 이유이다.

» 아이와 같이 간식을 먹는다.
» 음식을 만들면서 재료나 남는 것을 먹는다.
» 늦게 귀가하는 남편과 같이 밥을 먹는다.
» 장 볼 때 외에는 거의 외출하지 않는다.
» 아이의 독립에 상실감을 느낀다.

'운동과 스포츠에 기대하는 것'에 관하여 조사한 보고서에서는 '성인병예방'이나 '체력증강'보다 '스트레스해소'가 압도적으로 많았다. 결과를 보면 이러한 조사 결과는 현대사회를 살아가는 사람들이 받는 스트레스가 상당히 많기 때문에 운동과 스포츠에 큰 기대를 걸고 있다는 것을 보여준다.

운동을 통해 즐거움과 상쾌함을 느끼고 스트레스를 발산하면서 얻는 정신적인 효과는 상당하다. 먹고 싶은 것을 참으면서 즐거움을 느끼거나, 약을 먹고 상쾌함을 느끼는 사람은 없을 것이다. 누구라도 자신의 체력에 맞춰 무리없이 운동을 한다면 운동이 주는 정신적인 효과를 느낄 수 있을 것이다. 비만한 몸이라면 아무리 고가의 명품으로 치장해도 폼이 나지 않겠지만, 운동으로 탄탄해진 몸에는 청바지에 티셔츠만 걸쳐도 매력적으로 보일 수 있다.

(2) 운동은 뇌에 마약을 분비시킨다

운동이 주는 스트레스해소작용에는 오락성·기분전환기능·고독감해소·성취감제공 등과 같은 심리·사회적 기능, 고통을 경감시키고 안정감을 느끼게 만드는 마약성분의 분비나 뇌신경·근육의 이완효과 등의 생리적 기능이 있다.

인간도 동물과 마찬가지로 쾌감을 기억시키는 신경(A10신경)이 있다. 이 신경은 뇌줄기(뇌간)부터 순서대로 욕망에서 의지를 제조하는 시상하부로, 정(情)을 낳는 둘레계통(대뇌변연계)로, 그리고 지(智)를 담당하는 대뇌겉질의 이마엽(전두엽)과 관자엽(측두엽)으로 이어진다.

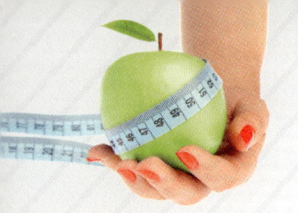
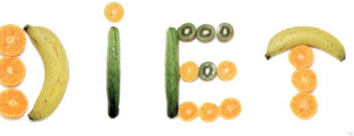

뇌의 신경이 다른 신경세포에 정보를 전달할 때에는 신경전달물질이라는 화학물질이 필요하다. 이 신경전달물질에는 많은 종류가 있지만, A10신경에는 도파민(dopamine)이라는 신경전달물질이 사용된다. 도파민은 다른 동물보다 인간의 뇌에서 특히 많이 분비되는데, 이것은 뇌를 각성시켜 쾌감을 주고 창조성을 발휘시키는 가장 중요한 신경전달물질이다. 따라서 도파민은 인간이 스스로 뇌 속에서 분비하는 '쾌감을 부르는 각성제'로 간주되고 있다. 또, 운동 중(특히 유산소운동)에는 내인성진정제인 β엔도르핀이 안정 시보다 3~5배 많이 분비되기 때문에 운동 후의 상쾌함이나 정신적 스트레스해소에 크게 기여한다.

유산소운동은 혈압을 강하시켜 정상화시키는 작용을 하는데, 이는 뇌에 마약성분을 분비하여 심신의 안정감과 관계가 깊다는 것도 보고되었다. 신경증 중에서는 불안신경증이 가장 많으며, 불안은 긴장이 완화되어도 줄어들기 때문에 유산소운동에는 항불안 효과가 있다고 할 수 있다.

이와 같이 생각하면 정신적 피로나 스트레스를 해소하는 데는 뒹굴거리며 TV를 보는 것처럼 정적·소극적인 방법은 효과가 없다. 적극적인 운동을 통해 도파민과 β엔도르핀을 방출해야 상쾌함과 안정감을 얻을 수 있다. 습관적인 운동으로 신경전달물질을 증가시키고, 뇌를 각성시켜 쾌감을 주며, 의욕과 창조성을 높이는 것이 심리적·뇌생리학적으로 얼마나 유효한지 이해할 수 있을 것이다.

모든 쾌감을 관장하는 A10 신경

뇌줄기(brain stem)에 있는 신경은 신경전달물질인 도파민(dopamine)에 의하여 쾌감과 각성을 일으키기 때문에 '쾌감신경'으로 알려져 있다. 인간의 사고나 행위에 발생하는 쾌감은 모두 A10 신경에서 비롯되는 것으로, A10 신경이 자극을 받으면 쾌감을 느끼게 된다.

이 신경은 성욕·식욕·체온조절 등과 같은 원시적인 생리욕구에서 운동·학습·기억은 물론 지고한 인간정신을 관장하는 이마엽영역(frontal association area, 전두연합영역)까지 연결되어 인간에게 다양한 쾌감을 준다.

인간은 대뇌겉질(cerebral cortex)을 가지고 있기 때문에 A10 신경을 통해 쾌감을 얻을 수 있을 뿐만 아니라 사고방식에 따라 이 신경을 자유롭게 조절할 수 있다. 몰입에 의한 쾌감은 바로 이 A10 신경이 몰입적인 사고에 의하여 자극을 받기 때문에 발생하는 것이다. 이마엽연합영역 부근에 있는 신경은 도파민의 자기수용체가 없어서 마이너스 피드백이 없기 때문에 도파민과잉상태를 유지할 수 있다고 알려져 있는데, 바로 이 때문에 몰입상태에서 지속적인 쾌감을 경험할 수 있다.

운동요법 실시상의 주의점

비만증을 예방하고 체중을 감소시키는 방법으로서는 운동이 가장 효과적이라는 것은 이미 잘 알려진 사실이다.

그러나 운동요법만으로는 소기의 목적을 달성할 수 없으며, 식이요법을 병행하여야 한다. 즉 운동요법은 칼로리소모를 증가시켜 체지방을 감소시킬 수 있으나 식욕이 자극되어 운동으로 인한 체중감소효과가 소실될 위험이 많다. 예를 들면 매분 20m의 속도로 달리기를 하면 분당에너지소비량의 약 10kcal가 된다. 따라서 500kcal에 상당하는 체지방을 감소시키기 위해서는 약 50분간 달리기를 하여야 하는데, 이것을 거리로 환산하면 약 10km가 된다.

또, 심한 비만증인 사람은 운동능력이 제한되어 체중부하가 따르는 운동은 하기 어려우며, 심장부담도 많아 체온조절상의 문제점 등이 있으므로 운동이 불가능할 수도 있다. 따라서 운동요법과 식이요법을 꾸준히 실시하는 것이 비만증과 체중감소를 위한 가장 바람직한 방법이다.

규칙적인 운동으로 체지방을 감소시키기 위해서는 적어도 1주일에 3회 이상, 주당 최소한 800kcal 이상의 에너지를 소비할 수 있는 운동을 하여야 하며, 이를 위해서는 큰근육군을 이용하는 운동(신체활동)이 효과적이다.

체중을 감소시키기 위해 운동을 실시할 때 유의할 점은 다음과 같다.

» 운동은 에너지소비가 낮은 수준부터 높은 수준까지 점진적으로 실시하여야 한다.
» 관절에 지나친 부담을 주거나 그밖에 상해 우려가 있는 운동은 피한다.
» 운동은 땀의 배출이 많아져 체열발산이 증가하도록 계속적으로 해야 한다.
» 최소한 30분 이상 계속하여야 하며, 극도로 에너지가 소모되거나 근조직에 피로가 쉽게 오는 운동은 피한다.
» 체중감소를 위해서는 걷기, 조깅, 수영, 사이클, 에어로빅, 등산 등이 효과적인 운동이다.

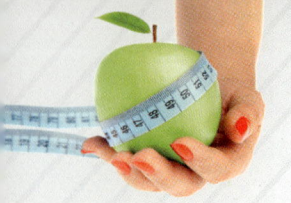
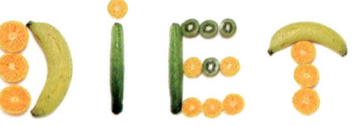

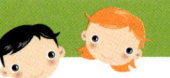

일시적이고 위험한 수분상실법

　수분상실(탈수)이 일시적으로 체중을 줄이는 하나의 방법은 되지만, 좋은 방법이라고는 할 수 없다.

　수분상실방법으로는 다음과 같은 세 가지가 있다.

- 운동, 한증요법, 사우나 등에 의한 발한방법
- 음료수나 수분섭취제한
- 이뇨제복용이나 주사, 설사약복용

　이러한 방법은 운동시합(체급경기)에 대비할 때처럼 특수한 경우에 사용되지만, 지속적으로 체중을 줄여야 하는 비만증인 사람에게는 비효과적이다. 오히려 탈수가 건강에 해를 줄 수도 있다. 체중감소용약제의 대부분은 가치가 없거나 위험하다는 사실도 알아야 한다.

운동요법의 평가 및 지속방법

❶ 운동요법의 평가방법

　운동요법의 지속기간은 3~6개월을 기준으로 하고, 입원환자는 1~2개월이다. 치료 후에는 체중감소, 체지방 특히 내장지방이 감소되었음을 CT화상 등으로 확인한다. 체중과 허리둘레도 측정한다. 이때 남성은 90cm 이하, 여성은 85cm 이하인가를 확인한다. 그 외에 혈압, 혈당치, 혈중지질, 인슐린량 등을 측정하여 개선 정도를 평가한다.

❷ 운동요법의 지속방법

　운동요법을 실시할 때에는 지속적으로 운동을 하게 하는 것이 중요하지만, 그것은 쉬운 일이 아니다. 예를 들어 입원하여 감량에 성공했다고 해도 규칙적으로 운동을 계속하는 사람은 많지 않다. 그 이유는 주로 '바빠서 시간이 없다', '설비가 없다', '의욕이 없다' 등이다. 모처럼 감량에 성공했으나 운동을 지속할 수 없다면 요요현상이 일어나고 만다. 그 결과 감량과 요요를 반복하는 웨이트 사이클링(weight cycling)에 빠지는 경우도 적지 않다.

웨이트 사이클링을 방지하려면 개개인의 일상생활에 맞추어 운동을 함께하고 활동량을 구체적으로 파악하여 행동요법을 도입한다. 예를 들면 일상생활에서 운동으로 소비에너지의 증가를 꾀하는 것도 하나의 방법이다. 엘리베이터대신 계단을 이용하거나, 한 정거장 정도는 걸어가거나, 가까운 곳은 자동차보다 자전거로 이동하고, 기분전환으로 산책을 하는 등 생활을 개선해나가도록 한다. 신체활동량을 구체적으로 파악할 수 있는 보수계 등도 자각을 촉진시키는 데 도움이 된다. 목적이 같은 동료와 함께 운동을 하는 집단요법이나 레크리에이션을 도입하는 것도 운동을 계속 할 수 있는 방법이다.

에너지소비를 위한 10가지 수칙

• 배가 늘어지는 것은 마음이 늘어지는 것이다.

• 누워서 뒹굴기, 낮잠은 비만의 적이다.

• 스트레스는 과식의 원인이자 암의 근원이다. 운동으로 마음도 몸도 릴랙스하자.

• 쾌변, 쾌면, 잘 웃기

• 일찍 자고 일찍 일어나는 생활리듬을 만들자.

• 얇은 옷으로 몸을 단련시키자! 익숙해지면 겨울도 따뜻하다.

• 움직임은 크게, 전신으로. 흐르는 땀으로 지방을 분해하자.

• 하나에 운동, 둘에 운동, 셋, 넷에 운동, 다섯에도 운동, 부지런히 몸을 움직이자.

• 친구(동료, 가족, 개 등)와 함께 즐겁게 운동을 하자.

• 운동부족이었던 주말에는 도시락을 들고 야외로 산책가자.

출처 : 고기준 외 옮김(2007). 살빼기-꿈에서 현실로.

비만증치료를 위한 약물요법

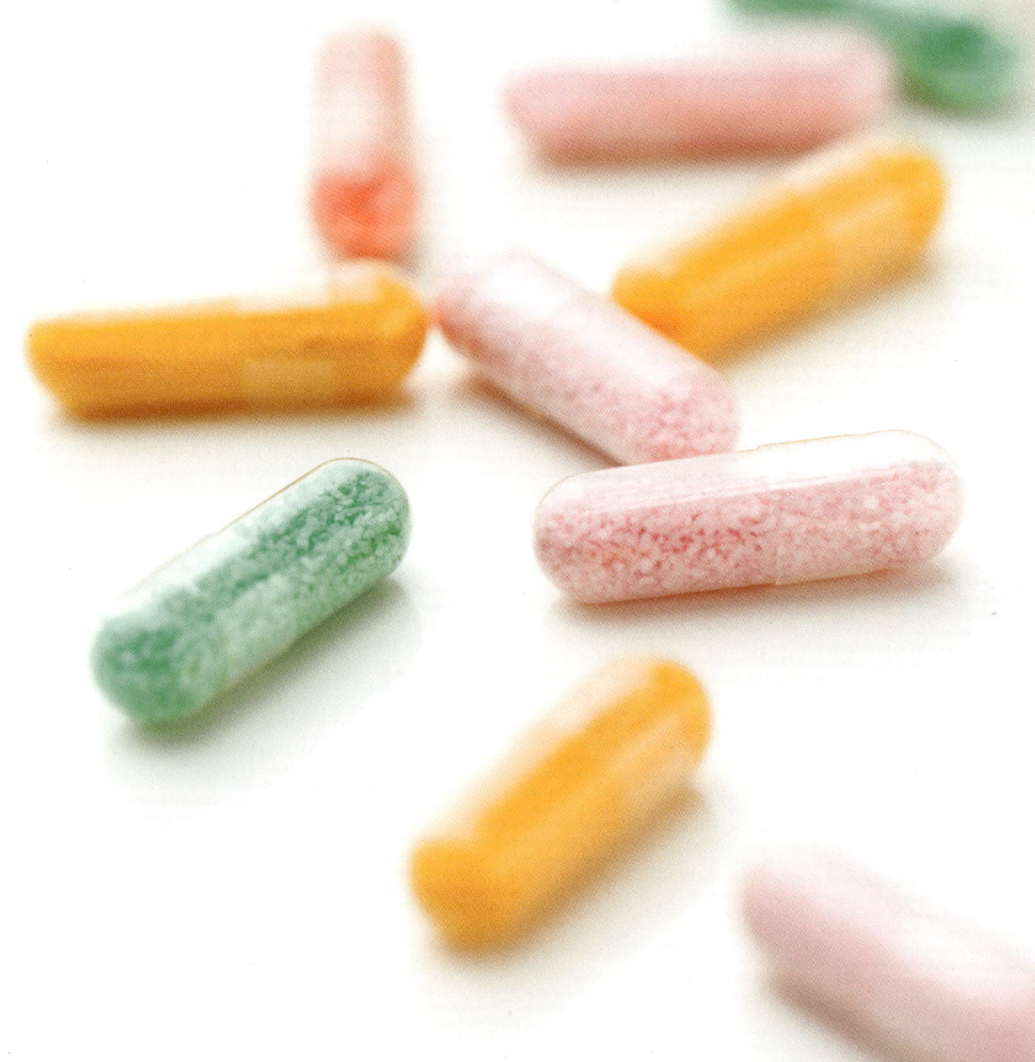

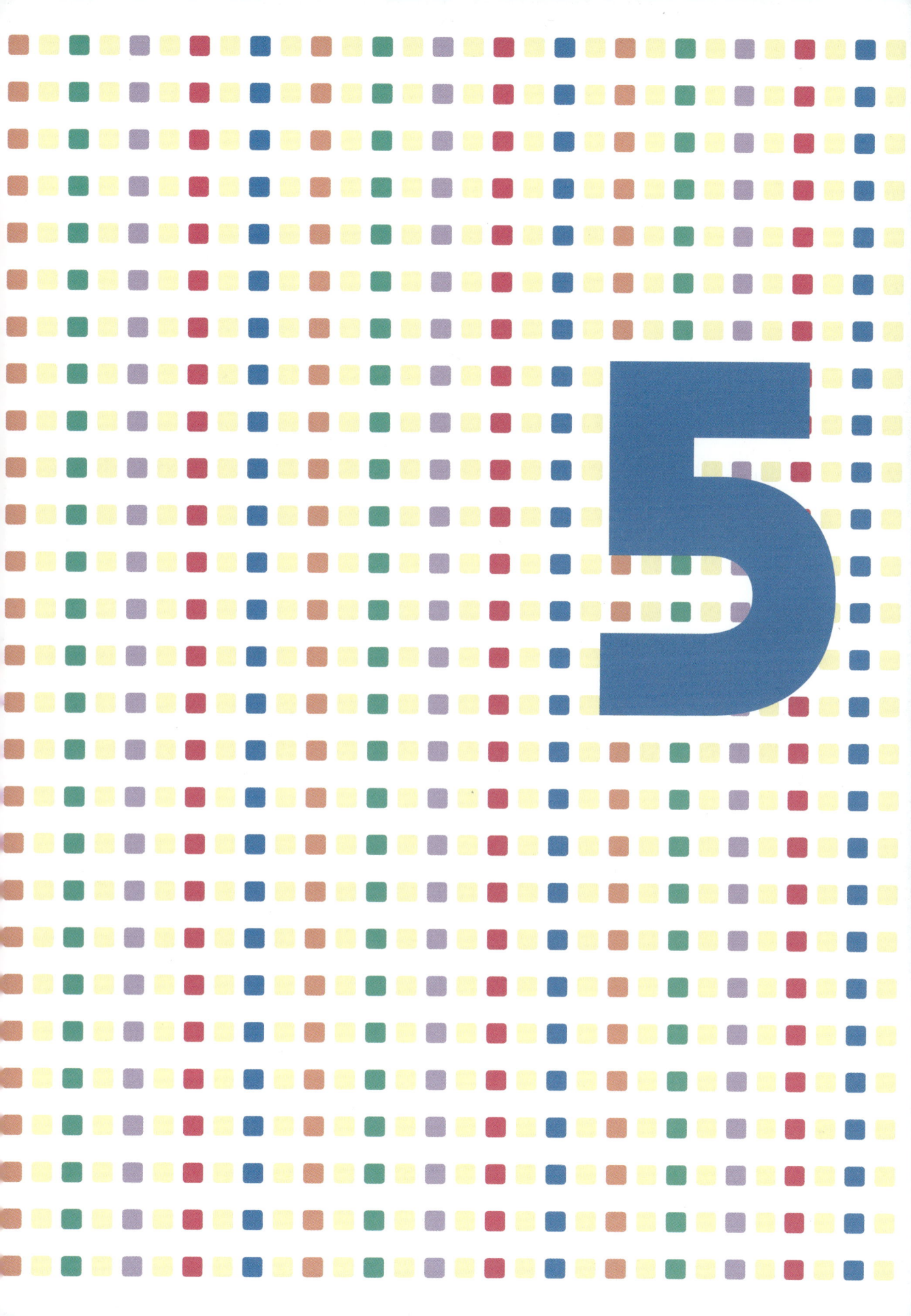

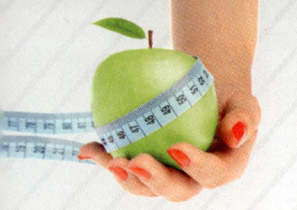
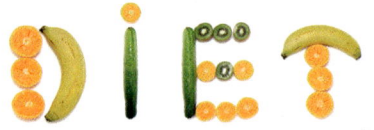

약물요법의 개요

약물요법은 식이요법, 운동요법으로 비만이 개선되지 않거나 감량을 서둘러야 할 때 적용한다. 효과적인 약물요법이 되려면 원칙적으로 식이요법, 운동요법과 함께 지속적으로 실시하여야 한다. 약물요법에 의한 비만증의 치료기간은 사용하는 치료약의 약효, 감량달성까지의 기간 등을 고려하여 결정한다.

현재 사용되거나 개발 중인 비만치료제만으로는 고도비만증환자를 목표체중까지 감량시킬 수 없다. 그러나 많은 감량이 아니어도 감량한 체중을 확실히 유지할 수 있다면 몇 가지 질환을 동시에 개선할 수도 있다. 따라서 비만증치료를 위한 약물요법은 지질대사이상, 고혈압, 고혈당 등과 같이 질환별로 다른 약물을 각각 투여하지 않아도 되므로 경제적으로 유용한 치료방법이라 할 수 있다.

약물요법의 적용대상은 다음에 설명하는 기준에 따라야 한다. 건강목적이 아닌 외형적 모습만을 위해 체중감량을 원하는 치료대상자는 약물요법의 적용대상이 될 수 없다. 따라서 치료대상자를 충분히 확인하여야 한다.

❶ 약물요법의 치료대상자와 적용기준

(1) 치료대상자

식이요법과 운동요법으로 감량을 시도하였으나 목표체중에 도달하지 못한 사람에게는 약물요법의 병용을 고려한다. 약물요법에 의한 비만증의 치료대상자는 요요현상이 반복되어 감량목표달성이 힘들거나 가망성이 없는 사람, 체중감량만 하면 합병증으로 인한 건강장애를 개선할 수 있음에도 감량을 할 수 없거나 합병증의 위험성 때문에 급속한 감량이 필요한 사람 등이다.

(2) 적용기준

지방세포의 질적이상과 양적이상에 의한 비만증환자의 치료효과를 높이기 위한 약물요법의 적용기준은 다음 2가지로 분류된다.

» BMI 25 이상, 내장지방면적 100cm^2 이상이고, 지방세포의 질적이상에 의한 비만

증 관련질환을 2개 이상 가지고 있는 비만증환자

» BMI 30 이상이고, 지방세포의 양적이상에 의한 비만증 관련질환을 보유하고 있는 비만증환자

비만형태별 관련 질환	
지방세포의 질적이상에 의한 비만증	지방세포의 양적이상에 의한 비만증
당내성장애 · 2형당뇨병	뼈 · 관절질환 : 변형성관절증, 요추증
지질대사이상	수면무호흡증 · Pickwick증후군
고혈압	월경이상
고요산혈증 · 통풍	
지방간	
심장동맥질환 : 심장근육경색 · 협심증	
뇌경색 : 뇌혈전증, 일과성뇌허혈발작	

이러한 기준을 적용하여 약물요법의 적용 여부를 결정한다. 비만증진단부터 약물요법적용까지의 개요를 다음 그림에 정리하였다.

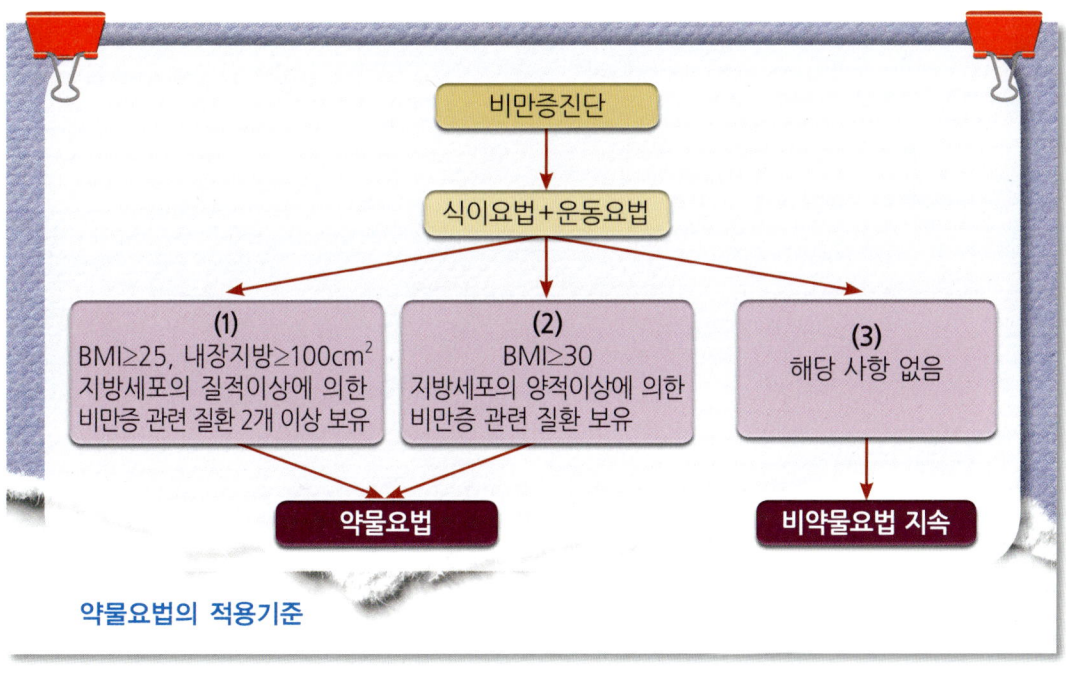

약물요법의 적용기준

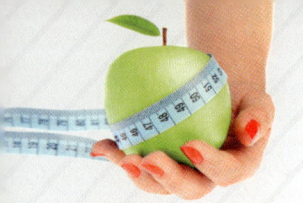
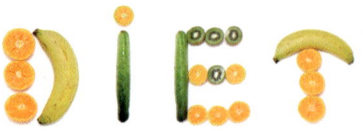

2 약물요법 실시상의 주의점

약물요법을 실시하기 전에 먼저 치료제의 종류, 효과, 특징 등을 파악한 다음 비만증치료의 효과가 충분히 발휘될 수 있고 감량목표를 달성할 수 있을 정도의 사용량을 결정한다. 이때 부작용 등에도 주의를 기울여야 한다.

비만증치료의 기본은 식이요법이나 운동요법을 통해 생활습관을 개선하고 감량 후 체중을 유지하는 것이다. 약물요법을 병행하는 치료에서도 원래 하던 식이요법이나 운동요법을 계속하는 것이 원칙이다. 약제는 어디까지나 보조수단이라고 생각하는 마음가짐이 필요하다.

약물의존을 피하기 위해 치료제의 작용메커니즘을 고려하여 치료약투여를 중지한 후에도 식이요법이나 운동요법을 계속할 수 있도록 계획을 세운 다음 투약을 시작한다. 그러나 치료약투여 금기증상이 있다면 대상에서 제외시켜야 한다.

약물요법은 대사증후군 치료에는 효과적이나 요요현상이 나타나기 쉽다는 결점도 있다. 약물요법으로 감량이 실제로 이루어지는 기간 동안은 환자의 치료의욕이 높아져 있으므로 생활습관을 가장 효율적으로 개선할 수 있다. 따라서 이 시기에 식습관을 개선하고 운동에 힘썼던 습관을 강화하여 정착시키는 일이 중요하다. 행동요법도 필요에 따라 도입하면 좋을 것이다.

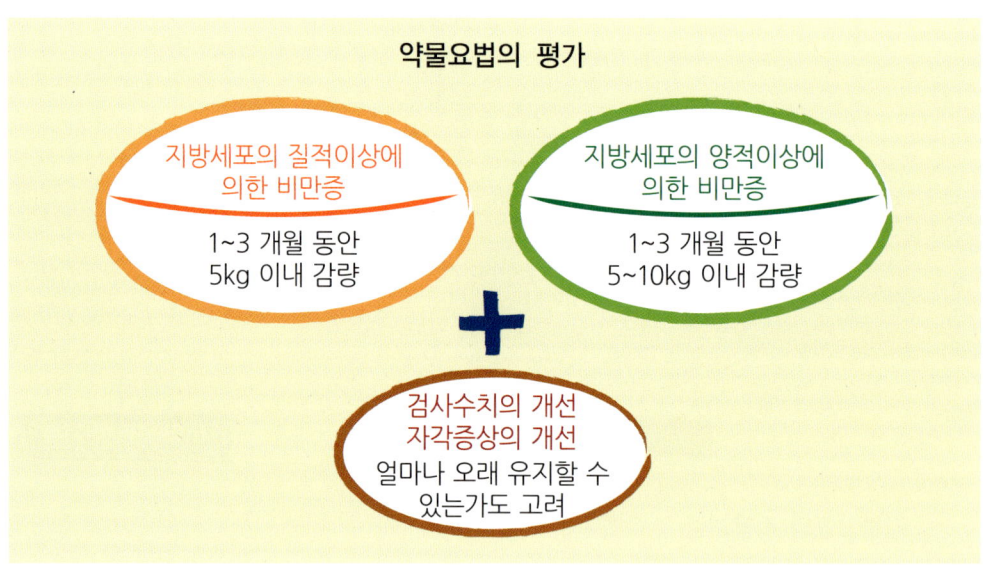

약물요법의 평가

지방세포의 질적이상에 의한 비만증
1~3 개월 동안
5kg 이내 감량

지방세포의 양적이상에 의한 비만증
1~3 개월 동안
5~10kg 이내 감량

검사수치의 개선
자각증상의 개선
얼마나 오래 유지할 수 있는가도 고려

❸ 치료기간의 설정과 치료효과의 평가

(1) 치료기간의 설정

비만증치료제는 그것을 치료에 도입할 때까지 시간적 여유가 있는지, 한시라도 빨리 감량이 필요한지 등 증상에 따라 감량달성기간을 미리 설정해둔다. 약물요법을 실시할 때에는 비만증을 완치시키기보다는 감량 후 체중을 얼마나 오래 유지시킬 수 있는가에 중점을 두고 기간을 정해야 한다. 비만으로 발생한 질환이 체중감량으로 해소되거나 개선하는 데 필요한 기간도 치료기간을 결정하는 기준이 된다. 다만 치료제에는 투여기간이 정해져 있지 않은 것도 있으므로 주의해야 한다.

(2) 치료효과의 평가

치료효과를 평가할 때에는 먼저 체중이 얼마나 감량되었는지부터 확인한다. 지방세포의 질적이상에 의한 비만증은 1~3개월에 5kg 이내, 지방세포의 양적이상에 의한 비만증은 1~3개월에 5~10kg 이상의 감량을 기준으로 한다.

최종적으로 여러 가지 검사수치의 개선 혹은 자각증상의 개선 정도로 치료효과를 평가한다. 그러나 이 개선효과가 일시적인 것이 아닌지, 감량이 얼마나 오래 유지될 수 있는지 등도 고려하여 치료효과를 평가할 필요가 있다.

❖ 위험한 약물 다이어트

최근 다이어트 열풍으로 인하여 다양한 다이어트방법이 소개되고 있다. 그러나 체중 감량에는 아무 효과없이 건강만 해치는 다이어트, 전혀 의미가 없는 다이어트방법 등이 만연되어 있어 다이어트 리터러시(diet literacy, 다이어트에 대한 올바른 지식)가 결여된 위험한 다이어트를 하는 사람들이 많다.

효과가 있을 것같아 보이는 광고, 잡지나 웹사이트에서 자주 보이는 유행하는 다이어트, 의사의 처방 등도 100% '안전'하다는 근거는 없다. 특히 약이나 보조식품, 미용수술 등과 같은 편한 방법으로 살을 빼면 건강에 해로울 뿐만 아니라 경제적 손실도

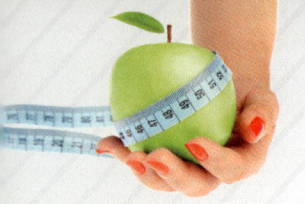
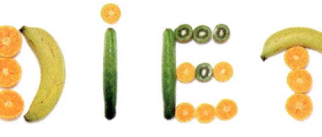

동반된다.

살을 빼기 위한 마지막 수단인 현대의학은 어떨까? 우선 약물이 있다. 예전부터 '살 빼는 약'이라고 칭하는 것들이 많다. 이것은 젊은여성 등이 즐겨 사용하므로 피임약에 빗대어 다이어트필(diet pill)이라고도 한다. 다이어트필에서의 살을 빼는 원리는 제품마다 다양하지만 비교적 알기 쉬운 것은 식욕없애기이다. 나아가 호르몬작용을 이용하여 에너지를 빠르게 소비시키는 것, 위에서의 흡수를 줄이는 것, 유전자에 작용하는 것 등도 있다. 대부분의 살빼는 약에는 상당히 위험한 부작용이 따른다.

다음에는 다이어트약의 부작용에 대하여 서술하고, 문제점을 정리한 후 유망한 다이어트약에 대해 검토해보기로 한다. 또한 미국과 우리나라에서 실시되고 있는 비만증의 약물치료현황도 알아본다.

체중감량약물

현재까지 체중감량을 목적으로 개발되어 판매되는 약물은 여러 종류가 있다. 그러한 약물의 종류와 작용기전은 다음과 같으며, 아직까지 뚜렷한 지방감소효과와 함께 부작용없는 약물은 개발되지 않았다.

◎ 이뇨제, 변비약 : 혈압강하제, 부종치료제
  탈수, 전해질불균형, 부정맥
◎ 식욕억제제 : 펜디메트라진(phendimetrazine), 펜터민(phentermine), 리덕틸(reductil, 시부트라민) 등
  신경흥분, 혈압상승, 복통, 신경과민, 불면증, 현기증, 심하면 환각증상−습관성, 장기사용 시 효과감소
◎ 지방흡수억제 : 오를리스타트(orlistat), 제니칼(xenical)
  지방흡수억제 효과는 적고 복통, 배변장애, 지방질성변(대변) 유발
◎ 섬유질제제 : 글루코만난(glucomannan, 곤약)−포만감
  미량원소흡수저해, 체단백질결핍에 인한 여러 가지 증상, 두통 등
◎ 갑상샘호르몬제, 디곡신(digoxin), 항우울제
  체온 및 심박수항진, 신경증적 증상
◎ 녹차, 감비차, 비피차, 동규자차 등
  효과 적음, 과용 시 탈수, 카페인에 의한 중추신경흥분 등

1 각성제와 같은 다이어트약

"먹는 것만으로 살이 빠진다."

인터넷이나 신문·잡지에서 '살빠지는 약'에 대한 광고를 본 적이 있을 것이다. 장사를 목적으로 하는 악덕 클리닉에서 처방을 받거나, 아는 사람을 통해 입수하거나, 인터넷으로 해외에서 수입하는 사람도 있다.

'살빠지는 약'에는 몇 가지 종류가 있는데, 가장 많이 알려진 약이 식욕억제제인 마진돌(mazindol)이다. 이 약은 의사의 관리하에서 상태를 보아가며 처방을 받아야 하며, 주로 식욕억제작용을 한다. 마진돌은 뇌중추신경계통에 직접적으로 작용하는 위험한 약이기 때문에 환자가 마음대로 먹어서는 안 된다.

마진돌은 각성제인 암페타민(amphetamine)과 거의 비슷한 무서운 약이다. 따라서 부작용도 각성제와 똑같이 일어날 수 있다. 애초에 각성제는 사람의 식욕을 조절하는 뇌의 시상하부에 있는 식욕중추에 작용하는 것이므로 중독자는 식욕을 느끼지 못할 수도 있다. 며칠이건 식사를 하지 않아도 좋은 기분으로 지낼 수 있으므로 중독자는 점점 말라간다. 마진돌의 이러한 약효 때문에 식욕을 억제한다. 무서운 점은 각성제와 동일한 효과로 식욕억제뿐만 아니라 다음과 같은 부작용도 발생한다는 것이다.

  » 의식이 몽롱해질 정도의 신경작용
  » 우울증상
  » 굉장히 기분이 들뜸
  » 갈증
  » 수면장애
  » 환각, 환청

마진돌은 이러한 부작용에 더해 의존성도 있기 때문에 다른 약보다 엄격한 관리가 필요하므로 제3종 향정신약으로 인정되고 있다. 원래대로라면 이러한 위험요인을 안고서라도 급히 살을 빼야 하는 구급성비만증환자만이 의사의 관리하에 1개월 이내의 단기간 한정으로 보험진찰로 받은 처방이 인정되고 있다. 예를 들면 신장 170cm, 체중 150kg, BMI가 50을 넘는 사람으로 약물부작용 위험요인보다 비만상태로 있을 경우의 위험요인이 더 크다고 판단될 때 이 약을 처방받을 수 있다. 간단히 손에 넣을 수 있는 약이 아니다.

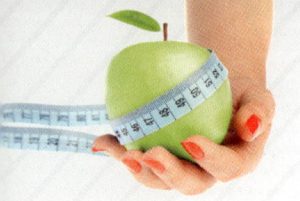
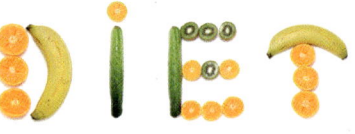

마진돌을 복용하여 살을 뺐다고 해도 약물에 의한 일시적인 식욕억제 때문에 치료 후 예전의 식욕이 다시 돌아와 많은 칼로리를 섭취하게 된다. 다시 말해서 요요현상이 오게 될 뿐이다. 이렇게 해서는 살을 빼는 것은 의미가 없다. 몸과 건강을 모두 지키기 위해서는 바른 식생활을 알고, 그러한 습관을 붙이는 일이 다이어트에서 중요한데, 여기에 약은 어울리지 않는다.

의사가 처방해준 약이니 안심해도 되는 것이 아니다. 영리목적의 악덕의사가 존재하는 이상 의사의 처방이 안심할 수 있는 근거가 되지 못한다. 이는 다이어트뿐만 아니라 의료 전반에 적용되는 것이지만 치료나 약에 대해 자신이 납득할 수 있을 때까지 의사에게 묻고 조사한 후 약을 복용하는 습관이 중요하다.

② 각종 호르몬제의 정체

(1) 살이 엄청 빠지는 갑상샘호르몬제

의사가 처방하는 위험한 '다이어트약'은 또 있다. 얼마 전 서울의 모 비만클리닉에서 "1개월에 반드시 5kg 이상 빠집니다. 빠지지 않으면 내신 돈의 반을 돌려드립니다."라는 광고지를 보았다. 어떤 방법인지 조사해보니 갑상샘호르몬제를 이용하여 건강한 신체를 인공적으로 갑상샘이상, 즉 바세도우병(Basedow's disease)으로 만드는 것이었다.

갑상샘호르몬제의 감량효과는 절대적이어서 1개월에 체중 5kg 정도는 간단히 뺄 수 있다. 음식을 아무리 많이 먹어도 살이 쭉쭉 빠진다. 그러나 이 약은 건강한 사람은 절대로 먹어서는 안 되는 극히 위험한 약이다. 갑상샘호르몬이 필요 이상으로 많이 분비되면 운동을 하지 않아도 혈액 내에서 포도당이 멋대로 연소되기 시작한다. 체온이 1~2℃ 상승하여 한겨울에도 T셔츠 1장만 입고도 견딜 수 있다. 항상 100m를 전력질주하고 있는 듯 심장이 쿵쾅댄다. 이런 식으로 증상을 표현하는 바세도우병환자도 있다.

혈중포도당의 양은 한계가 있으므로 부족해지면 그다음으로는 지방이 분해·연소된다. 나아가 근육이나 뼈까지 대사되어 줄어든다. 따라서 갑상샘호르몬제를 복용하면 운동을 하지 않아도 알아서 에너지가 소비되어 점점 살이 빠지게 된다. 살을 최대한 빨리 많이 빼고 싶은 여고생들은 위험성을 알지 못한 채 이 약을 이용한다는 이야기를 자주 듣는다. 갑상샘호르몬은 포도당을 연소시킬 뿐만 아니라 맥박수를 올리고 심장에도 부담을 준다. 더욱이 바깥눈근육(외안근)이 두꺼워져 안구가 튀어나오는 부작용이 동반되기도 한다.

갑상샘호르몬제는 의료용으로 갑상샘기능이 저하된 사람에게 처방하는 약이다. 갑상샘기능저하증인 사람은 의사의 진찰을 받고 병원에서 처방을 받을 수 있다. 유명한 약으로 상품명 '티라딘'(Thyradin, 성분명 : levothyroxine sodium)이 있다. 원래 갑상샘기능이상이 없는 사람은 처방받을 수 없다. 왜냐하면 건강한 사람이 먹으면 위험하기 때문이다. 갑상샘호르몬제를 복용하면 위험한 이유는 지방뿐만 아니라 뼈질량(bone mass)까지 감소하며, 근육도 약해지기 때문이다. 이런 약을 비만치료에 쓴다는 것은 의사의 윤리의식이 의심될 뿐이다.

티라딘을 복용하면 체내 갑상샘호르몬을 인위적으로 과다하게 증가시켜 다음과 같은 합병증을 일으킨다.

» 부정맥(심방세동 ; 혈액덩어리가 생겨서 뇌경색 등을 일으킨다)
» 심부전(심장이 가동하지 않게 된다)
» 골다공증(골절되기 쉽다)
» 돌연사

살이 너무 잘 빠져서 좋다고 생각하기 전에 왜 이렇게 쉽게 한 달에 5kg이나 뺄 수 있는지 의심해 보아야 한다. 이것이 다이어트 리터러시이다. 이러한 점을 얘기하면 "살만 빠지면 되지, 그 약을 먹고 싶다."고 말하는 사람도 있다. 병에 걸려 봐야 무서움을 이해할 수 있게 될지 모르겠다.

(2) 성장호르몬제

갑상샘호르몬에는 성장호르몬의 작용을 도와주는 기능도 있다. 성장호르몬은 지방을 분해하여 에너지로 변환시키는 기능이 있으므로 비만해소호르몬이라 할 수 있다. 게다가 갑상샘호르몬제처럼 복용을 중지하면 체중이 원래대로 돌아가는 결점이 없다. 그러나 성장호르몬제는 당뇨병을 유발할 수 있으므로 살빼는 약으로 사용해서는 안 된다.

(3) 황색체호르몬제

비만이 되면 허파의 환기능력이 저하된다. 왜냐하면 가슴이나 배의 지방이 늘어나 허파가 충분히 신축되지 않기 때문이다. 이 상태가 계속 진행되면 시아노제(팔다리가 보라색으로 변함)나 심장비대 혹은 심장부전 등이 나타난다. 더욱이 만성적인

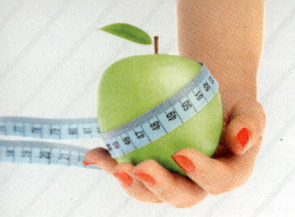
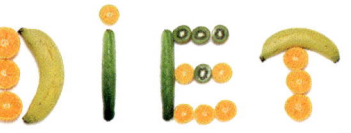

수면부족이 생겨나 어디서나 졸게 된다. 이러한 상태를 피크위크증후군(pickwickian syndrome)이라고 하며, 수면무호흡증의 한 유형으로 여겨지고 있다. 이 피크위크증후군에 황색체호르몬제(luteal hormone, progesterone)를 사용하면 증상이 몰라보게 개선되어 체중도 감소한다. 다만 왜 이 호르몬이 효과가 있는지는 밝혀지지 않았다. 황체호르몬은 여성호르몬의 하나로, 임신의 유지에 중요한 역할을 하는 스테로이드호르몬의 하나이다. 그런데 최근 황체호르몬 복용을 중지하고 1개월 정도 지나면 호흡기관이 치료 전보다 악화된다는 보고가 있었다. 이 호르몬제 역시 살 빼는 약으로 쓰기에는 위험하다.

위와 같은 사례에서 알 수 있는 것처럼 살빼는 약은 종류가 다양하고 그 작용도 비슷하다. 무서운 점은 작용이 닮았다는 이유만으로 정체를 알 수 없는 물질이 살빼는 약에 섞여 있다는 것이다. 살빼는 약이나 다이어트식품에는 어떤 성분이 들어 있는지 모르기 때문에 한사람한사람이 제대로 이해하지 않은 채 사용한다면 터무니없는 일이 일어날 수도 있다.

③ 각종 다이어트보조제의 정체

(1) 식욕억제제

많은 사람들이 "아무리 먹어도 살이 찌지 않는 약이 있었으면…" 하는 생각을 한 번쯤 해봤을 것이다. 그 기대에 부응하는 것이 흡수억제제인 '오를리스타트(orlistat)'이다. 소수의 메이커에서 제조하고 있으나 그중에서도 ROCHE라는 세계적인 제약기업에서 'XENICAL(제니칼)'이라는 상품명으로 생산하고 있는 것이 유명하다.

식전에 '제니칼'을 먹으면 지방분이 흡수되지 않고 배출된다. 제니칼은 위 안에서 리파제(lipase)라는 지방분해효소의 작용을 장시간 억제시키는 작용뿐만 아니라 섭취한 지방의 약 30%를 흡수되지 않게 한다.

식욕을 없애는 약으로는 펜플루라민(fenfluramine)과 에페드라(ephedra)가 유명하다. 두 가지 모두 뇌의 섭식중추에 작용하여 식욕을 떨어뜨리는 작용을 한다. 펜플루라민과 같은 종류로 덱스펜플루라민(dexfenfluramine)이 있는데, 이를 주성분으로 하는 펜펜(Fen-Phen)이라는 제품이 화제가 되었다. 그러나 시판 후 곧 허파고혈압증, 심장판막증과 같은 심각한 부작용을 일으킨다는 사실이 알려졌고, 몇 명의 사망자도 발생하여 바로 시판이 중지되었다.

에페드라를 주성분으로 하는 제품도 다양하게 발매되어 왔는데, 최근 여기에도 위험한 부작용이 있다는 사실이 알려져 혼란스러워지고 있다. 에페드라는 허브의 일종으로, 영어로 'ephedra herb'라고 하며, 생약인 마황(麻黃, ephedra sincia)과 같은 것이다. 허브라고 하지만 그 작용은 강렬하다. 이를 원료로 하여 만들어진 염산에페드린(ephedrine hydrochloride)은 예전부터 천식약으로 널리 쓰여졌으나 부작용에 의해 사망한 예가 보고되어 문제가 있는 의약품으로 여겨지고 있다.

에페드라는 카페인과 비슷한 작용을 한다. 자율신경의 하나인 교감신경을 자극하여 심장이나 혈관을 흥분상태로 만들어 경우에 따라서는 심장근육경색, 중증부정맥 등으로 죽음에 이를 수 있는 반응을 일으킨다.

(2) 감기약에 쓰이는 식욕억제성분

염산페닐프로파놀아민(phenylpropanolamine hydrochloride)은 감기약의 한 성분으로 사용되는데, 주요작용은 코막힘, 콧물 등의 해소이다. 뇌의 섭식중추에 작용하여 식욕을 줄이는 효과가 있어서 미국에서는 살빼는 약으로도 사용되었다. 그러나 수년 전 미국에서 실시한 대규모조사에서 뇌출혈 등 심각한 부작용이 나타난다는 것이 밝혀짐으로써 미국식품의약국(FDA : Food and Drug Administration)에서는 미국 내 모든 제약회사에 자발적 발매중지를 요구했다.

공표된 데이터만으로는 확실히 단기간 동안 감기약으로 복용하는 정도로는 다른 의약품에 비해 특별한 위험은 없다. 그러나 이 약을 살빼는 약으로서 장기간 지속적으로 복용하면 뇌출혈뿐만 아니라 심장마비, 심장근육경색 등을 일으킬 가능성이 있다.

(3) 아스피린

아스피린(aspirin)도 이와 매우 비슷한 상황이다. 아스피린은 모두가 알고 있는 약으로, 보통 감기약으로 사용되지만 서구에서는 살빼는 약으로도 사용되어 왔다. 아스피린이 해열작용이나 진통작용을 하는 것은 잘 알려져 있지만, 복용한 후 위가 아파지는 등 위장장애를 일으킨다는 부작용도 유명하다.

그런데 최근 아스피린에는 더욱 위험한 부작용이 있다는 사실이 밝혀졌다. 혈액이

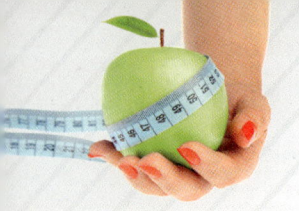

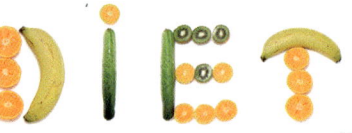

잘 굳지 않게 만드는 작용을 하여 뇌출혈을 일으키거나 뇌세포를 파괴하고 라이증후군(Reye syndrome) 등 뇌증상을 일으킬 수 있다는 것이다. 결과적으로 아스피린은 감기약으로 쓰이지는 않지만 출혈을 일으키기 쉽다는 부작용을 역으로 이용하여 심장근육경색이나 뇌경색예방약으로 쓰이게 되었다. 이러한 병은 혈관 속의 혈액이 굳어져서 생겨나는 것이기에 사용할 수는 있지만, 그 효과에 의문을 가지는 데이터도 있으므로 위험한 약이라는 사실은 변하지 않는다.

서양 백버들나무의 껍질에는 아스피린의 원재료가 되는 물질이 들어 있다. 예전 유럽에서는 이 버들나무로 만든 이쑤시개를 씹어 감기나 통증을 낫게 했다고 한다. 이 버들나무가 식욕억제제에도 들어 있다.

(4) 위험한 허브

허브(herb)는 보조제로 분류되어 있어 의약품으로 인가받을 필요가 없다. 악명 높은 에페드라는 허브계열이었던 탓에 안이하게 취급되어 많은 사람들을 불행하게 만들었다. 허브는 수천 종류나 있다고 한다. 세인트존스워트허브(St. John's Wort herb)나 카바(kava ; 후추과의 관목)는 다이어트필로도 사용되고 있으나, 이 또한 매우 위험한 허브이다.

이들 허브에는 특별히 체중을 감소시키는 효과는 없지만, 다이어트 시의 초조함을 해소하기 위해 사용된다. 특히 세인트존스워트라는 허브는 스트레스를 해소시키는 효능이 있는 것으로 알려져 미국에서 유명하다.

이 허브는 초여름에 황색의 꽃을 피우는데, 문지르면 빨간 색소가 나온다. 서구에서는 전문의약품으로 우울병치료에도 사용되어 왔다. 어떤 나라에서는 독풀로 분류되어 있고, 일광과민증이나 유산 등을 일으키는 부작용도 있다.

카바는 남태평양 피지 등에서 자생하는 식물로, 후추의 한 종류이다. 카바의 잎을 물에 적신 후 천으로 싸서 세게 짜면 소변과 같은 액체가 나오는데, 여기에는 향정신성작용이 있어 마신 후 도취상태에 빠진다고 한다.

몇년 전 영국에서 카바가 들어간 보조제를 복용한 후 중증간기능장애를 일으킨 사람이 속출하였다. 영국 정부는 즉시 카바가 들어간 제품 전체를 회수할 것을 결정하였다. 미국에서도 카바는 정맥혈전증, 콩팥부전(renal failure), 방광암 등을 일으킨다고 경고하였다. 허브계열이라고 하여 무조건 좋을 것으로 믿는 안일한 태도는 버려야 한다.

(5) 정체를 알 수 없는 약의 공포

김경동 씨(가명, 50세, 자영업)는 매일 밤 술을 마신다. 그는 술집이나 고기집에서 "먹기 전에 이 약을 먹으면 살이 안 찐다. 최근에는 접대가 계속되어 살이 찔 것같다."고 말하며 제니칼을 먹는다. 주위의 친구나 술집의 여성들도 기뻐하며 "나도 먹고 싶다"고 하기에 그는 인기를 얻고 싶다는 마음 때문에 약을 나눠주고 만다. 어떤 작용을 하는지, 부작용의 유무 등은 설명하지 않고 약을 다른 사람에게 나눠주는 것은 언어도 단이다. 또한 약을 받은 사람도 위험요인이 파악되지도 않은 약을 안이하게 먹으면 돌이킬 수 없는 무서운 일이 일어날 수 있다.

지방은 칼로리가 높으므로 필요 이상 섭취해서는 안 된다. 지방은 체중증가뿐만 아니라 콜레스테롤수치나 중성지방(트리글리세라이드)에도 영향을 미친다. 건강하게 살아가기 위해서는 오메가3(등푸른생선이나 아마씨기름에 많이 함유되어 있음)라는 지방분도 밸런스를 맞추어 섭취할 필요가 있으나, 제니칼을 먹으면 이 지방분도 함께 배출되고 만다. 그리고 비타민 B군, 비타민 A, 비타민 E 등의 지용성비타민도 흡수되지 않는다. 비타민 B군은 탄수화물, 지방, 단백질 등 대사에 필요한 영양소인데, 인체는 대사에 의해 칼로리를 연소시키므로 다이어트에는 반드시 필요한 영양소이다. 그럼에도 불구하고 배출시켜버린다는 것은 본말전도의 상황이다.

이 약을 먹으면 지방이 흡수되지 않고 배출되지만, 그야말로 '지방분'만이 항문에서 나온다. 더러운 이야기이지만 빠른 사람은 식후 2시간 후부터 지방이 줄줄 항문으로 나와 제어불능상태가 된다. 그러면 기저귀나 생리대를 대지 않으면 평상시 생활을 할 수 없게 될 정도로 큰일이 되고 만다. 엉덩이에 신경을 쓰면서 식사를 해야 하는 처지가 되는 것이다. 방심하면 진녹색기름이 의자까지 스며들 수도 있다.

고기를 구워 먹을 때는 상추·깻잎·김치 등도 많이 먹되, 너무 배가 꽉 차지 않도록 먹는 것이 중요하다. 단지 그뿐이다. 고기를 싸는 깻잎은 오메가3가 풍부하게 들어 있으므로, 고기를 먹을 때 많이 먹으면 좋다. 고기를 먹으러가면 전투에 임하는 사람처럼 잔뜩 먹고 싶은 때도 있겠지만, 상추와 싸워주었으면 하는 바람이다.

(6) 치료약 또는 한약

장기간 복용해도 부작용이 없어 안전하고, 내장지방만 선택적으로 뺄 수 있으며, 약물의존증도 없고, 비만증에 의한 합병증을 예방·개선할 수 있는 약은 존재하지 않는다. 흔

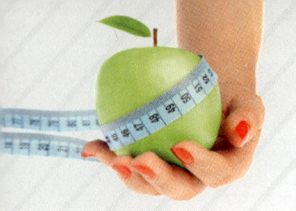
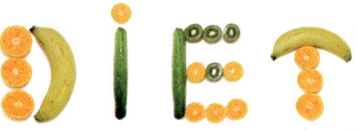

히 사용하는 마진돌도 앞에서 설명했듯이 부작용이 있고, 의존증이 생길 위험성이 있다.

그 외에도 호주 등 해외에서 인가받은 중추성식욕억제제인 시부트라민(sibutramine)은 우리나라에서는 아직 임상실험이 끝나지 않았으므로 적용할 수 있을지의 여부는 미지수이다. 서구인과 우리나라 사람은 대사의 속도가 다르므로 해외에서 인가된 약이 우리나리 사람에게도 안전하다고는 단언할 수 없다.

한편 한방에서도 자주 처방되며 지방연소효과가 높다고 알려진 '방풍통성산(防風通聖散)'이 약물성간기능장애를 일으킨 예가 2008년 일본비만학회에서 발표되었다.

(7) 인터넷에서 판매하는 다이어트보조제

국내에서 발매되지 않는 메리디아(meridia)나 제니칼(xenical)도 인터넷을 통해 해외로부터 수입하면 간단히 손에 넣을 수 있다. 인터넷에서는 의약품이 아니라 마치 비타민제인 듯 소비자를 혼동시키는 위험한 다이어트약도 놀라운 정도로 많은 종류를 찾을 수 있다. 물론 손쉽게 살 수 있는 다이어트약은 위험한 것들뿐이다.

인터넷에서 다이어트약, 다이어트보조제 등으로 검색해보면 수많은 판매사이트가 검색될 것이다. 대부분의 사이트에서 손쉽게 구할 수 있는 다이어트보조제를 통신판매하고 있다. 예를 들어 '리포식스(Lipo-6)'라는 약이 검색되었다. 설명서 맨앞에 이 약의 함유성분이 나와 있는데, 그 내용은 다음과 같다.

- » 시트러스오란티움(citrus aurantium) 200mg
- » 카페인(caffeine) 200mg
- » 요힘빈(yohimbe, yohimbin) 5mg
- » 콜레우스 포르스콜린(coleus forskolin) 100mg
- » 카니트렉스(carnitrex) 100mg
- » 바이오페린(bioperine) 5mg

시트러스오란티움에는 '시트러스(citrus, 감귤류)'라는 상큼한 단어가 들어가 있으니 천연물질로 생각될 수도 있다. 원재료가 명기되어 있지 않으므로 등자(등자나무의 열매)나 감귤일 수도 있겠다. 그러나 시트러스오란티움은 에페드린(ephedrine)이라는 각성제의 재료가 되는 물질과 비슷한 구조를 가지고 있다. 그러므로 그 기능도 각성제를 섭취했을 때처럼 중추신경에 작용하여 교감신경 및 부교감신경혼합형 흥분작용이 있으며, 중독성도 있다. 에페드린은 많은 부작용이 보고되어 있으며, 위험한 성분이다.

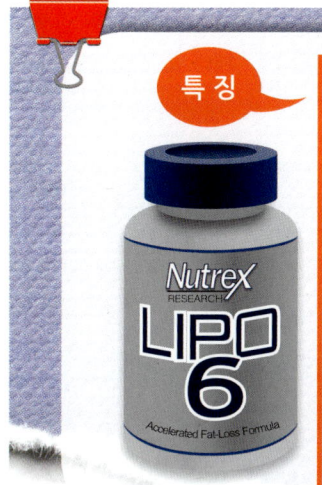

특징

리포식스(Lipo-6)는 에페드라(ephedra, 마황) 무배합성이며, 2개월 복용으로 10kg을 감량할 수 있도록 만들어진 무리 없는 본격 지방연소보조제입니다. 리포식스의 특징은 지방수용기(receptor)라는 6가지 지방처리기관의 작용을 동시에 억제하는 성분이 포함되어 있어 잘 빠지지 않는 엉덩이부터 허벅지부위의 지방세포를 집중적으로 직접 분해·연소하는 작용을 하여 분해속도를 UP시킵니다. 또한 연소 후 지방이 다시 붙지 않도록 갑상샘의 기능을 도와주어 대사율이 높은 근육을 늘려 지방연소율을 향상시키므로 요요현상이 없고 살이 찌지 않는 체질로 개선할 수 있습니다. 또한 리포식스는 운동선수나 건강을 생각하는 분들도 애용하고 있으며, 운동 프로그램을 함께 실시하면 근육증강 및 탄탄한 몸을 가질 수 있게 해주는 보조제입니다.

— 다이어트보조제 설명서(보조제 홈페이지)에서 발췌

LIPO-6의 특징

따라서 이 약의 특징에서 '에페드라(ephedra) 무배합'이라고 안전성을 어필하고 있지만, 물질의 구조가 매우 비슷하므로 위험도는 거의 같다고 할 수 있다. 게다가 시트러스오란티움과 카페인을 함께 섭취하면 '심박정지'라는 중대한 부작용이 발생한다는 보고가 있다. 그럼에도 불구하고 카페인이 200mmg 함유되어 있다.

요힘빈(yohimbin/yohimbe)은 남성을 성적으로 흥분시키는 약이다. 금세기 초부터 사용되고 있는 가장 오래된 발기부전(ED : erectile dysfunction, impotence) 치료제이자 최음제이다. 성적으로 흥분하면 공복감을 잊기 때문에 함유성분에 포함시킨 것으로 생각된다. 위중한 부작용은 없는 듯하나, 선택적세로토닌재흡수억제제(SSRI : selective serotonin reuptake inhibitors) 등 항우울제를 복용 중인 사람이 요힘빈을 복용하면 증상이 악화되는 경우가 있다.

콜레우스 포르스콜린(coleus forskolin)은 지방을 흡수하지 않는 설사약과 비슷하다. 지방흡수저해제는 몸이 필요로 하는 지방분도 모두 배출해버린다.

카니트렉스(carnitrex)는 카니틴(carnitine, 동물의 대사과정에서 지방산을 미토콘드리온으로 옮기는 데 필요한 역할을 하는 효소)으로 추측된다. 카니틴은 지질대사에 필수이므로 세간에 다이어트에 효과가 있다거나 지방을 잘 태운다고 알려져 있으나, 사람에게 효과가 있는지의 여부에 관한 신뢰할 수 있는 데이터는 아직 없다.

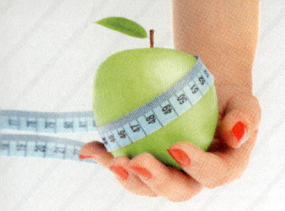
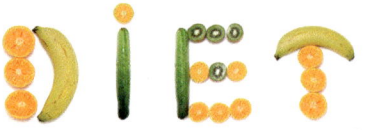

바이오페린(bioperine)은 검정후추에서 추출된 피페린(piperine, 후추성분인 결정성알 칼로이드)의 순수물질이다. 바이오페린은 다양한 영양흡수를 촉진한다고 한다. 그러나 카니트렉스와 마찬가지로 사람에 효과가 있는지에 관한 신뢰성있는 데이터는 없다.

주의사항에 "전문적인 의문사항에 관해서는 의사 등과 상담할 것을 권장합니다."라 고 쓰여 있다. 그러나 양심적인 의사라면 "안전성이 확실하지 않은, 정체를 알 수 없는 약이므로 복용하지 마십시오."라고 말할 것이다. 약이건 다이어트건 리터러시가 있다면 이상하다는 것을 알아차릴 것이다. 이러한 약을 사용하게 되는 이유는 쉽고 편하게 살 을 빼고 싶다는 생각으로 남에게 의지하려는 사고방식 때문일 것이다.

비만클리닉(비만인을 전문으로 치료하고 체중을 줄여 비만에 동반되는 합병증이 나

사용방법

· 1일 2회, 아침식사 혹은 아침운동 30분 이전에 2캡슐, 오후에 2캡슐을 복용합니다.
· 복용 후 이틀 동안은 하루에 2캡슐까지(아침 1캡슐, 오후 1캡슐), 이틀 간격으로 1캡슐 씩 더하면서 하루 사용량을 4캡슐까지 늘립니다(아침 2캡슐, 오후 2캡슐).
· 더 많은 지방을 감소시키려면 1일 3회, 매 식사 30분 전에 2캡슐을 드십시오.
· 복용 후 이틀 동안은 하루에 2캡슐까지(아침 1캡슐, 오후 1캡슐), 이틀 간격으로 1캡슐 씩 더하여 1일 사용량을 6캡슐까지 늘립니다.
· 1일 6캡슐 이상을 복용하거나 다른 보조제나 프로틴(protein)과의 병용은 삼가해주십시오.
· 8주 간 연속 사용 후에는 약 1개월 간 쉬는 기간을 가져주십시오. 최저 6시간의 수면을 취할 수 있도록 하십시오.
· 18세 이하는 사용이 금지되어 있습니다.

주의사항

· 임신 중이거나 수유 중인 분은 사용을 금해주십시오.
· 병력이 있는 분은 반드시 주치의와 상담한 후 복용하십시오.
· 고혈압, 심장병, 콩팥질환, 갑상샘질환, 정신질환, 두통, 발작치료 중인 분 혹은 그 우려 가 있는 분, 천식이나 천식약을 복용 중인 분, 티라민(tyramine)에 대한 알레르기가 있 는 분은 본 제품을 사용하기 전에 반드시 의사와 상담하십시오.
· 모노아민산화효소억제제(MAOI : monoamine oxidase inhibitor, 항우울제 · 혈압강하 제)와 함께 사용하지 마십시오.
· 몸에 맞지 않다는 느낌이 들면 복용을 중지하십시오.
· 전문적인 의문사항에 관해서는 의사 등과 상담할 것을 권장합니다.
— 다이어트보조제 설명서에서 발췌

다이어트 보조제의 사용방법 및 주의사항의 예

타나지 않도록 하는 병원)의 의사들은 "(다이어트에 관해) 공부하지 않으면 절대로 살을 뺄 수 없다."고 조언하고 있다. 자신의 몸과 다이어트를 올바르게 이해하고 스스로 주도적으로 조절하는 것이 살을 빼는 지름길이다. 보조제를 이용하거나 의사에게 의존하거나 유행하는 다이어트를 맹목적으로 믿고 따라한다면 잠깐 살이 빠지더라도 결국 체중을 유지할 수 없게 된다. 체내에 이미 가지고 있는 '다이어트약'인 아디포넥틴과 렙틴(leptin)을 잘 이용하는 것이 다이어트의 지름길이다.

다음 그림은 신문에 간지로 따라온 전단지의 예로서, 그 위험성을 하나하나 설명하

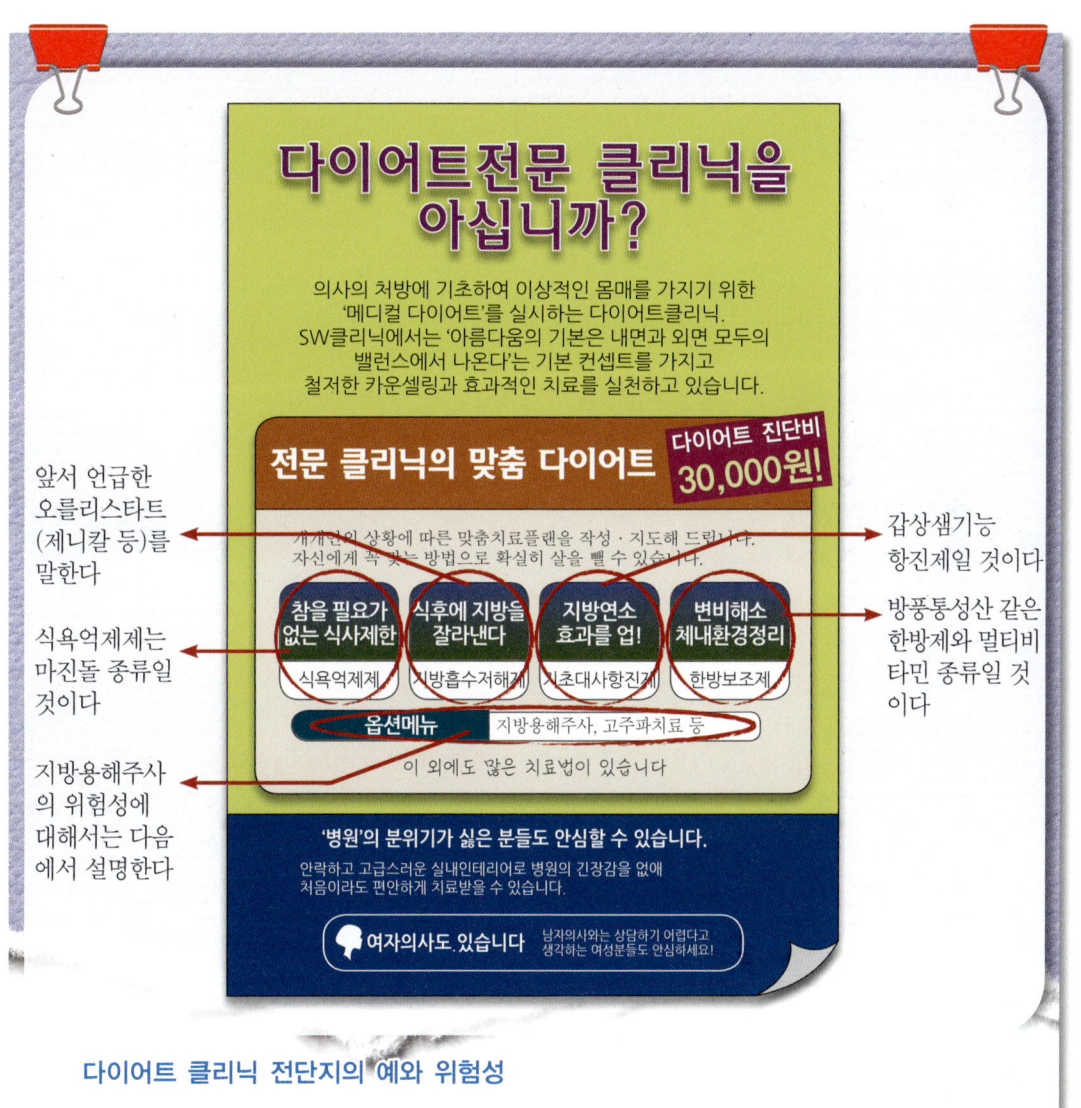

다이어트 클리닉 전단지의 예와 위험성

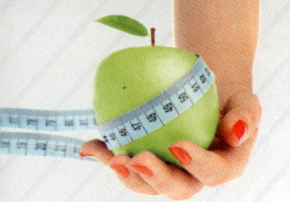
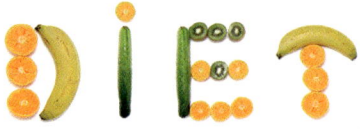

고 있다. '의사의 처방'이라고 강조하면서 이런 위험한 약과 시술로 돈을 벌려는 병원에서라면 만약 살을 뺐다 하더라도 과연 건강을 지키며 요요현상없이 유지할 수 있을까.

④ 트러블을 일으키는 지방용해주사

최근 인기있는 지방용해주사의 정체는 포스파티딜콜린(PPC : phosphatidylcholine)이라는 약제를 사용하는 지방제거치료술이다. 그 성분은 대두(콩)에서 추출된 대두 레시틴(lecithin)이라는 아미노산의 한 종류이다. 서구에서는 고지혈증이나 지방간 치료에 사용되며, 혈중콜레스테롤이나 중성지방의 수치를 내리고 지방의 적절한 대사를 촉진시킨다. 이 약제 자체가 유해한 것이 아니다.

원래 포스파티딜콜린은 1952년경 프랑스의 피스톨(Michel Pistor) 박사에 의해 피부에 주사하는 통증치료용 약제로 개발되었다. 지방을 줄이고 싶은 부위의 피부 속에 포스파티딜콜린을 주입하면 피하지방이 감소하고 녹아나온 지방은 혈액을 거쳐 소변이나 대변으로 배출된다는 구조이다. 다시 말해 이 지방용해주사는 지방대사를 촉진시킨다.

부분지방제거는 가능한가

간혹 TV에서 특정부위의 지방만 제거하는 체조가 소개되는 경우가 많다. 그러나 특정부위의 지방만 제거할 수 있는 운동이란 존재하지 않는다. 왜냐하면 운동을 통해 지방을 줄일 수는 있으나, 이때 에너지원으로 이용되는 지방은 그 운동으로 소비한 총에너지소비량에 비례하여 전신에 분포된 지방조직으로부터 동원되기 때문이다.

간혹 배운동을 열심히 했더니 뱃살이 빠졌다고 하는 사람들이 있는데, 그것은 배 부위에 상대적으로 더 많은 지방이 축적되기 때문에 겉으로 보기에 배 부위의 지방감소효과가 더 뚜렷하게 나타나는 것뿐이지 배운동으로 배 부위의 지방만을 선택적으로 감소시킨 결과는 아니다.

실제로 많은 연구들이 국부적 운동으로 인한 특정부위 지방조직의 감소효과를 발견할 수 없었다. 예를 들어 오른손잡이 테니스선수의 오른팔과 왼팔의 체성분을 비교해 본 결과 오른팔의 뼈밀도와 근육량은 왼팔보다 매우 발달되었지만, 지방세포의 크기에서는 아무런 차이도 나타나지 않았다. 직업적으로 운동을 하는 사람도 특정부위의 지방조직을 감소시킬 수 없는데, 간단히 몸을 푸는 정도의 국부적 운동으로 그 부위의 지방만 선택적으로 제거할 수 있다는 생각은 넌센스에 불과하다.

이때 주위조직이 약간의 염증을 일으켜 빨갛게 되거나 붓는데, 염증이 심해지면 피부에 색소침착이나 괴사를 일으킬 수도 있다. 피부괴사까지 이르면 치료기간도 길어지고, 최종적으로는 피부에 흉터가 남는다. 게다가 이 시술은 의사의 능력에 따라 결과가 크게 좌우된다. 무언가 트러블이 생겼을 때 성의가 있고 기술력이 있는 의사라면 예후 치료도 책임지고 할테지만, 영리만을 추구하며 기술력도 없고 성의도 없는 의사도 많다. 사후관리를 기대할 수 없게 되면 피부가 울퉁불퉁해지거나 다른 사람에게 흉터를 내보이지 않으려 애쓰는 몸으로 평생을 살아갈 수도 있다.

거기에다 지방용해주사는 피하지방에만 효과가 있다. 다시 말해서 건강에 영향을 미치는 내장지방(생활습관병과 깊은 관계가 있다)에는 효과가 없는 것이다. 이 시술을 받아도 표면적인 지방이 줄어들 뿐 건강으로 이어지지는 않는다. 게다가 비용이 많이 든다는 문제도 있다. 용기를 내어 이 치료를 받았더라도 1회만으로는 그다지 효과가 없고, 5~6회 정도 받아야 하므로 많은 비용이 든다.

⑤ 효과가 전혀 없는 지방흡입술

이미영 씨(40세, 화랑경영, 가명)는 6년 전 미국 LA의 한 비만클리닉에서 지방흡입수술을 받았다. 신장 167cm, 체중은 72kg인 그녀는 조금이라도 뱃살을 빼고 싶다는 생각에 "헐리웃 스타도 종종 수술을 받는다는 유명한 클리닉에 가서 수술을 받았습니다. 수술 후에도 몇 달 동안은 너무도 아팠습니다." 그러나 이렇게 말하는 이미영 씨의 허리둘레는 결코 날씬하게 보이지 않는다. 본인이 말하지 않으면 정말로 지방흡입을 했는지 알 수 없을 정도이다.

원래 지방흡입은 살을 빼는 것이 아니라 몸의 밸런스를 갖추기 위해 실시하는 수술로서, 모세혈관이나 신경까지 흡수해버리는 위험한 수술이므로 의사의 능력이 크게 영향을 미친다. 일본에서는 시술 도중 다음과 같은 이유로 사망한 예도 있었다.

» 수술 중 복막에 구멍이 뚫려 복막염으로 사망
» 다량의 지방을 한 번에 흡입하여 빈혈쇼크사
» 지방이 혈관으로 들어가 지방색전으로 사망
» 마취 중 사망사고

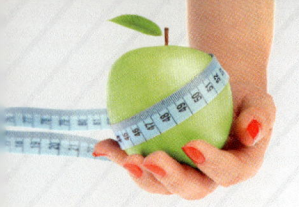
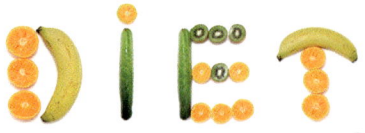

⑥ 믿을 수 없는 비만클리닉

다이어트에 때로는 의학의 힘이 필요한 경우도 있을 것이다. 그러나 각성제와 같은 위험한 다이어트약을 처방해주거나, 약으로 병을 만들어 체중을 줄이거나, 수술 후 사후 관리도 해주지 않는 악덕 비만클리닉도 많다.

거리를 걸어보면 '지방을 녹이는 주사 3회에 30만 원', '바르기만 하면 예쁘게 살이 빠지는 젤 1개월 8만 원', '마시면 살이 빠지는 보조제 1개월에 6만 원', '지방흡입 복부 20만 원' 등 일반인의 호기심을 자극하는 선전문구들을 무수히 볼 수 있다. 도대체 얼마를 들여야 이상적인 체형이 될 수 있는 것일까. 왜 살이 쪘는지는 알아보지도 않고 올바른 식사지도도 없이 단순히 고액시술을 해주는 악덕클리닉이 넘쳐나고 있다.

⑦ 민간요법의 진실

TV의 와이드쇼나 신문잡지에는 살빼기 광고가 잔뜩 들어 있다. 그중에는 타당한 이야기도 있지만 엉터리도 있다. 예를 들어 '살빠지는 침이나 뜸'은 어떨까. 문제는 '혈'이란 현대의학에는 존재하지 않는 개념이므로 과학적으로 옳고그름을 판단할 수 없다. 혈의 존재를 증명하는 연구가 진행되고 있지만, 아직 확실히 밝혀진 것은 아니다.

전기자극으로 근육을 진동시켜 배둘레를 줄이는 건강기구도 한때 유행하였다. 여러 가지 상품이 있지만 총칭하여 전기근육자극(EMS : electrical muscle stimulation)벨트라고 하는데, 유행한 지 얼마되지 않아 여러 가지 부작용이 보고되어 신문지상을 떠들썩하게 하였다. 벨트를 몸에 두를 때 접촉면적이 적으면 전류가 한 점에 집중되어 화상을 입을 수도 있고, 근육을 무리하게 수축시키므로 단련은커녕 세포를 파괴할 수도 있다. 심장에 가까운 곳에 사용하면 부정맥 등 치명적인 트러블도 일어날 수 있다.

이러한 기구로 정말 살을 뺄 수 있는가에 대한 의문도 있다. 미국의 연방거래위원회는 건강기구의 광고에 속지 않도록 다음과 같은 경고를 국민들에게 내보내고 있다. 하나하나에 깊은 의미가 있으므로 전문을 소개한다.

» 땀을 흘리지 않고 단기간에 살을 뺄 수 있는 방법이나 기계는 이 세상에 존재하지 않는다.

» 실제로 운동하지 않아도 운동을 한 것과 똑같은 효과를 얻을 수는 없다.

» 특정부위의 지방만 연소시킬 수 없다.

» 광고나 설명서를 잘 보면 '다이어트도 함께하면 효과가 있다'는 등의 문구가 작은 글씨로 쓰여 있으므로 주의를 요한다.

» 사용 전과 사용 후를 비교한 사진에 거짓이 없다고 하더라도 어디까지나 특수한 예일 뿐이며, 자신도 그렇게 될 것이라 생각해서는 안 된다.

» 그래도 기구를 구입하고 싶으면 사전에 판매회사의 서비스센터에 전화하여 제대로 대응해주는지 여부를 확인하자.

⑧ 새로운 발상의 살빼는 약

앞에서 여러 가지 살빼는 약과 그 부작용을 알아보았다. 이것을 바탕으로 새로운 약의 연구가 다양하게 진행되고 있다. 예를 들면 창자 속에서 지방분해를 줄인다고 하는 새로운 약이 있다. 흡수되는 지방이 약 1/3까지 감소되어 그 효과는 절대적이다. 다만 그만큼 지방이 창자 속에 남게 되므로 설사(지방성변)를 하거나 가스가 차게 된다.

오를리스타트(orlistat)라는 의약품도 이러한 종류의 하나로, 미국에서는 정식인가를 받았다. 이 약을 복용하면 1년에 평균 약 9% 체중이 감소하며, 그 후 체중이 조금 돌아오는 경향은 있지만 살을 뺀 상태를 유지할 수 있고, 이 외에 혈압·콜레스테롤·혈당 등을 개선한다는 보고도 있다. 이 약의 연구자들은 환상적인 살빼기 약의 하나가 될 지도 모른다고 기대를 걸고 있으나, 부작용의 유무 등은 아직 확실하지 않다.

(1) 다이어트보조제

다이어트필(diet pill) 중에서도 비교적 작용이 약한 것은 영양보조식품, 즉 보조제로 분류된다. 대부분의 살빼는 약이 결과적으로 위험한 부작용을 가지고 있다는 과거의 반성에서 출발하여 부드럽게 작용하는 천연물질에서 찾으려는 노력이 시작된 것이다.

그중 하나가 까치콩(偏豆, 鵲豆, kindney bean)에서 추출한 렉틴(단백질의 일종)이라는 물질이다. 렉틴은 당분과 단단히 결합하는 성질을 가지고 있어 렉틴을 섭취하면 창자 속에서 당분흡수를 막을 수 있을 것으로 보고 있다. 또한 렉틴은 천연물질이므로 부작용이 없을 것으로 본다.

렉틴(lectin)은 예전부터 생리학 분야에서 잘 알려진 물질로, 세포분열을 촉진하는

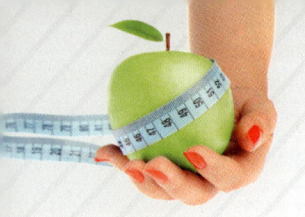
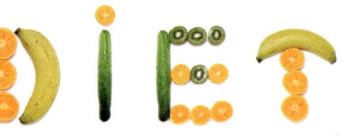

성질이 있어 다양한 실험에 사용되어 왔다. 이들 실험을 통해 발암작용이 있다는 점도 지적되고 있다. 햄스터(hamster, 쥐의 일종)의 세포에 렉틴을 투여하면 세포가 사멸하거나 기형이 된다는 보고도 있다. 그러나 인간의 건강에 피해를 주는지 여부는 아직 밝혀지지 않았다.

시과에서 추출한 **플로리진**(phlorizin)이라는 물질에는 혈당치를 낮추는 작용이 있다. 렉틴은 창자 속에서 당분과 결합하는 작용만 하지만 플로리진은 간의 유전자에 작용하여 포도당의 합성을 멈추게 한다. 이것은 미래의 당뇨병치료약으로도 기대되고 있다. 이 물질도 건강에 좋은지 나쁜 지는 아직 밝혀지지 않았으나, 유전자에 작용한다는 점에서 발암성 여부를 지켜보아야 할 것이다.

식물성기름 성분 중 **모노텔펜**(monotelpen)이라는 물질이 있다. 레몬, 오렌지, 페퍼민트, 토마토 등과 같은 과일·야채에 들어 있다. 식용으로 이용되며 인체에 무해할 것으로 생각된다. 이 물질에는 위의 기능을 멈추게 하는 작용이 있어 다이어트보조제의 첫 번째 후보로 주목받고 있다. 모노텔펜에는 몇 가지 종류가 있어 각각 향신료, 방향제, 식용 등으로 사용되고 있다. 그러나 정말 부작용이 없는지 여부는 아직 밝혀지지 않았다. 종류에 따라 체내에서의 대사나 작용이 달라지므로 분석이 어렵다.

이 물질은 처음에 항암제로 사용되었으나 치료 중 환자의 식욕이 떨어져 장기복약이 어려워졌다. 그것이 계기가 되어 살빼는 약으로 주목받게 된 것인데, 항암제에는 강한 부작용이 있는 것이 많으므로 아직 알려지지 않은 부작용이 있을 수 있다.

어떤 것이건 천연물질이 안전하다는 생각은 큰 착각이다. 천연 중에도 독버섯, 복어알 등과 같은 맹독성물질도 얼마든지 있다. 보조제라는 말에 속지 않도록 하자.

(2) 미래의 비만치료제

미래의 살빼는 약으로 가장 기대를 받고 있는 것이 **렙틴**(leptin)이다. 렙틴은 지방세포에서 만들어진다. 뇌의 섭식중추를 제어하고 갈색지방세포(brown fat cell)에 작용하여 열생성을 촉진한다. 즉 쌓인 지방을 에너지로 바꾸는 작용을 한다. 말하자면 비만을 방지하는 호르몬이다. 유전자이상으로 태어날 때부터 렙틴이 없거나 렙틴수용체가 정상적으로 기능하지 않는 사람이 있는데, 이들은 아이 때부터 고도비만이 되는 것이 특징이다. 이러한 유전자이상을 가진 사람들에서 렙틴을 주사하는 치료법도 실험적으로 실시되고 있다. 특히 여자어린이에게는 이 투여법으로 큰 폭의 체중감소가 나타나며 특별한 부작용도 없었다. 평균적으로 16kg 정도 체중이 감소한다고 한다.

그러나 완전히 같은 유전자이상을 가졌다고 생각되는 성인에게 체중에 비례한 양을 사용하였을 때 효과가 그다지 없었으며, 평균적으로 7kg밖에 감량되지 않았다. 렙틴에는 미지의 성질이 아직 있을 지도 모른다. 문제는 렙틴은 경구복용으로는 효과가 없어서 주사에 의지할 수밖에 없다는 점이다. 그 때문에 주사를 맞은 부위에 통증이 생기는 등 결점도 많다. 유전자이상이 없는 사람에게 이 렙틴을 사용해도 효과가 있는지 여부도 아직 밝혀지지 않았다.

궁극적인 다이어트약—아디포넥틴

위험한 약을 먹지 않아도 살을 뺄 수 있는 궁극의 '다이어트약'은 바로 우리 몸안에 있다. 이것을 보조제로 만들 수 있다면 정말 획기적인 발명이라 할 수 있을 것이다. 그 물질은 바로 아디포넥틴(adiponectin)이라는 호르몬이다. 아디포넥틴이 분비될 수 있도록 행동하면 생명의 위험이 동반되는 약을 먹을 필요가 전혀 없다.

최근 수년간 연구에서 비만이 되면 생활습관병 발생위험요인이 높아지는 이유가 아디포넥틴(adiponectin)작용 여부와 크게 연관이 있다고 밝혀졌다. 비만을 억제하고 혈관을 깨끗하게 해주는 아디포넥틴은 지방에서 분비되는 좋은 호르몬으로, 비만인에게는 많이 분비되지 않고 정상체중인 사람에서는 분비된다.

당뇨병환자는 혈중아디포넥틴농도가 낮다고 한다. 당뇨병이 개선되면 동시에 아디포넥틴농도도 높아진다. 따라서 아디포넥틴농도를 올리는 것이 당뇨병을 개선하는 하나의 메커니즘이라고 볼 수 있다. 아디포넥틴이 부족하면 인슐린에 의한 혈당강하작용이 저하된다는 사실이 증명되었다. 즉 인슐린저항성이 늘어나 인슐린이 분비되어도 몸이 둔감하여 효과가 나빠진다는 것이다.

아디포넥틴은 혈관을 돌아 혈관벽에 붙어 있는 콜레스테롤이나 쓸모없는 것들을 청소해주기도 하고, 혈관 속의 상처를 수복하며, 혈액이 잘 돌 수 있도록 촉진시키는 작용이 있다. 그 때문에 동맥경화, 심장비대, 심장근육경색 등을 억제한다. 더욱이 혈류가 좋아지면 혈관이 확장되어 혈압이 내려간다. 간의 혈관에 작용하면 중성지방이나 혈당

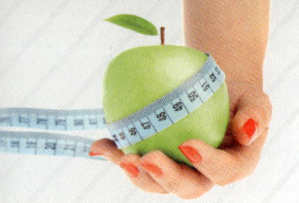 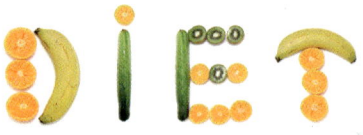

치를 내리기도 한다.

이렇게 아디포넥틴은 혈관의 청소부로 많은 일을 한다. 이렇게 훌륭한 아디포넥틴의 분비원리는 상당히 심플하고 명쾌하다. 운동을 하고, 적정체중을 유지하면 분비되는 것이다. 이것이 '운동으로 비만을 해소'할 수 있는 이유의 하나이다.

이디포넥틴은 음식 중에는 대두(콩)식품, 해조류, 등푸른생선, 맥주효모 등에 소량이 들어 있다. 아디포넥틴과 비슷한 작용을 하는 물질인 오스모틴(osmotin)은 사과, 체리, 키위, 옥수수, 피망 등에 들어있다. 한 가지 음식만 먹을 것이 아니라 여러 가지 음식을 골고루 먹는 것이 아디포넥틴 분비와 생활습관병의 예방으로 이어진다는 사실은 이것을 보아도 자명하다.

최근에는 아디포넥틴보조제도 개발되고 있으나 아직 임상실험이 충분하지 못한 상태이므로 얼마나 효과가 있는지는 알 수 없다. 규칙적인 운동으로 살을 빼고, 여러 가지 음식을 골고루 섭취하면 아디포넥틴농도가 올라가고 혈관이 깨끗해져 생활습관병을 극복하게 된다.

비만의 의학요법

1 의약품의 이용이 필요한 경우

미국에서는 의약품을 사용하여 비만증을 치료하는 것이 더 나은 경우에 대한 지침이 정해져 있다. 어떤 약이건 부작용이 있게 마련이지만 그러한 마이너스적인 측면을 고려한다 해도 약을 쓰는 것이 나은 경우는 다음과 같다.

» 6개월 이상 다이어트나 운동요법을 해도 효과가 없다.

» 성인이다.

» 위의 둘에 대해 BMI가 27 이상이면서 비만에 의한 건강장애가 있거나, 건강장애가 없더라도 BMI가 30 이상인 경우

미국에서는 이 기준에 따라 과거 3년간 전체 성인의 2.5%에 달하는 460만 명이 약물치료를 받았다. 이것을 BMI 30 이상인 사람으로 한정하면 여성의 10%, 남성은 3%

가 된다(다음의 표는 미국에서 의약품으로 인가받은 비만치료약을 정리한 것임).

의약품으로 인가받은 비만치료약들은 한마디로 말하면 식욕억제제이지만, 각각의 작용에 따라 몇 가지로 분류할 수 있다. 뇌신경이 정보를 전달할 때 작용하는 아드레날린, 노아드레날린, 아세틸콜린, 도파민, 세로토닌 등의 특수한 물질을 총칭하여 신경전달물질이라 한다. 이들 물질은 각각 뇌기능을 촉진시키거나 억제하는 작용을 한다.

식욕억제제는 원칙적으로 억제적인 기능을 하는 신경전달물질에 관계된 것이 많다. 구조가 비슷하거나 그 분비를 촉진시키는 물질이다. 자세한 설명은 생략하겠으나 관계된 물질이 같다면 효과나 부작용도 같다고 보아도 좋다. 모두 단기간의 사용이 원칙으로, 길어도 2년을 넘겨 연속적으로 사용해서는 안 된다.

미국에서 인가받은 비만치료용 의약품		
화학명	중독성	사용법
펜디메트라진(phendimetrazine)	중독성 높음	단기간(2~3주 이내)
펜터민(phentermine)	중독성 비교적 낮음	단기간(2~3주 이내)
디에틸프로피온(diethylpropion)	중독성 비교적 낮음	단기간(2~3주 이내)
마진돌(mazindol)	중독성 비교적 낮음	중기간(3개월 이내)
시부트라민(sibutramine)	중독성 비교적 낮음	장기간 사용 가능
오를리스타트(orlistat)	알 수 없음	장기간 사용 가능

② 비만의 약물치료지침

대한비만학회에서 제시한 비만의 약물치료지침은 다음과 같다.

» 비만의 기본적인 치료방법은 식이요법 · 운동요법 · 행동요법이며, 약물요법은 보조치료법으로 사용한다.

» 체질량지수(BMI)가 25 또는 23이면서 심장혈관계통합병증이나 수면무호흡증이 있으면 약물치료를 시도할 수 있다.

» 비만치료제 중 시부트라민과 오를리스타트는 장기간 사용이 가능하지만, 펜터민 등은 3개월 이내의 단기간 사용을 원칙으로 한다.

» 약물사용 시 부작용과 효과를 정기적으로 검토해야 한다.

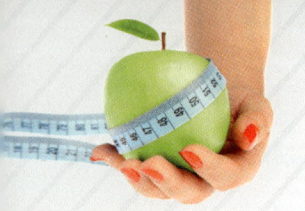
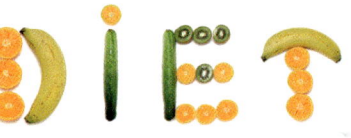

» 약물사용 시 30개월 내에 5~10%의 감량이 이루어지지 않거나 동반질환의 개선효과가 없으면 약제변경을 고려해야 한다.

③ 수술요법

살을 빼기 위한 마지막 수단은 수술이다. 고도비만자가 많은 미국에서는 상당히 보급되어 있어 귀중한 경험담이나 통계치도 많다. 수술요법을 받을 수 있는 기준은 ① BMI 40 이상이거나, ② BMI 35 이상이고 위험인자가 2가지 이상으로 정해져 있다. 여기에서 위험인자란 고혈압, 고지질혈증, 당뇨병 등과 같이 비만에 의해 악화될 가능성이 있는 질환을 말하며, 그것이 원인이 되어 비만을 조장하는 요소도 넓은 의미로 위험인자라 불린다.

살을 빼는 방법 중에는 금방 원래의 체중으로 돌아가버리는 것이 많지만, 수술요법은 유일하게 반영구적으로 살을 뺀 상태를 유지할 수 있는 방법이다. 입으로 섭취하는 식사는 기본적으로 위에서 소화되어 작은창자에서 흡수되는데, 그중 어딘가를 수술로 잘라버리는 것이 수술요법이다. 밥을 많이 먹지 못하도록 위를 부분적으로 꿰매어 용량을 작게 만드는 방법이 가장 많이 쓰이고, 그 외에 작은창자의 일부를 절단하여 남은 부분을 위에 봉합하는 방법도 있다.

올바른 살빼기

지금까지 서술한 모든 정보를 정리해보자.

건강상 살을 빼는 것이 좋은 경우는 BMI 30 이상일 때이다. 그 이상의 사람이 비만을 방치하면 중대한 건강장애를 불러올 가능성이 높다. 그 이하라도 BMI가 25 이상이고 위험인자가 2가지 이상이라면 역시 살을 빼야 한다.

이것을 알기 쉽게 정리하면 다음과 같다.

» 연령이 40세 이상
» 비만이 원인인 병에 걸린 적이 있다.

> » 콜레스테롤수치가 높다.

> » 혈압이 높다.

> » 혈당치가 높다.

또한 BMI 40 이상이거나 BMI 35 이상이고 위험인자를 2가지 이상 가지고 있는 경우에는 수술이나 약을 사용한 치료가 필요할 수도 있다.

이 조건에서 벗어나는 경우는 다음과 같은 기본방침을 가지고 살빼기에 임한다(그림 참조).

> » 10% 정도의 감량을 목표로 한다.

> » 1주일에 0.5kg 정도의 페이스로 감량한다.

> » 한 가지 방법을 6개월 이상 지속하되, 그동안 행동법을 바꾸지 않는다.

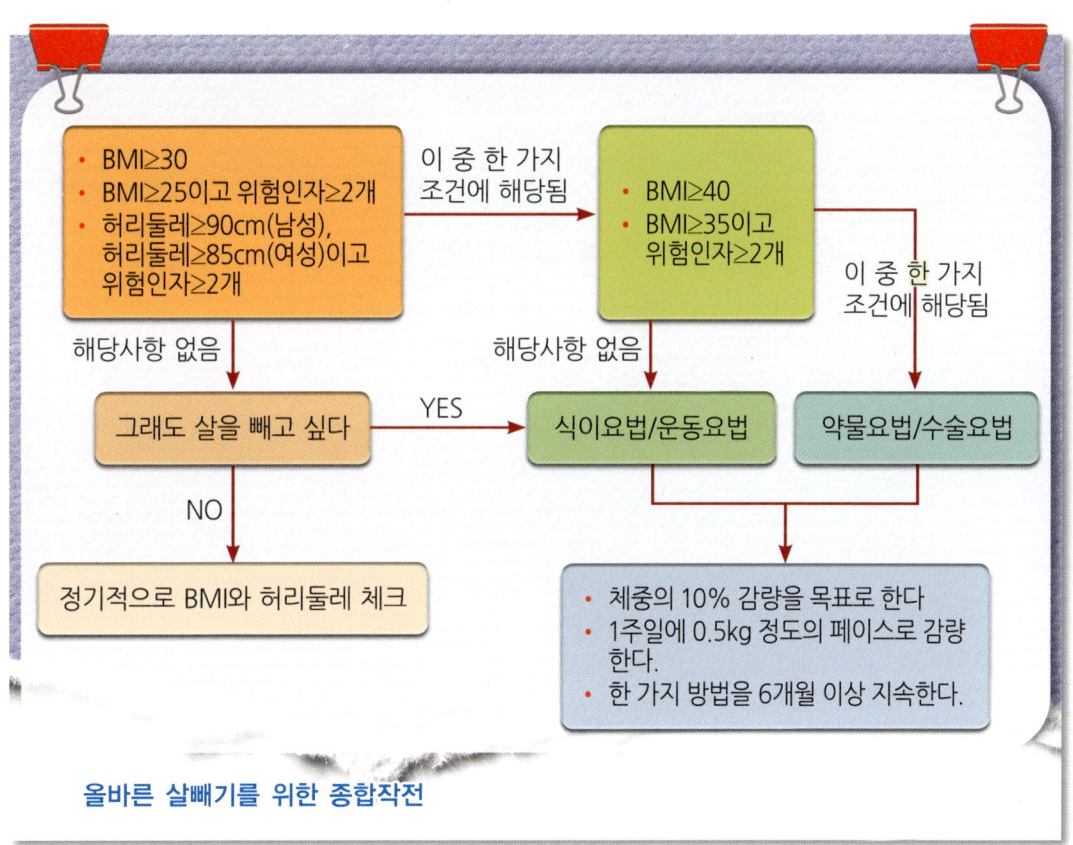

올바른 살빼기를 위한 종합작전

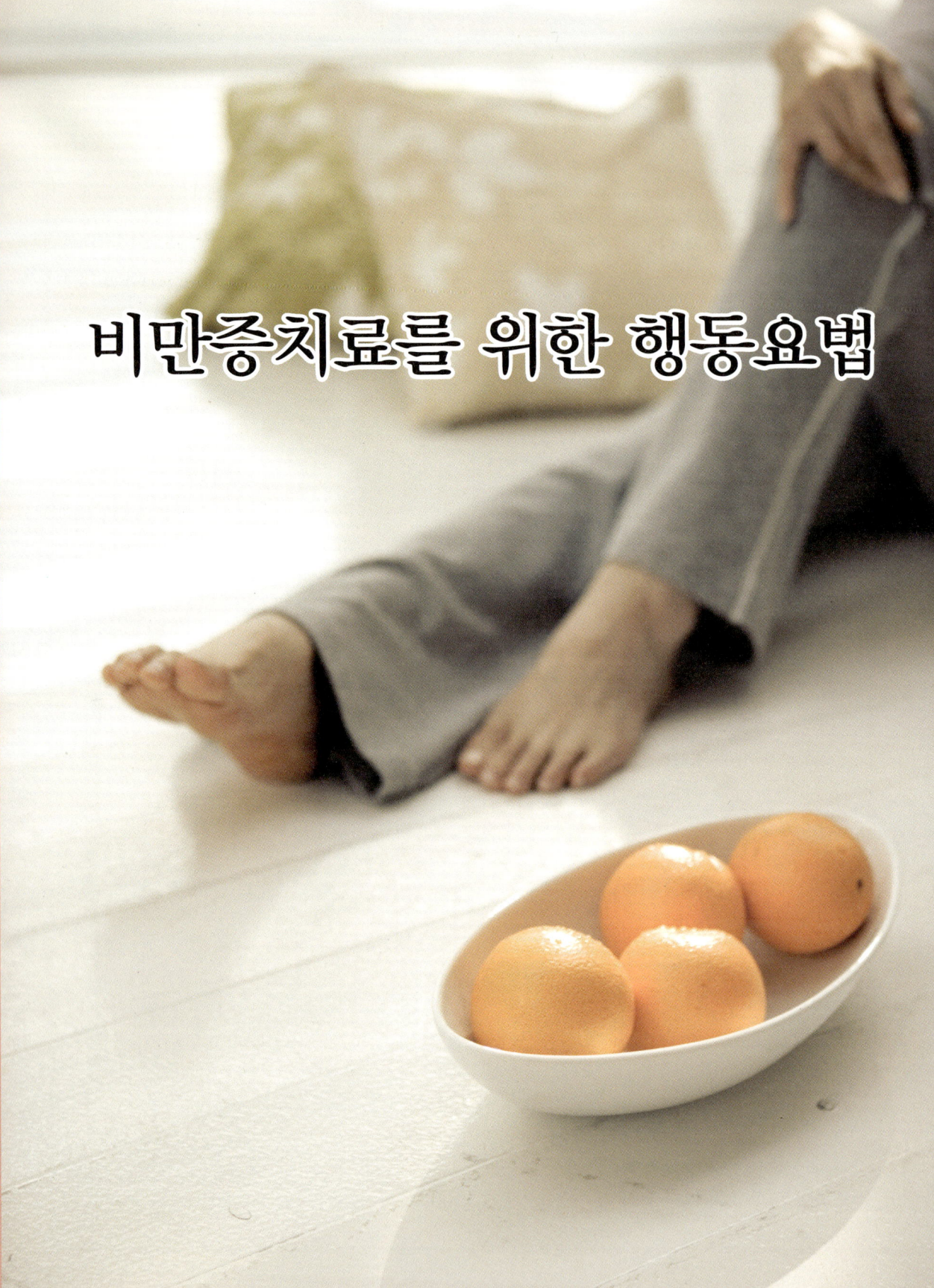

비만증치료를 위한 행동요법

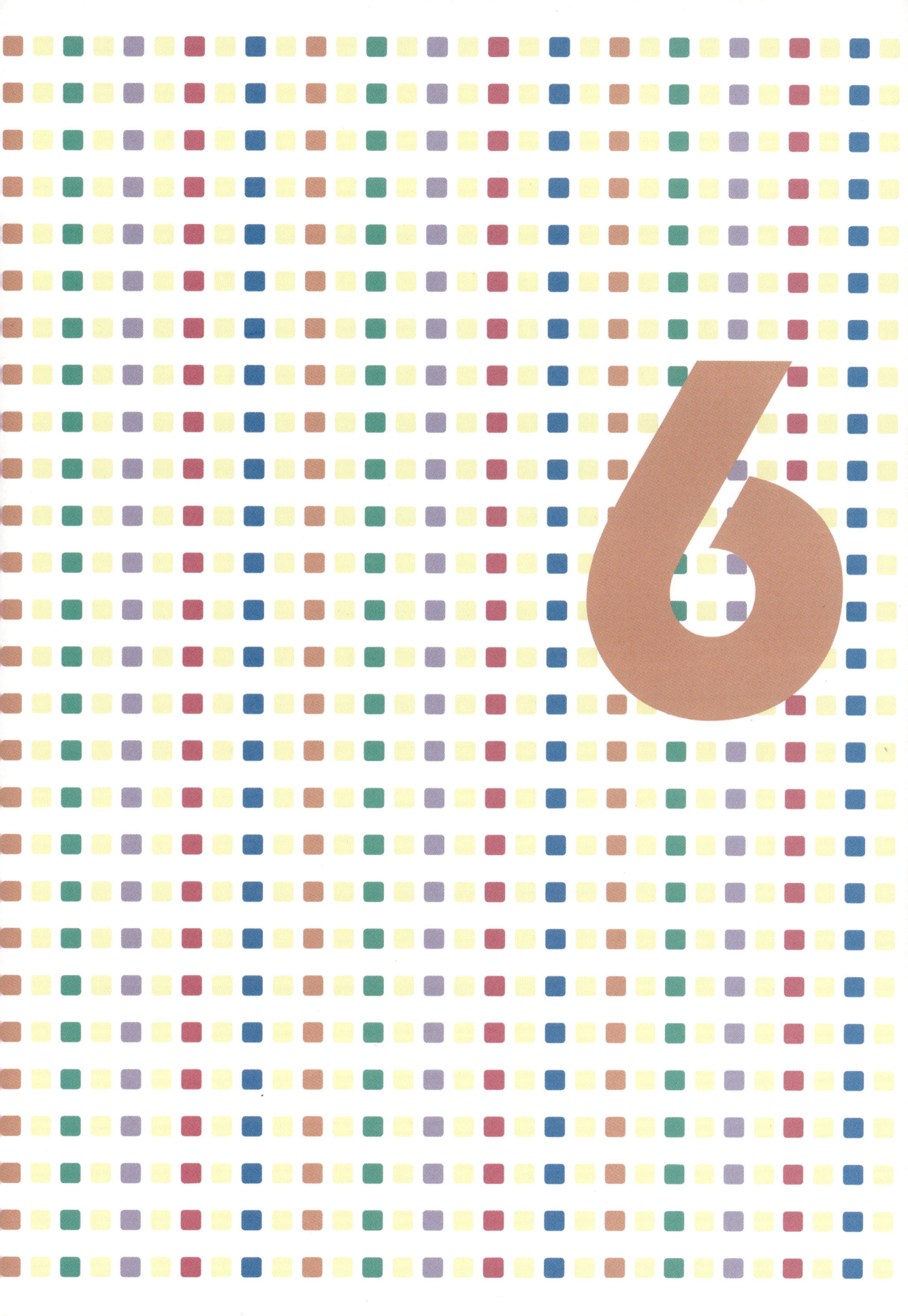

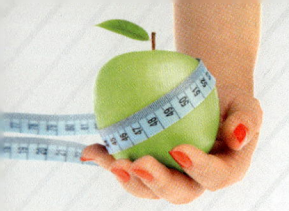
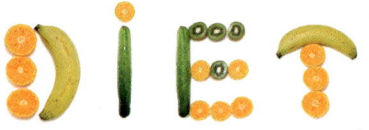

식이요법, 운동요법, 약물요법 등 어떠한 방법으로든 감량에 성공하였다 해도 '요요현상'이 나타나는 경우도 적지 않다. 감량에 성공한 상태를 보다 긴 시간 유지시키려면 식이요법, 운동요법, 약물요법 등을 실시하면서 행동요법을 빼놓아서는 안 된다. 비만증을 치료할 때에는 치료 초기부터 행동요법을 도입하면 좋은 결과를 낳을 수 있다.

행동요법의 개요

여기서는 요점은 미국국립보건원(NIH : National Institudes of Health)의 비만증치료 가이드를 바탕으로 하여 우리나라에서 하고 있는 치료조건을 더해 셀프 모니터링(self-monitoring), 스트레스 관리, 선행자극 조절, 문제행동의 추출과 해결, 보상을 이용한 행동수복 강화, 인지재구축, 사회적 서포트 등 7가지를 행동요법의 요점으로 정리하였다.

1 행동요법의 7가지 요점

(1) 셀프 모니터링

셀프 모니터링(self-monitoring)은 체중, 식사, 운동의 내용과 양, 일상생활의 행동 등을 스스로 기록하는 것이다. 식사는 식사량·섭취에너지량·영양조성 등을, 운동은 운동의 종류·강도·빈도 등을 기록한다. 식사나 운동이 이루어진 장소나 시각, 그때의 기분이나 감상도 기록한다. 식사, 운동, 활동량 등에 영향을 미치는 일상생활의 행동도

행동요법의 7가지 요점	
• 셀프 모니터링	• 보상을 이용한 행동수복 강화
• 스트레스 관리	• 인지재구축
• 선행자극 조절	• 사회적 서포트
• 문제행동의 추출과 해결	

같이 기입힌다.

여기에서 주의할 점은 이 기록은 치료관리자에게 보여주는 것이 목적이 아니라 환자 스스로 체중증감의 이유를 깨닫고 어떻게 하면 감량 쪽으로 갈 수 있을 것인가를 납득하고, 치료의 요점을 스스로 체득하는 일이다. 이러한 기록을 남겨두면 감량이 효과적으로 되지 않는 원인을 발견할 수 있을 것이다.

(2) 스트레스 관리

먼저 스트레스를 받는지의 여부와 만일 받는다면 그 스트레스의 내용이 무엇인지 파악한다. 또한 스트레스가 생겼을 때 환자가 어떻게 그에 대응하고 대처하는지 알아야 한다. 스트레스가 과식을 일으키는 요인일 때 그 스트레스가 과식으로 이어진다는 사실과 스트레스를 받았을 때부터 어떠한 단계를 거쳐 과식에 이르는가를 환자 스스로 깨닫게 한다. 자각을 촉진시킨 후 스트레스해소법을 환자가 궁리할 수 있도록 한다. 증상에 따라 비만증치료 자체가 스트레스의 원인이 될 수도 있으므로 주의해야 한다. 스트레스가 과식을 일으킨다는 사실을 깨닫게 하는 것이 중요하다

(3) 선행자극 조절

간식이나 과식을 유발하는 자극을 조절하는 것이 중요하다. 예를 들면 가까운 곳에 먹을 것 두기, TV 또는 잡지에서 음식기사 보기 등이 자극요인이 되어 간식이나 과식을 일으키는 경우가 있다. 따라서 이러한 자극요인을 주변에서 제거하는 노력이 필요하다.

(4) 문제행동의 추출과 해결

환자의 체중이 좀처럼 줄지 않거나 오히려 증가하는 이유는 과식, 간식, 불규칙한 식사, 운동부족 등과 같은 문제점이 있기 때문이다. 중요한 것은 감량할 때 가장 효과가 있다고 생각되는 문제행동을 알고, 환자와 자주 상담하는 일이다. 아무리 사소한 것이라도 환자 스스로 자각하여 실시할 수 있는 범위 내에서 해결책을 찾아야 한다. 이 해결책에는 환자 자신이 의욕을 가질만한 구체적이고 실행가능한 내용을 넣어야 한다.

(5) 보상을 이용한 행동수복 강화

일상생활·식사·운동 등의 습관을 기록하고, 체중증가 요인이 되는 행동을 찾아내

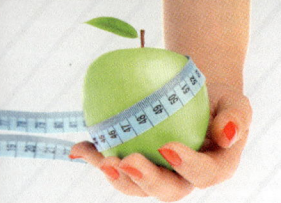
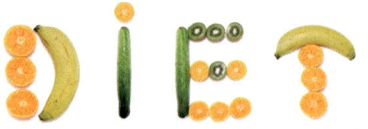

어 그것을 수복하여야 한다. 이때 보상을 주어 환자의 치료의욕을 높인다. 그리하면 문제행동을 수복하고 체중감소를 위한 행동이 정착되도록 노력하게 될 것이다. 자주 쓰이는 보상은 치료관리자나 동료들의 칭찬이다. 그중에도 체중감소로 인해 나타나는 혈압이나 혈당치 등의 검사수치 개선은 강력한 보상이 되고, 치료받는 환자를 격려할 수 있게 되므로 적극적으로 사용하도록 한다.

(6) 인지재구축

환자는 자신의 행동, 특히 식사에 관한 행동에서 독특한 생각을 가지고 있는 경우가 많다. 예를 들면 '자신이 좋아하는 음식은 실제 섭취량보다 적게 느낀다', '눈앞에 있는 음식을 전부 먹지 않으면 불안하다'와 같은 특유의 느낌이나 대응방식이다. 이러한 생각이나 대응방식은 감량을 위해서는 반드시 수복해야 한다. 따라서 환자 스스로 이 독특한 사고방식을 깨닫고, 수복하는 일이 필요하다.

(7) 사회적 서포트

감량을 위해 반드시 수복해야할 행동을 환자가 자각하고 그 행동을 실행하려 할 때에는 사회적 서포트의 역할이 중요해진다. 가족, 친구, 직장동료 등이 그것을 이해해주고 격려해준다면 큰 효과를 발휘하게 될 것이다. 왜냐하면 격려의 말이나 관심은 큰 보상이 되기 때문이다. 집단요법이나 가족과 함께 실행하는 감량프로젝트는 이러한 사회적 서포트의 이점을 최대한 활용한 것이라 할 수 있다.

2 행동요법의 실제

(1) 행동요법의 흐름

행동요법에서는 문제점을 개선·탈피하기 위해 일상생활에 관심을 두어야 한다. 치료를 진행하기 위한 행동요법의 흐름은 다음의 그림과 같다.

치료에 들어가기 전에 먼저 비만증을 일으키고 치료를 저해하는 요인, 특히 문제행동을 조사해야 한다. 체중이나 식사를 스스로 기록하도록 하여 문제가 되는 생활습관을 환자 스스로 깨닫게 한다.

문제점이 밝혀졌다면 문제행동을 어떻게 수복할 것인가를 환자 나름대로 생각해보

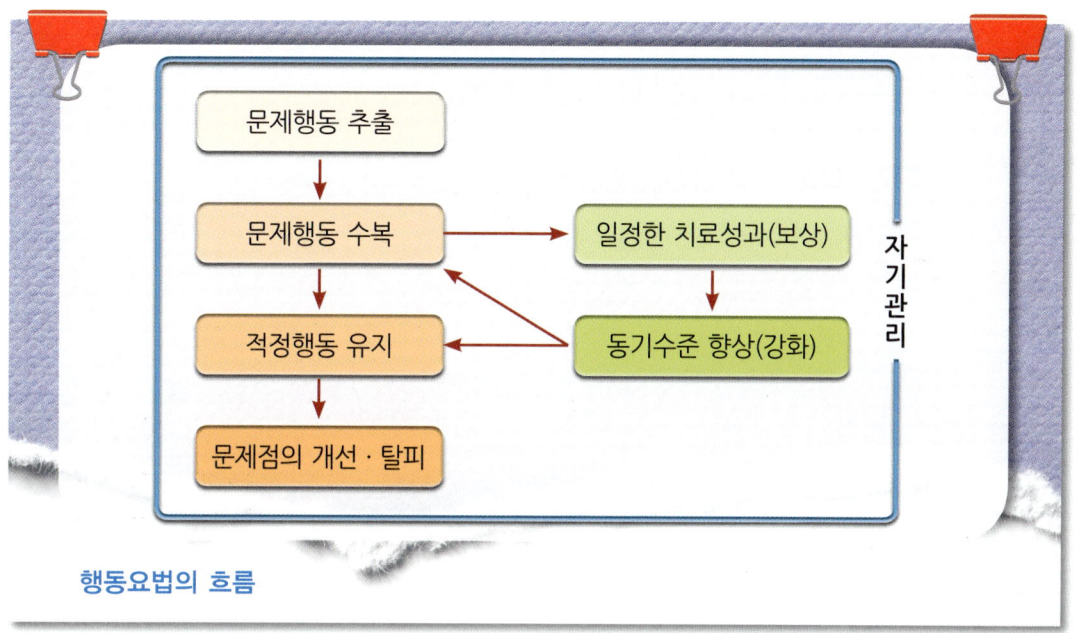

행동요법의 흐름

게 한다. 구체적으로 스트레스대처법이나 과식유발요인을 피하는 법 등이 있다. 대처방법을 환자가 납득하고 실행할 수 있게 되는 것이 중요하다. 실행성과는 정기적으로 평가하여 좋은 점은 칭찬하고, 문제점은 해결하기 위해 노력한다. 중요한 점은 수복된 행동을 계속 유지할 수 있어야 한다는 것이다.

수복된 행동을 유지하기 위해서는 보상을 정기적으로, 그리고 효과적으로 주는 것이 중요하다. 체중이나 임상검사의 개선결과를 보여주거나 "살이 많이 빠졌네요."와 같은 칭찬의 말 등은 큰 기쁨이 되며 치료를 계속할 수 있게 하는 원동력이 된다. 수복된 일상행동의 적절한 평가를 받으면 환자는 새로운 문제점을 스스로 발견하여 그 수정을 위해 노력하게 된다. 여기까지 된다면 치료에 강력한 동기를 지속적으로 가질 수 있어 적절한 행동을 계속해나가기 쉬워진다.

(2) 행동수복의 단계와 실시법

수복대상행동인 문제행동이나 라이프스타일을 하나하나 표적으로 하여 고쳐나간다. 대표적인 예로 과식, 간식, 외식, 불규칙한 식사시간, 늦은 저녁, 올빼미형 라이프스타일, 스트레스, 운동부족 등이 있다.

다음으로 감량을 저해하는 행동의 수복 정도와 그 평가를 실시한다. 즉 과식이나 운

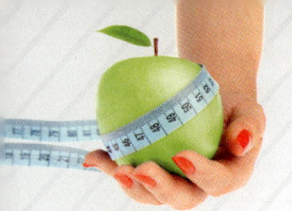
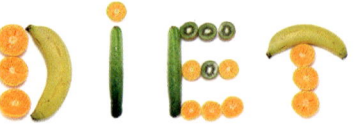

동부족을 수복하여 그 방법이나 속도가 감량에 적절한 것인가를 정기적으로 평가하는 것이다. 이것이 수복되었다는 평가를 끊임없이 피드백하여 올바른 대처법을 향해 나아가면서 치료포기를 막기 위한 수단으로도 활용한다.

다른 사람에게 받은 긍정적 평가로 격려를 받을 수 있으나, 체중이나 검사데이터의 개선도는 병의 개선으로 연결되므로 실감 정도가 강하다는 이점이 있다. 적정행동을 하는 데 성공하면 환자는 문제점을 발견하여 고치기 위해 노력하게 된다. 다시 말해서 행동수복을 새롭게 확대하고 적정행동을 유지하기 쉬워지는 것이다.

다음 표는 행동수복의 구체적인 수단을 단계별로 나타낸 것이다.

행동수복의 실제	
행동수복의 단계	**행동수복의 내용**
감량저해요인의 추출	• 문진, 면접 • 영양상담, 생활조사 • 식사행동질문표 • 체중변화그래프(곡선의 형태가 불규칙한 원인 추출)
행동수복의 실행과 평가	• 섭취에너지계산(영양지도) • 식사일기, 생활일기 • 보수계, 체중측정, 씹는 방법 개선 • 개인 면접, 정기적 집단요법 • 체중변화그래프(봉우리가 하나인 포물선 중시)
보상을 사용한 강화	• 감량 • 혈당치, HbA1c 등 혈액데이터의 개선 • 신체변화 자각(계단을 오르기 쉬워졌다, 예전 옷이 맞는다, 벨트구멍이 하나 더 안쪽으로 들어갔다) • 의사나 영양사의 칭찬, 격려 • 가족, 지인의 지적 • 정기적 개인면접 • 개선된 씹는 방법 강화 • 운동의 지속적 실시 • 체중변화그래프(감량의 시각적 정보화)
행동수복의 확대와 적정행동의 지속	• 정기적 면접, 정기적 집단요법 • 유효한 치료법의 보조적 추가 • 식이요법의 강화·유지 • 운동요법의 질·양의 개선과 습관화 • 체중변화그래프(봉우리가 하나인 포물선을 항상 유지)

행동요법의 단계와 적용방법

① 행동요법의 단계

감량에는 성공했으나 야식을 먹는 습관을 고지지 못한 탓에 요요현상이 오게 된 사례를 이용하여 각각의 단계를 살펴본다.

감량상태가 지속되지 않는 경우에는 먼저 그 원인을 찾아내야 한다. 이때 야식을 먹는 습관이 있다는 것을 깨달았다고 하자. 이것이 문제행동의 추출이다. 다음으로는 이 문제행동을 어떻게 고칠 것인가를 생각한다. 여기서 수복의 수단을 생각하게 된다. 야식을 먹게 되는 원인은 음식물이 항상 주변에 있기 때문이라는 사실을 알아냈다면 음식을 주변에 두지 않을 방법을 생각한다.

수복의 수단이 성공하여 문제행동이 멈췄다 해도 일시적인 것이라면 의미가 없다. 그것을 지속시키는 것이 중요하다. 여기서 지속을 위한 방법을 생각한다. 야식을 먹지 않게 된 일을 주변에서 칭찬해주거나 개선된 검사결과를 보여주는 등의 보상을 주어 야식을 먹지 않는 상태를 지속시키고 그것을 습관화하도록 서포트한다. 최종적으로 감량에 필요한 행동이 습관화되어 상태가 개선되는 것으로 행동요법의 치료는 완성된다.

중요한 것은 어느 단계이든 치료관리자가 지시하는 것이 아닌, 환자가 스스로 궁리하고 실행할 수 있는 정도의 일부터 시작한다는 기본자세를 유지하는 것이다.

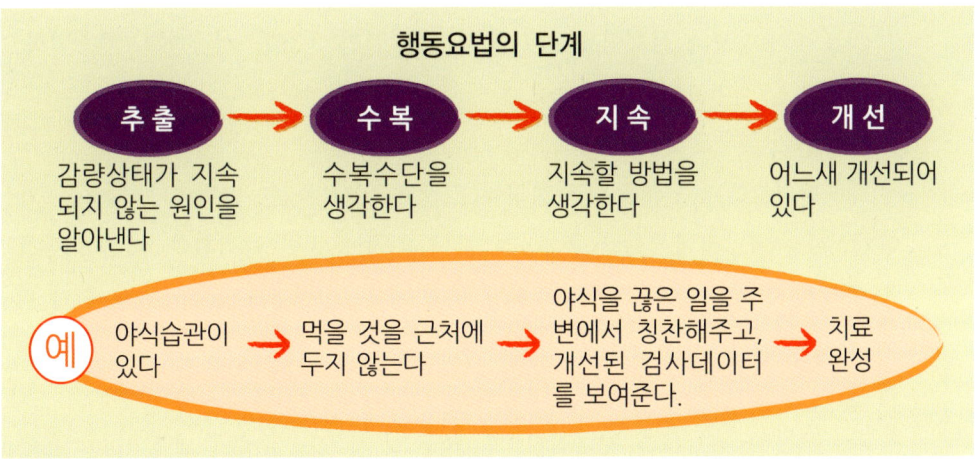

행동요법의 단계

추출 → 수복 → 지속 → 개선

감량상태가 지속되지 않는 원인을 알아낸다 / 수복수단을 생각한다 / 지속할 방법을 생각한다 / 어느새 개선되어 있다

예 야식습관이 있다 → 먹을 것을 근처에 두지 않는다 → 야식을 끊은 일을 주변에서 칭찬해주고, 개선된 검사데이터를 보여준다. → 치료 완성

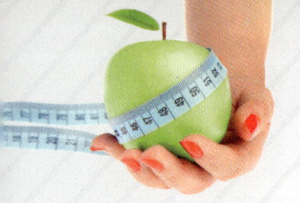
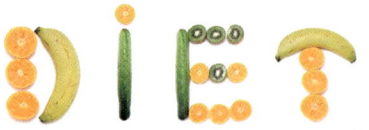

② 행동요법의 적용방법

(1) 비만증환자의 식습관 및 생활습관 파악

비만증환자의 식생활이나 일상생활에서 감량저해행동을 찾아 분석해보면 특유의 착각과 버릇이 있다는 것을 알 수 있다. 착각은 현실인식 · 사고방식 · 만복감 등에 기인하며, 많은 종류가 있다. 예를 들어 '물만 마셔도 살찐다'와 같은 말은 그릇된 현실인식 때문에 생기는 착각이다. 버릇이란 비만을 해소할 수 없게 만드는 습관적 행동을 말한다. 예를 들어 '내 주변에 먹을 것이 충분히 없으면 불안하다', '눈앞에 음식이 있으면 무심코 손을 대고 만다' 등과 같은 식생활에서의 나쁜 버릇이다.

이렇듯 환자가 가지는 감각적 착각과 버릇을 파악한다. 착각과 버릇은 일상생활과 밀착되어 있으며 환자가 인식하지 못하므로 계속해서 반복하기 쉽다. 이러한 착각과 버릇을 염두에 두고 병력이나 지금까지의 생활습관, 경우에 따라서는 치료과정 등을 구체적으로 질문한다. 여기서 중요한 점은 구체적인 질문을 통해 착각과 버릇을 분명히 밝혀내는 것이다. 그렇지 않으면 환자는 좀처럼 그것을 깨닫지 못한다.

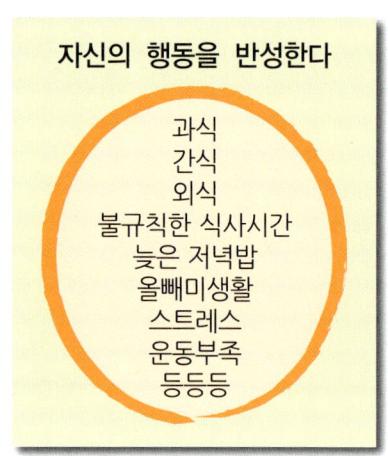

(2) 적용방법

치료의 방향성과 문제점을 밝혀낸 후 실질적인 치료를 시작한다. 체중변화그래프나 씹는 방법을 식이요법이나 운동요법 등과 병행하여 실시한다.

① 체중변화그래프

체중변화그래프는 체중을 측정하여 그래프로 나타내는 방법이다. 체중은 기상 직후, 아침식사 직후, 저녁식사 직후, 취침 직전 등 하루 4번 측정한다. 기상 직후를 기준으로 하여 다른 시기는 식사행동이나 생활습관에 따라 체중이 변동되기 쉽기 때문에 이 4회 측정을 엄수할 필요가 있다. 처음엔 귀찮더라도 나중에는 습관화되어 전혀 신경쓰지 않고도 4회 기록을 할 수 있게 될 것이다.

4회 기록의 필요성은 저녁식사 직후에서 취침 직전까지의 체중변화가 밤중에 먹은

비만증환자의 특징적인 식습관

1. 먹는 속도가 빠르다.
2. 살이 찌는 것은 단것을 좋아하기 때문이라고 생각한다.
3. 편의점을 자주 이용한다.
4. 야식을 자주 먹는다.
5. 냉장고에 음식이 별로 없으면 불안하다.
6. 먹고 바로 눕는다.
7. 회식, 술자리가 많다.
8. 다른 사람한테서 '잘 먹는다'는 말을 듣는다.
9. 배가 고프면 짜증을 낸다.
10. 감기에 걸려도 잘 먹는다.
11. 군것질을 자주 한다.
12. 음식이 남으면 아까워서 다 먹고 만다.
13. 식후라도 좋아하는 음식은 먹을 수 있다.
14. 자극적이고 진한 맛을 좋아한다.
15. 배가 완전히 다 찰 때까지 먹지 않으면 포만감을 느낄 수 없다.
16. 짜증이 나거나 걱정거리가 있으면 먹을 것을 찾게 된다.
17. 저녁식사가 다채롭지 못하면 불만이다.
18. 아침에 약한 올빼미형인간이다.
19. 면 종류를 좋아한다.
20. 명절이나 연휴에는 언제나 살이 찐다.
21. 간식을 자주 먹는다.
22. 물만 마셔도 살이 찌는 체질이다.
23. 주변에 언제나 먹을 것이 있다.
24. 다른 사람이 먹고 있으면 나도 먹고 싶어져 먹게 된다.
25. 잘 씹지 않고 삼킨다.
26. 외식이나 배달음식을 자주 먹는다.
27. 식사시간이 불규칙하다.
28. 외식이나 배달음식을 먹을 때는 평소 식사량보다 많이 주문한다.
29. 식사메뉴는 한식보다 양식이 많다.
30. 햄버거 등 패스트푸드를 자주 먹는다.
31. 아무것도 하지 않고 있을 때 무심코 무언가 먹는다.
32. 잔뜩 먹고 난 다음에 후회한다.
33. 식료품을 살 때는 필요한 양보다 많이 사 두지 않으면 안된다.
34. 과일이나 과자가 눈앞에 있으면 무심코 손을 댄다.
35. 하루 식사 중 저녁식사를 가장 다양하고 많이 먹는다.
36. 살이 찌는 것은 운동부족 때문이다.
37. 저녁을 늦게 먹는다.
38. 요리를 만들 때 많이 만들어 두어야 한다.
39. 배가 고프면 잠이 오지 않는다..
40. 과자빵을 자주 먹는다.
41. 입에 한가득 넣고 먹는다.
42. 다른 사람보다 살찌기 쉬운 체질이라고 생각한다.
43. 기름진 음식을 좋아한다.
44. 맛있어 보이는 것이 있으면 예정에 없던 것이어도 사고 만다.
45. 식후에 금방 다음 식사에 대해 생각한다.
46. 맥주를 자주 마신다.
47. 천천히 밥을 먹을 여유가 없다.
48. 아침밥을 먹지 않는다.
49. 공복감이나 포만감을 잘 모른다.
50. 다른 사람이 권유해서 같이 먹는 일이 많다.
51. 그렇게 많이 먹지 않는데도 마르지 않는다.
52. 단것에 사족을 못쓴다.
53. 식사 전에 배가 고프지 않은 경우가 많다.
54. 고기를 자주 먹는다.
55. 식사할 때 음식을 입에 계속 넣으면서 먹는다.

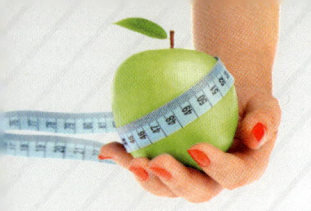
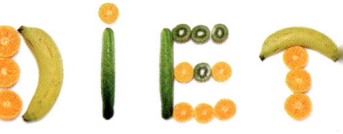

간식을 반영하고 있어 체중의 증감을 좌우하는 중요한 측정치가 된다는 데 있다. 또한 아침식사 직후부터 저녁식사 직후까지의 체중은 하루 중 체중이 가장 많이 늘어나는 시간이라는 의미 때문에 빼놓을 수 없다. 중요한 것은 측정시기이다. 반드시 직후·직전에 측정해야 하고, 그 의미를 이해시킨다. 취침 때까지 체중곡선을 다시 살펴보고 체중이 증가 혹은 감소한 이유를 검토하여 그 원인을 빈 공간에 메모해둔다.

이러한 방법은 체중의 증감을 한눈에 파악할 수 있으므로 환자가 감량을 방해하는 문제행동을 스스로 깨닫고 그 행동을 수복할 필요가 있다는 자각을 할 수 있는 길을 쉽게 열어주기 때문에 문제행동을 수복시킬 수 있는 동기를 부여하고 체중의 자기관리가 가능해진다는 장점이 있다. 체중변화그래프를 정해진 방법에 따라 그려보면 효과가 있다.

② 씹는 방법

씹는 방법이란 한 입의 씹기횟수를 사전에 정한 다음 그 정해놓은 횟수를 지키면서 먹는 방법이다.

비만증환자 중에는 빨리 먹는 사람이 많다. 빨리 먹는 것은 정상적인 포만감을 둔화시켜 과식의 원인이 되는 행동이므로 수복해야 할 대표적인 행동이다. 특히 소아기 때부터 습관화된 빨리 먹는 행동은 교정이 간단하지 않아 시간을 들여서 참을성있게 고쳐야 한다. 한 입의 씹기횟수를 20회, 30회 등으로 정해서 그 횟수를 엄수한다. 그 결과를 기록한 도표는 환자 스스로 한눈에 알아볼 수 있어야 한다.

씹기횟수를 어느 정도 많은 횟수로 정하면 음식 본래의 씹는 맛이나 미각의 감수성을 높이고 포만감을 확실히 느낄 수 있도록 하는 효과가 있다. 필연적으로 식사시간도 연장되므로 식사량의 감소로 연결된다. 동시에 지방분해, 특히 내장지방의 분해를 촉진시키는 효과도 매우 크다. 씹는 방법을 습관화하는 것은 어렵지만 외식, 여행, 추석, 설 등과 같이 과식을 피할 수 없는 시기에 집중적으로 실시해보는 것도 요요현상억제에 도움이 될 것이다.

행동요법의 치료기간과 평가방법

1 적당한 치료기간

행동요법은 식이요법, 운동요법, 약물요법 등과는 달리 원칙적으로 치료기간을 한정하지 않지만, 치료효과의 판정이나 치료를 계속할 것인지 여부를 판단하기 위해 일정 기간의 기준이 필요하다. 또한 다른 치료방법과 효율적으로 병행하기 위해 치료기간의 기준을 정해 놓을 필요가 있다. 예를 들어 체중변화그래프에 기록을 시작하고 3개월 후에는 숙달이 늦은 환자라도 체중곡선이 일정 리듬을 가지고 변화하는 것이 보이기 시작한다. 통상 몇 kg 정도 감량효과가 보이지만, 그렇지 않은 환자라도 감량하려고 하는 의욕이나 병행하고 있는 다른 요법 등을 재검토한다. 이 시점에서 현재 실시 중인 행동요법을 계속할 것인지의 여부도 검토해야 한다.

2 치료결과의 평가방법

치료결과의 평가기준이 되는 것은 증상의 해소 및 개선이다. 대사이상에 대해서는 다양한 검사치가 지표가 되고, 내장지방량의 수치도 중요한 지표가 된다. 검사치나 행동수복의 기준은 다음의 표와 같다. 이 평가 중 ③은 씹는 방법을, ⑥은 식사행동질문표를, ⑧은 면접에 의한 질문을 통한 것으로, 그 외에는 체중변화그래프에서 체중곡선의 변화로 치료성과를 파악한다.

3 치료 시의 주의사항

모든 비만증환자가 행동요법을 필요로 하는 것은 아니라는 점에 유의하자. 설득이나 교육으로 감량효과가 나타나는 증상에는 행동요법을 도입할 필요가 없다. 요요경험이 있는 환자와 구체적으로 치료성과의 기준이 되는 행동요법의 평가(다음 쪽의 표 참조) 내용이 원래 잘 이루어지지 않았던 환자가 대상이 된다. 행동요법을 권할 때 주로 문제가 되는 점은 식사제한, 이상체중, 감량속도 등이다.

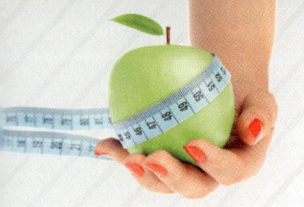
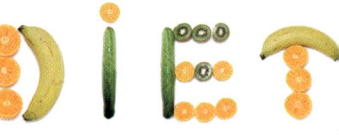

① 식사량이나 식사내용의 개선

② 식사시간의 고정화와 규칙성

③ 빨리 먹는 행동의 수정과 씹기의 습관화

④ 대리섭취, 간식, 한꺼번에 먹기, 외식 등의 감소

⑤ 일과성 체중증가를 며칠 내로 시정

⑥ 식사행동질문표의 다이어그램 개선

⑦ 일정한 라이프스타일 확립

⑧ 정상적인 포만감이나 공복감 회복('위가 작아졌다'는 표현이 여기에 해당된다)

(1) 실행가능한 식사제한

치료 초기에는 식사내용을 필요 이상으로 자세하게 묻고 그것을 섭취에너지로 계산하여 과식을 고치려는 방법은 오히려 역효과를 일으킨다. 요요현상이 반복되는 환자일수록 식이요법에 관한 정보를 풍부하게 가지고 있다. 엄격한 식사제한을 해야 한다는 선입관을 없애고, 실행가능한 범위의 식사제한부터 시작한다.

(2) 확실한 감량효과

요요현상이 반복되어 내원한 환자에게는 BMI나 이상체중을 다루는 것은 의미가 없으며 오히려 유해하다고도 할 수 있다. 당면목표를 2~3개월 동안 2~3kg의 감량으로 잡는다. 특히 내장지방축적형비만환자는 2~3kg의 감량으로도 검사결과가 개선된다. 이 점은 환자에게는 놀라움이며 긍정적으로 치료에 집중하도록 하는 동기가 되기도 한다.

(3) 감량속도

급속한 감량은 요요현상을 불러온다. 의학적으로 급속히 감량하지 않으면 병이 위중해질 가능성이 있거나 일상생활에 지장이 있는 경우 등을 제외하고 서서히 감량하는 것을 원칙으로 한다. 예를 들어 1주일에 0.5kg을 감량하면 적은 수치라고 생각하지만, 이것을 계속하면 1개월에는 2kg, 1년이면 24kg이나 감량할 수 있다. 감량을 계속해나가는 것의 중요성을 환자에게 충분히 인식시켜야 한다.

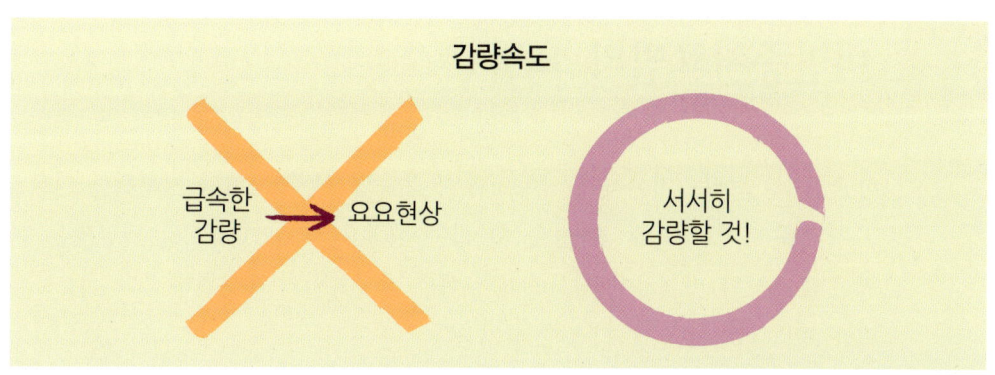

특히 주의해야할 점은 섭식이상증인 대식증환자에게는 씹는 방법, 체중변화그래프화법은 실시해서는 안 된다. 왜냐하면 이러한 치료법은 대식증환자로 하여금 체중에 너무 집착하도록 만들어 병을 악화시킬 가능성이 있기 때문이다.

농경민족 특유의 기아인자와 비만과의 연관성

지금은 마음껏 먹을 수 있는 시대이지만, 인류가 탄생하여 농경문화가 자리잡기까지는 먹을 것이 귀한 기아의 시대였다. 그러한 상황에서는 에너지를 절약하여 이용 가능한 에너지인 중성지방(트리글리세라이드)으로 저장해둘 수 있었기 때문에 사람이 살아남을 수 있었다.

그러나 현대와 같은 포식의 시대에서 운동부족현상이 겹치면 순식간에 비만이 되어 생활습관병이 쉽게 나타나게 된다. 발생공학을 사용한 생쥐의 실험과 단일염기변이(SNP : single nucleotide polymorphism)라고 하는 인간게놈 중 개인에 따라 배열이 다른 각 부분을 이용한 연구의 성과를 보면 에너지 절약으로 저장하기 쉬워지는 체질의 정체는 과산화소체증식체활성인자(PPARγ : peroxisome proliferator activafed receptor-γ, 이자베타세포의 증식과 전사인자임) 유전자, β_3아드레날린수용체유전자의 SNP 등이라는 것을 알 수 있다. 우리나라 사람은 서양인보다 이들 유전자의 SNP 유형은 '검약'형일 비율이 높다. 이 때문에 서양인과 같은 라이프스타일로 생활하면 비만이 되기 쉬운 것이다.

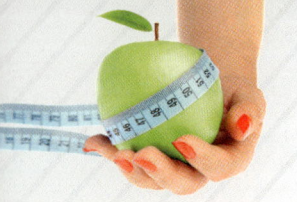
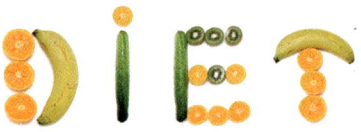

비만증치료법의 요점

비만증치료법에는 기본적인 식이요법, 운동요법, 경우에 따라 병행하는 약물요법, 그리고 감량을 유지하는 데 빼 놓을 수 없는 행동요법이 있다. 이들 치료법은 단독적으로 사용될 때보다 병행하여 실시하여야 한층 감량효과가 높아진다.

비만증치료법의 요점을 다음에 정리한다.

① 감량치료 적용여부의 판정

비만증치료를 시작하기 전에 비만증이라고 진단할 수 있는지, 치료할 필요가 있는 비만증인지의 여부를 잘 감별하는 것이 중요하다. 이것은 어떤 치료방법을 선택하든 변하지 않는다. 따라서 비만증의 진단기준을 잘 이해할 필요가 있다.

② 치료방법의 선택과 치료계획결정

비만증으로 진단된 환자의 상태를 내장지방의 축적이 보이는지, 어떠한 질병이 나타나는지, 발병할 위험성이 있는지 등을 다양한 검사를 통하여 파악해야 한다. 다만 검사치와 같은 객관적인 수치뿐만 아니라 환자 개인의 생활습관, 운동습관 등을 기록하게 하여 면접을 통해 대화를 나누고 환자의 식사행동, 버릇, 착각 등을 파악한다. 이들을 종합하여 환자 개인에게 가장 알맞은 치료방법을 선택하고 치료계획을 세운다.

실제치료를 시작하기 전에 실시하는 면접이나 검사 등은 치료계획을 세울 때 없어서는 안 될 것들이다. 이와 동시에 치료가 생각대로 진행되지 않으면 그 원인을 찾아내기 위해서라도 다시 한 번 치료계획을 세울 필요가 있다. 이를 계기로 치료가 다시 궤도에 오르는 경우도 흔하다.

③ 적합한 치료방법의 실시

치료의 기본은 먼저 식이요법의 실시이다. 요요현상을 방지하기 위해 급속한 감량이 아닌 서서히 감량할 수 있도록 비만증치료식단을 선택하고 운동요법을 병행시킨다. 내장지방축적형비만은 특히 이 병행치료가 효과적이다. 운동요법은 과격한 운동으로 에너지를 소비시키는 것이 아니라 계속 하기 쉬운 중(中)도의 운동을 지속적으로 행하도록 계획을 세운다. 식이요법이나 운동요법으로 개선되지 않고 적용기준에도 부합된다면 약물요법을 함께 실시한다.

어떤 치료방법이건 환자의 생활습관이나 행동을 수복하는 행동요법은 빼 놓을 수 없다. 감량달성이 어려운 경우에는 약물요법을 실시하면서 식이요법이나 운동요법, 행동요법의 병행을 검토한다. 그러나 BMI가 40 이상, 혹은 BMI가 35 이상 40 미만이고 위중한 합병증을 가지고 있는 환자는 수술요법을 실시할 수도 있다.

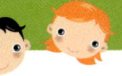 **올빼미형 인간은 살찌기 쉽다 – 자율신경계통기능과 비만의 관계**

인체의 생리현상은 24+4시간의 리듬을 가지고 있다. 이 리듬을 형성하는 체내 시계는 사이뇌(시상하부)의 시각교차상핵(SCN : suprachiasmatic nucleus)이라는 신경핵에 들어 있다. SCN은 자율신경중추로서도 기능한다고 알려져 있다. 그 결과에 따르면 호흡지수(RQ)도 SCN에서 형성된다고 한다. 사람의 호흡지수(RQ : respiratory quotient)는 활동기(낮)에 높고, 휴식기(밤)에 낮아진다. 그 결과 낮에는 탄수화물을, 밤에는 지질을 주에너지원으로 사용한다.

이러한 리듬은 SCN에서 나오는 자율신경계통의 명령으로 형성된다. 한편 낮에는 부교감신경계통이 주로 작용하므로 인슐린이 분비되어 탄수화물을 쉽게 이용할 수 있지만, 음식을 먹지 않는 밤에는 혈당치의 항상성을 유지하기 위해 교감신경이 작용하여 지질이용을 촉진시킨다. 그러나 야간에 음식을 섭취하면 분비된 인슐린이 지질이용을 억제하므로 야식을 먹으면 쉽게 살이 찌게 된다.

실제로 하루에 2,000kcal를 아침밥 1회에 먹으면 살이 빠지지만, 밤에 한 번에 먹으면 살이 찐다는 기록이 있다. 야식을 먹으면 살이 찌는 이유는 낮과 밤의 자율신경활동의 차이 때문이다.

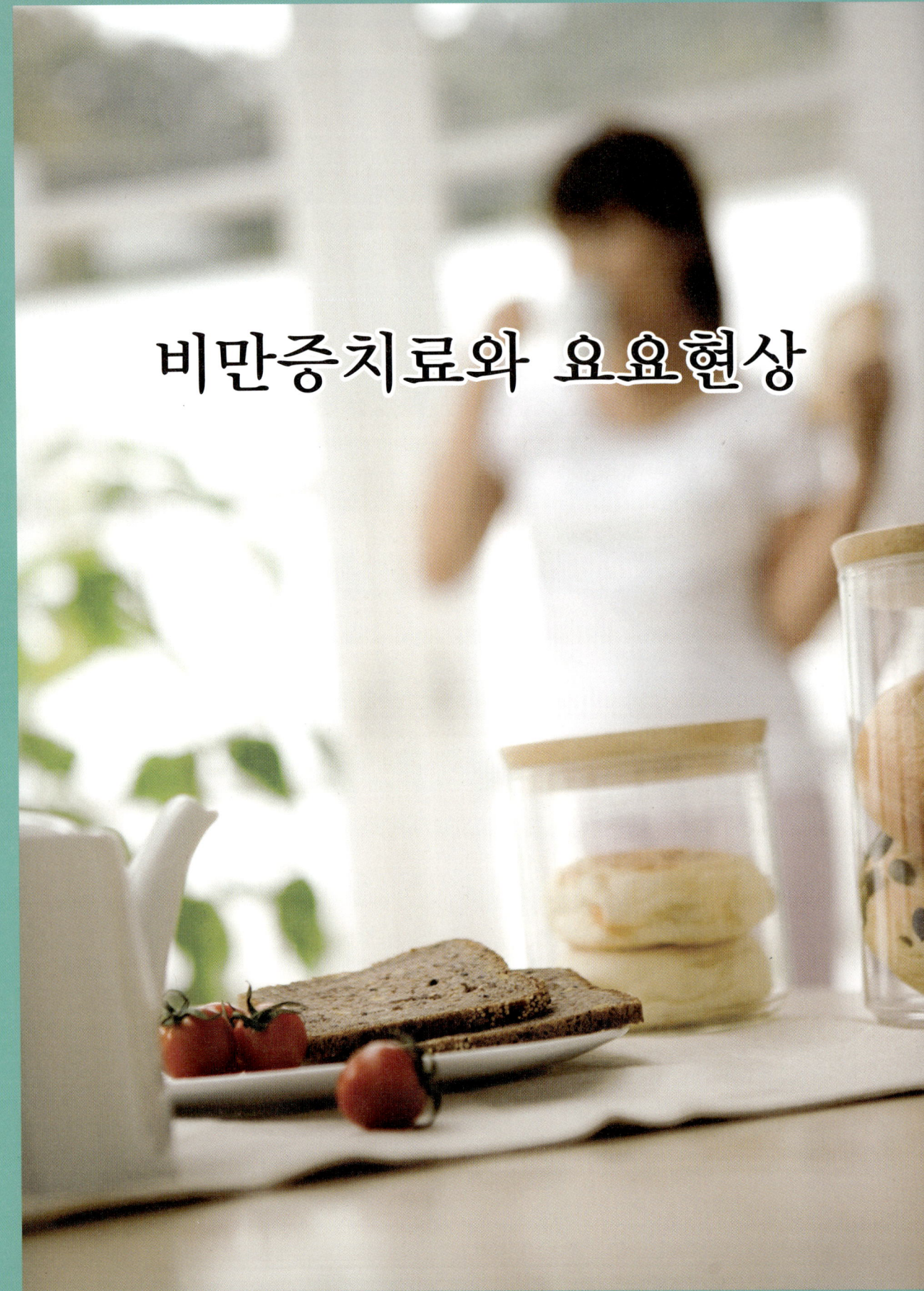

비만증치료와 요요현상

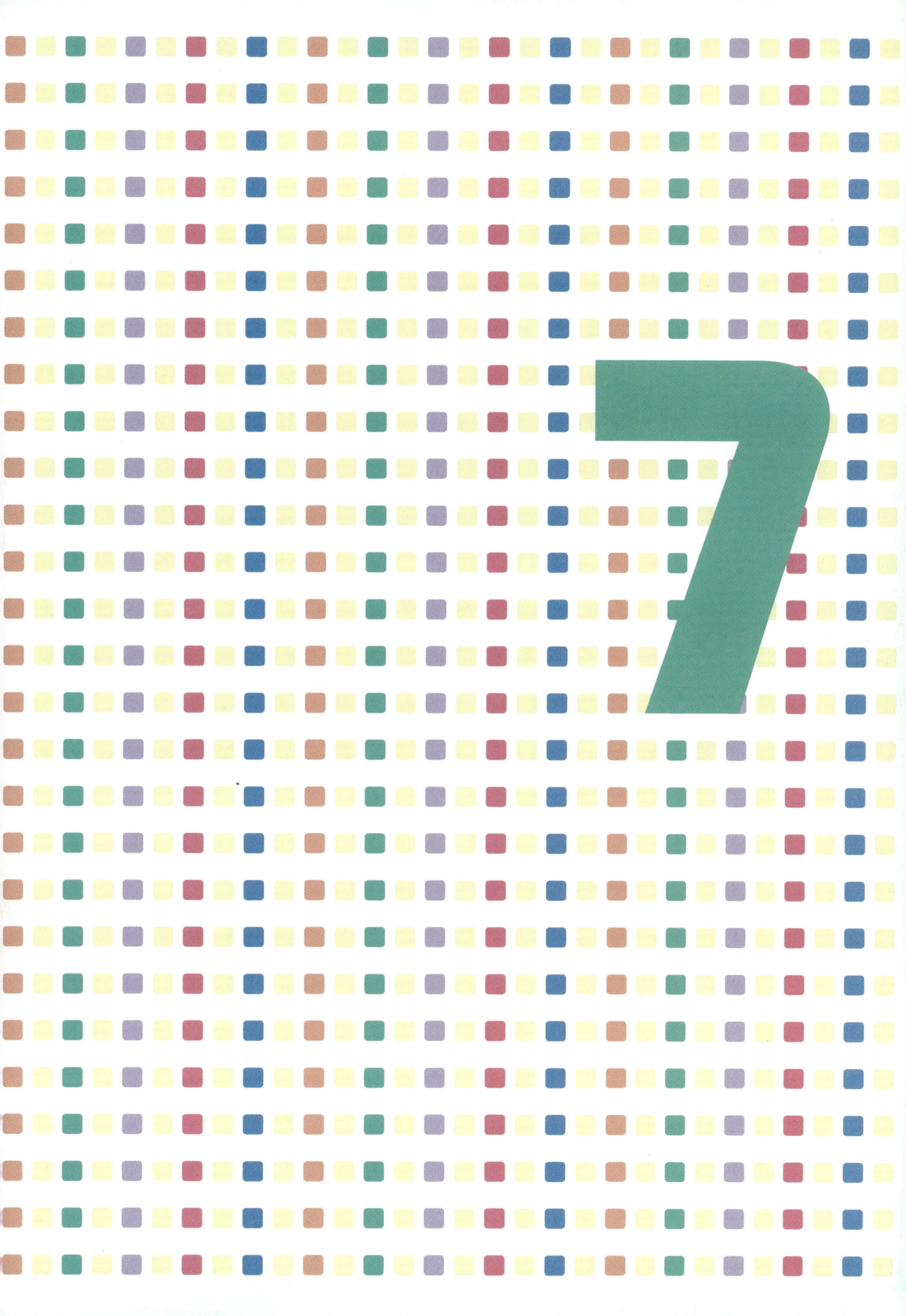

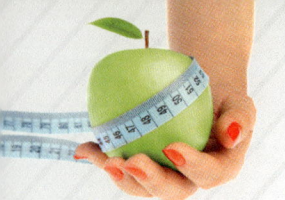
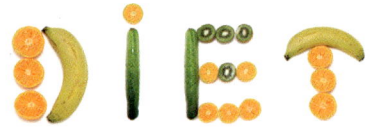

요요현상의 발생과정

다이어트를 시작하여 순조롭게 체중을 뺐다 하더라도 큰 함정이 기다리고 있다. 그것은 바로 '요요현상(또는 리바운드)'이다. 요요현상이란 다이어트를 중단한 후 다시 원래체중으로 돌아오거나 그 이상으로 체중이 늘어나는 현상을 말한다.

체중을 급격히 감량하면 왜 요요현상이 발생할까? 사람에게는 칼로리가 만족스럽게 섭취되지 않는 상황에서도 생명을 유지하기 위한 장치가 많이 준비되어 있다. 과식하였을 때의 신체는 그에 대한 대책은 거의 없으나, 에너지나 영양이 부족할 때의 백업 시스템은 매우 잘되어 있다.

식사량을 줄이면 인체의 모든 기관은 기온·습도 등과 같은 외적 환경의 변화나 육체적 변화에 대응하여 일정범위의 평형상태를 유지하려고 한다. 몸을 기아에서 지키기 위해 작용하는 이 장치가 '항상성(homeostasis)'이다. 항상성이 작용하면 영양을 헛되이 배출하지 않게 되어 에너지소비를 줄일 수 있다. 그 때문에 식사량을 평소보다 10% 줄여 90%만 먹어도 100%를 섭취한 것과 똑같은 상태가 되는 것이다.

웨이트사이클링과 요요현상

일반적으로 식이요법에만 기대어 감량을 하면 체지방과 함께 골격근 등의 제지방체중(LBM : lean body mass)도 약간 감소한다. 특히 섭취에너지를 극단적으로 제한한 식이요법이나 영양소의 밸런스가 붕괴된 식이요법을 장기간 지속하면 이 현상이 현저해진다.

한편 체중이 다시 증가할 때는 주로 체수분과 체지방이 증가할 뿐 골격근은 거의 증가하지 않는다. 그러므로 마구 웨이트 사이클링(weight cycling, 근육이 빠지는 다이어트를 하여 체중이 돌아올 때는 더 많은 지방이 축적되는 것을 반복하는 것)을 반복하면 그 횟수가 증가할 때마다 체지방량이 늘고, 골격근량은 줄어드는 방향으로 기울어진다. 골격근량이 감소하면 기초대사량도 감소하여 더더욱 살을 빼기 힘들어지고, 살이 잘 찌는 방향으로 에너지대사가 변화되고마는 것이다. 그런데 운동은 감량 중일 때 LBM의 감소를 방지하고, 기초대사량은 식후 체중을 유지하는 데 효과적이다. 실제로 운동 후 4~24시간은 기초대사가 3~5% 상승한다. 기초대사량은 일일소비에너지량의 60% 전후를 차지하고 있으므로, 이 정도의 상승으로도 요요현상을 억제하는 데 도움이 된다.

다이어트를 시작하고 1주일 정도는 체중이 별로 변하지 않는다. 그러나 2~3주 정도 계속하면 점점 체중이 줄어든다. 그러면 항상성유지기전이 작동하기 시작하여 렙틴(leptin)이라는 포만감물질에 변화가 일어난다. 렙틴은 지방세포에 지방이 흡수될 때 분비되어 뇌의 포만중추에 자극을 주는 물질이다. 따라서 렙틴의 분비에 의해 포만감을 느낄 수 있게 된다. 과식하면 렙틴이 분비되어 포만중추에 '배가 찼습니다, 더 이상 먹을 수 없습니다'라는 신호를 보내는 것이다.

식사를 제한하고 칼로리나 지방섭취량을 줄이면 지방세포에 흡수되는 지방이 줄어

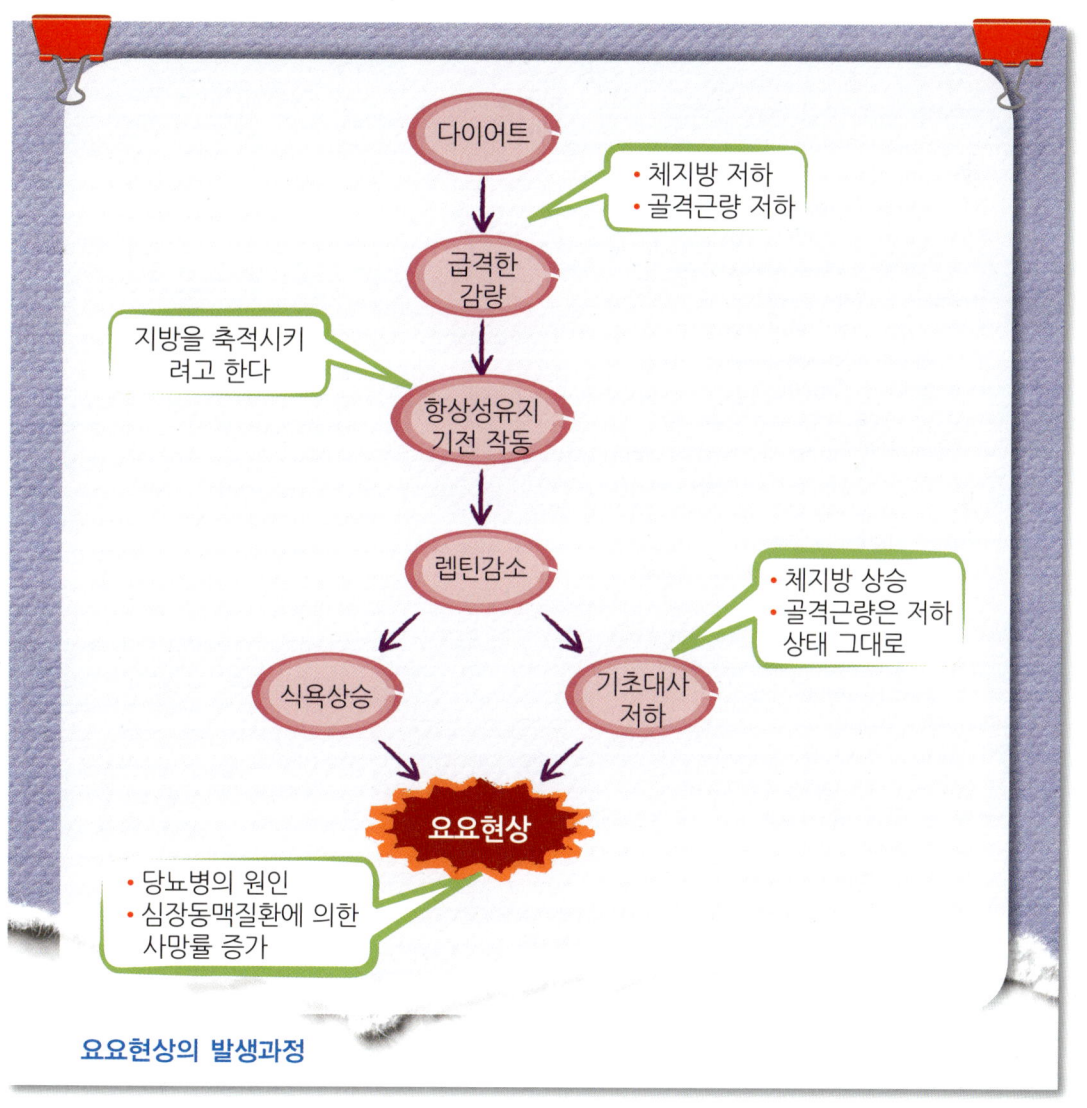

요요현상의 발생과정

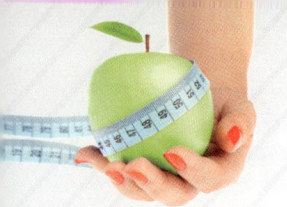
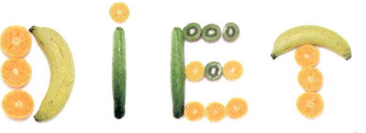

들기 때문에 렙틴이 잘 분비되지 않는다. 따라서 포만감을 느끼지 못하여 계속 배고픈 것같은 느낌을 받는다. 그래서 계속해서 더 먹어야 된다는 메시지를 보내게 된다. 괴롭게 배고픔을 견디고는 있지만, 대사는 점점 저하되고 체중도 줄지 않는다. 다이어트에서 좌절하기 쉬운 이 시기를 '정체기'라고 부른다. 항상성유지기전이 다이어트에 반응하는 이 시기를 극복하는 것이 다이어트성공의 큰 비결이다.

렙틴은 피하지방세포에서 분비된다. 그 때문에 피하지방이 많은 사람일수록 포만감을 느끼기 쉽다고 생각할 수도 있다. 그러나 실제로 살이 찐 사람일수록 더 잘 먹는 것을 경험적으로 알고 있다. 렙틴은 분비되어도 비만인의 뇌관문(통행문같은 곳)을 모두 통과하지 못한다. 그 때문에 포만중추의 반응이 느려진다. 결과적으로 비만인은 포만감을 좀처럼 느끼지 못하여 점점 더 먹게 되고, 더더욱 살이 찌는 악순환에 빠지게 되는 것이다. 이것도 비만인의 결점 중 하나이다.

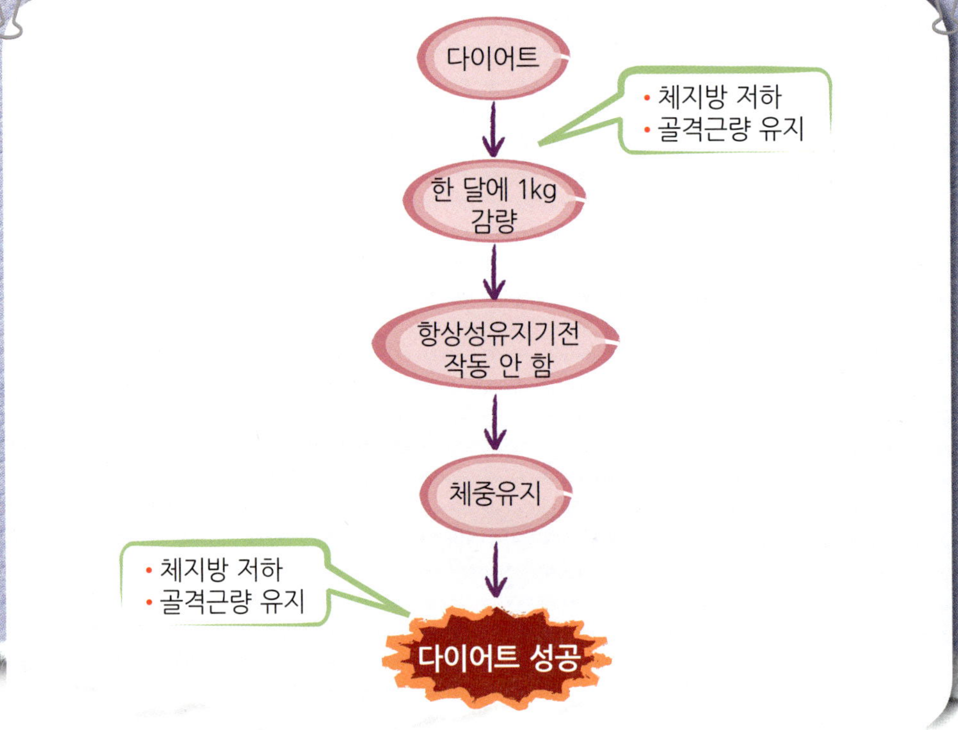

```
        ┌──────────┐
        │  다이어트  │
        └──────────┘
             │          • 체지방 저하
             ▼          • 골격근량 유지
      ┌─────────────┐
      │  한 달에 1kg  │
      │    감량      │
      └─────────────┘
             │
             ▼
      ┌─────────────┐
      │ 항상성유지기전 │
      │  작동 안 함   │
      └─────────────┘
             │
             ▼
       ┌──────────┐
       │  체중유지  │
       └──────────┘
  • 체지방 저하    │
  • 골격근량 유지   ▼
       ┌──────────┐
       │ 다이어트 성공 │
       └──────────┘
```

성공적인 다이어트과정

한편 비만인 중에는 유전적으로 렙틴수용체가 적은 체질인 사람도 있다. 렙틴수용체란 렙틴이 존재한다는 사실을 감지하여 세포 내에 들어오도록 도와주는 물질이다. 극히 드물게 이러한 체질인 사람이 있는 것도 사실이다.

요요현상이 나타나지 않게 하는 방법

1 1개월에 1kg 정도 감량이 이상적이다

'살을 빼고 싶다'는 생각이 들 때 "한 번에 살을 빼고 싶다. 금욕적인 식이요법도 괜찮으니 1개월에 5kg, 10kg이라도 빼고 싶다"고 너무나 의욕이 넘치는 사람들이 많다. 이런 생각이 '요요현상'으로 이어지게 한다.

요요현상이 나타나지 않는 감량페이스의 기준은 1개월당 1kg 감량이다. 의욕에 넘쳐서 다이어트를 시작하는 사람에게는 너무 적어서 부족하다고 느낄지도 모르겠다. 그러나 이것이 가장 효과적인 다이어트법이다. 최대한으로도 체중의 5%이다. 그 이상을 1개월에 빼려는 행동은 결코 해서는 안 된다.

급격한 체중감소는 요요현상을 부를 뿐만 아니라 살이 찌기 쉬운 체질로 만들 뿐, 실제로는 전혀 의미없는 일이다. 공복감을 참고 힘든 운동도 견디면서 살을 빼는 노력을 해도 그것은 자기만족에 지나지 않으며, 오히려 요요현상으로 가려고 애쓰는 것과 같다. 갑자기 살을 빼도 반 년 후에는 오히려 다이어트를 하지 않았으면 체중이 덜 나갈지도 모르는 상황에 처할 지도 모른다. 그렇게 되면 완전히 헛고생만 한 것이다. 1개월에 7,200kcal를 줄이면 체중이 1kg 줄어든다. 7,200kcal를 30일로 나누면 하루에 240kcal를 줄이면 된다는 계산이 나온다. 240kcal는 밥으로 환산하면 1공기 반, 케이크로는 쇼트케이크 1개 분이다. 조금만 노력하면 어떻게든 할 수 있는 범위이므로 무리하지 않아도 된다.

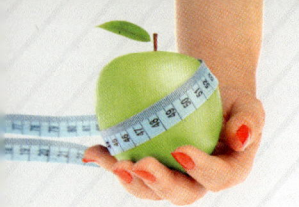
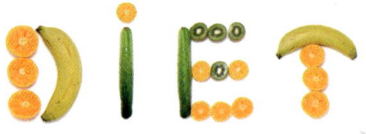

② 정체기에 포기하면 더 찐다

정체기에 다이어트를 포기하여 식사량을 원래대로 되돌렸다고 가정하자. 항상성유지기능에는 시차가 있어서 금방 원래상태로 돌아가지 않는다. 따라서 식사량을 예전처럼 늘리면 먹은 양 이상으로 에너지가 과다한 상태가 되고 만다. 식사량이 다이어트 전으로만 돌아간다면 괜찮지만, 렙틴이 줄어들었기 때문에 평소보다 식욕이 증진된다.

사람이 포만감을 느끼려면 다음 3가지 요소가 필요하다.

» 음식섭취로 위가 늘어날 것
» 혈당치가 상승할 것
» 지방세포에서 분비되는 포만감물질인 렙틴이 분비될 것

렙틴이 감소하여 포만감을 느끼는 타이밍이 늦어지면 필요 이상으로 과식하고 만다. 심지어는 항상성유지기능도 활동하여 지방을 축적하려고 한다. 이것이 요요현상이다. 놀랍게도 지방세포란 원래의 100배까지도 늘어날 수 있게 되어 있다. 다이어트를 반복하면 지방세포가 쉽게 커져 살찌기 쉬운 체질이 되고 만다.

③ 한 달을 참는 것이 중요하다

한 달 정도 다이어트를 하면 적은 식사량으로도 포만감을 느낄 수 있을 정도의 렙틴이 확실히 분비된다. 사람은 일상생활에 무언가 변화가 생기면 그에 대해 갈피를 잡지 못하고 망설이게 되지만, 한 달이 지나면 익숙해지곤 한다. 이것과 똑같다. 즉 적은 식사량에 익숙해져 만족할 수 있게 되는 것이다. 이 한 달간 공복감을 견디는 것이 다이어트 성공의 포인트이다. 만약 다이어트를 중단하여 식사량을 되돌리면 렙틴의 양도 변화하는데, 이것이 적정량으로 돌아오기 위해서는 약 한 달의 시간이 걸린다는 것이다.

이 원리에서 보면 요요현상이 나타나지 않도록 하기 위해서는 항상성유지기능이 활동하지 않도록 하면 된다는 결론이 나온다. 그 한도는 천천히, 천천히 한 달에 1kg 혹은 체중의 5% 이하를 줄이는 것이다. 그 이상 체중이 줄어들면 몸은 위험을 느껴 적은 식사량으로도 많은 지방을 축적하고 만다. 또 다른 방법은 렙틴의 분비량이 떨어질 때까지 참는 것이다. 즉 식사량을 줄이면 공복감을 느끼지만 무엇보다도 한 달 정도 지나면 식사량이 적어도 포만감을 느낄 수 있게 된다.

애초에 이런 괴로운 일을 겪지 않도록 다이어트를 하는 것이 중요하다. 그러려면 항상성유지기능이 반응하지 않도록 체중을 한 달에 1kg씩 줄이기만 해도 된다. 겨우 1kg뿐일지 모르지만, 1년이면 12kg이다. 목표체중에 도달하면 먹는 양을 조절하면 된다.

요요현상방지법

1개월에 1kg이라는 느린 페이스로 체중을 줄여가면 요요현상이 올 일은 없다. 그러나 칼로리를 조정하기는 쉽지 않아서 체중이 생각보다(1kg 이상) 더 많이 빠질 수도 있다. 이럴 때를 대비해 요요현상방지법을 제시한다.

① 요요현상방지법 1-운동으로 대사치를 올린다

정체기 뒤에 오는 급격한 요요현상을 가장 효과적으로 피하는 방법은 운동으로 대사치를 올리는 것이다. 정체기에는 대사속도가 떨어져 있다. 대사란 지방세포 속에 축적된 중성지방을 일단 분해하여 그것을 혈액으로 보낼 수 있는 유리지방산으로 바꾼 다음, 이 유리지방산이 활동하여 근육조직이나 그밖의 세포 등에서 유용하게 쓰일 수 있도록 하는 것이다. 대사치를 올리는 데는 뭐니뭐니 해도 운동이 제일 좋다. 운동을 하면 대사가 좋아질 뿐만 아니라 분해된 지방이 연소되고 근육도 붙는다.

그 외에 대사치를 올리는 방법으로는 반신욕, 따뜻한 음료마시기, 대사치가 올라가는 음식먹기 등이 있다. 반대로 차가운 음료는 대사치를 떨어뜨린다. 다이어트 시에는 얼음이 들어간 음료에 주의하자. 여름이라도 상온의 음료수를 마시는 것이 좋다.

② 요요현상방지법 2-체내 식욕억제호르몬을 이용하자

"그렇지 않아도 식사칼로리를 줄이고 있는데, 그 위에 운동까지 하면 너무 배가 고파서 쓰러질 지도 몰라요." 이해는 되지만 이것은 기분 탓이다.

인체에는 '펩타이드 YY(peptide YY)'라는 식욕억제호르몬이 있다. 영국 러프버러대

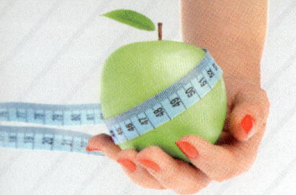
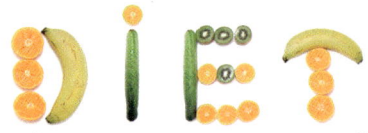

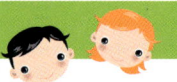

섭식조절 관련 호르몬

◎ 렙틴(leptin)

지방세포에서 분비되며, 시상하부에 신호를 보내 신경펩타이드 Y의 분비를 억제함으로써 식욕을 억제하고 대사율을 상승시킨다. 렙틴분비의 저하는 식욕을 촉진시킨다.

◎ 신경펩타이드 Y(neuropeptide Y)

신경전달단백질로서 식욕을 자극하고 대사와 지방대사를 조절한다.

◎ 그렐린(ghrelin)

위와 작은창자에서 분비되는 호르몬으로, 식욕을 촉진시키고 에너지소비량을 저하시킨다. 즉 공복상태에서는 위에서 그렐린의 분비가 촉진되는데, 최근에는 수면부족도 그렐린분비증가와 연관되어 있는 것으로 보고되고 있다.

◎ 펩타이드 YY3-36(PYY)

창자의 세포에서 생산되어 시상하부에 작용하여 식욕을 저하시킨다. 과체중인 사람에게 일반적으로 적게 분비되는 경향을 보인다.

◎ 멜라노코르틴-4(melanocortin-4)

음식섭취를 중단시키는 신호에 관여하는 것으로 보고 있다. 비만인의 약 10%에서 이 호르몬을 생산하는 유전자의 결함이 나타난다.

학교(Loughborough University)의 연구팀은 마라톤이나 수영과 같은 유산소운동을 하면 위에서 분비되는 식욕자극호르몬인 그렐린(ghrelin)이 줄어들고, 창자관(장관)에서 분비되는 식욕억제호르몬인 펩타이드 YY가 더욱 늘어난다는 사실을 밝혔다. 즉 유산소운동은 공복감을 일시적으로 억제하는 효과가 있다는 것이다. 단거리달리기나 근육트레이닝과 같은 무산소운동보다 유산소운동을 하면 펩타이드 YY가 현저한 비율로 늘어난다.

운동을 해서 칼로리를 소비했으니 많이 먹어도 될 거라는 생각은 금물이다. 격렬한 운동을 했다고 해서 정말로 공복상태인지 몸에다 잘 물어보길 바란다. 공복이라고 착각하고 있을 뿐인지도 모른다. 여기서 잊지 말아야할 점은 칼로리는 줄이더라도 필요한 영양소는 제대로 섭취하는 것이다.

청소년들 중에는 지나친 다이어트로 거식증에 걸린 사람도 있다. 거식증은 젊은 사람, 특히 여성의 성장에 대한 혐오가 그 원인으로 여겨졌으나, 최근에는 30대 여성뿐만 아니라 남성도 걸리는 경우가 있다. 다이어트는 건강하게 살을 빼는 것이 목적이다. 너무 지나친 금욕은 하지 않도록 주의하자.

③ 요요현상방지법 3-더욱더 살이 찐다는 사실을 명심하자

급하게 체중을 빼면 요요현상이 온다는 사실은 이제 자명해졌다. 원래체중으로 돌아갈 뿐만 아니라 체중이 더 늘고 만다. 그리고 다시 초초해하며 '다이어트→다이어트 전 체중으로 돌아감→ 다이어트→ 다시 최고체중기록' 과정을 반복하게 된다.

갑자기 체중을 줄이면 지방뿐만 아니라 근육도 줄어들며 뼈질량(bone mass)도 감소한다. 그리고 요요현상이 오면 지방이 늘어난다. 다시 말하면 체성분이 변화하여 지방비율이 높은 몸이 되는 것이다. 근육이 줄어들면 지방을 연소하기 힘들어진다. 급격한 다이어트가 점점 살찌기 쉬운 신체를 만들어가는 것과 같다. 살을 빼기 위해 하는 다이어트가 실제로는 살을 찌우기 위한 노력이 되지 않도록 조심해야 한다.

④ 요요현상방지법 4-다이어트는 2년 계획으로 하자

다이어트를 하는 사람의 대부분은 1년 이내에 요요현상을 겪는다는 조사결과가 있다(Am J Clin Nutri. 1994. Nov.60(5) : 688-94). 그러면 요요현상을 겪지 않도록 하려면 다이어트를 1년 단위가 아닌 2년 단위로 하면 되지 않을까? 원푸드다이어트와 같은 비정상적인 다이어트는 2년이나 계속할 수 없다. 1~2개월에 포기하게 될 것으로 쉽게 예상되는 다이어트는 처음부터 시작해서는 안 된다.

비만을 유발하기 쉬운 생활습관

특히 내장지방축적형비만인은 식사에 구애받지 않고 만족할 때까지 계속 먹는 경향이 있다. 간식도 자주 먹고 아이스크림 등을 좋아한다는 특징도 있다. 비만은 아니지만 내장지방이 증가하고 있는 사람도 만족할 때까지 먹고, 녹황색채소를 싫어하는 식습관의 편중현상이 눈에 띈다. 살이 쪘어도 내장지방이 많지 않은 사람은 일상생활에서 이동할 때 걷기나 자전거를 자주 사용하고 신체활동이 활발한 데에 비해, 내장지방축적형비만인은 자동차로 이동하는 일이 많다는 특징이 있어서 운동부족이라는 생활습관이 내장지방량 증가에 커다란 영향을 미친다. 또한 내장지방축적형비만인에는 흡연자가 많다고 알려져 있으며, 이들은 혈관질환의 위험요소가 높기 때문에 주의를 요한다.

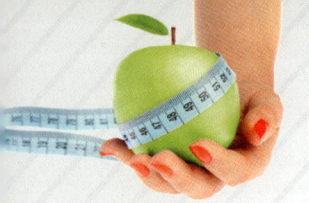
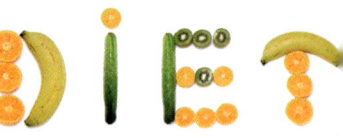

다이어트를 시작하게 되면 이 방법으로 2년을 유지할 수 있을지를 먼저 생각해보자. 예를 들면 매일 아침 바나나를 2년 동안 계속 먹을 수 있을까(질리지 않을까, 영양불균형은 되지 않을까), 한 달에 몇 번씩 절식(단식)을 해서 2년간 계속할 수 있을까(괴롭지 않을까, 영양면에서는 괜찮은 걸까), 한 끼당 몇 만 원되는 다이어트음료를 매일 먹을 수 있을까(맛에 질리지 않을까, 계속 돈을 댈 수 있을까), 매일 10km 달리기를 계속할 수 있을까(무릎이 아프지 않을까, 정말로 매일 할 수 있을까), 내장지방을 빼는 것이 목적인 약을 계속 먹을 수 있는 것일까(부작용은 없을까, 계속 돈을 댈 수 있을까) 등등의 생각을 해보자.

다이어트를 그만두고 나서 요요현상이 온다면 그것은 올바른 다이어트가 아니다. 2년 동안 지속할 다이어트방법을 처음부터 선택하는 것이 포인트이다. 폭음폭식에 대한 속죄이건, 자기만족을 위해서건 다소 괴로운 다이어트에 돌입할 결의를 하기 쉽지만 건강, 영양, 동기, 금전, 체력적으로 2년 간 계속할 수 있을지를 자신에게 물어보도록 하자.

다이어트를 하자는 결의는 훌륭하지만, 그런 결심을 하지 않으면 아무것도 시작할 수 없다. 비만클리닉 의사도 "살을 뺄 마음이 생겼다면 이미 다이어트의 절반은 성공한 것과 같다."고 말한다. 또한 "살을 뺄 생각이 없는 사람은 오지 말아주십시오. 가족이 데리고 오거나 자발적으로 오더라도 그냥 가벼운 마음으로 오는 거라면 오지 않아도 좋습니다."고 까지 말한다. 무엇보다도 '살을 빼겠다!'는 결의가 중요하다. 그것을 얼마나 유지시킬 수 있는가가 다이어트성공의 열쇠이다.

⑤ 요요현상방지법 5-뇌를 내 편으로 만들자

다이어트를 계속할 수 있게 하는 비결은 뇌과학의 관점에서 4가지가 있다. 뇌가 '귀찮다', '질렸다', '내일 해야지' 등 약한 소리를 할 때는 다음의 것들을 생각하며 자신을 북돋아보자. 뇌과학자인 池谷裕二(이케다니 유니)는 뇌를 속이기 위한 테크닉으로서 다음의 네 가지 방법을 추천하였다. 이를 요요현상이 없는 다이어트에 그대로 적용할 수 있다. 그 예로 운동으로 하는 다이어트에 대해 생각해보자.

첫째, 이상적인 역할모델을 그린다. 헬스잡지의 모델이나 아이돌(idol, 본래 우상을 뜻하며 현재는 젊은이들에게 인기 있는 연예인을 뜻함), 배우 등 이상적인 몸을 가지고 있는 사람을 역할모델로 삼는다. '나도 금방 이렇게 될 것이다'라는 암시를 걸면 자연스럽게 다이어트에 걸맞는 행동을 선택하게 될 것이다. 다시 말해서 잠재의식에 이상적인 자신의 모습을 새겨넣는 것이다. 그렇게 하면 무의식적으로 살이 빠지는 행동을 선택하게 된다.

둘째, 평소와는 다른 접근방법을 취한다. 예를 들어 당신이 헬스클럽에 다니고 있다고 가정하자. 평소와는 달리 다른 헬스클럽에 가보는 것이다. 주로 혼자서 다닌다면 친구를 불러내어 어떤 스포츠를 해보는 등, 접근법을 조금 바꿔본다. 잘 질리는 사람에게 맞는 방법이다. 달리는 장소를 운동장에서 공원, 하천부지 등으로 변화를 주어 질리지 않도록 해온다. 또 다른 사람을 불러 같이 운동을 하면 마음대로 그만둘 수도 없고, 비가 와도 쉴 수 없다.

셋째, 아무 생각도 하지 말고 몸을 움직인다. "귀찮다, 비가 온다, 피곤하니까……" 란 생각이 들면 생각을 중지시키자. '귀찮다'고 생각하기 전에 몸을 움직여버린다. 일단 아무것도 생각하지 말고 운동화를 신고 밖으로 나가보면 멋대로 몸이 달리기 시작한다. 일주일에 두 번 마라톤을 한다고 정한 다음 실패했다면 일주일에 두 번 운동화를 신는다고 생각을 바꿔보면 어떨지. 옷은 집에서 입던 옷이건 청바지이건 상관없다. 일단은 입고 신어본다. 뇌를 속여보자.

넷째, 자신에게 상을 준다. "2주 동안 계속 다이어트를 해내면 사고 싶던 DVD를 사자."와 같이 동기를 부여할 수 있는 상을 스스로 정해 놓는다. 다른 사람에게 받을 수 있다면 더욱 효과가 좋다. 이는 성공했다고 평가받고 싶은 기분과 눈앞의 당근(상)의 상호효과이다. 또 수첩에 '달렸다'는 표시를 하는 것만으로도 동기부여가 된다.

다이어트의 위험성

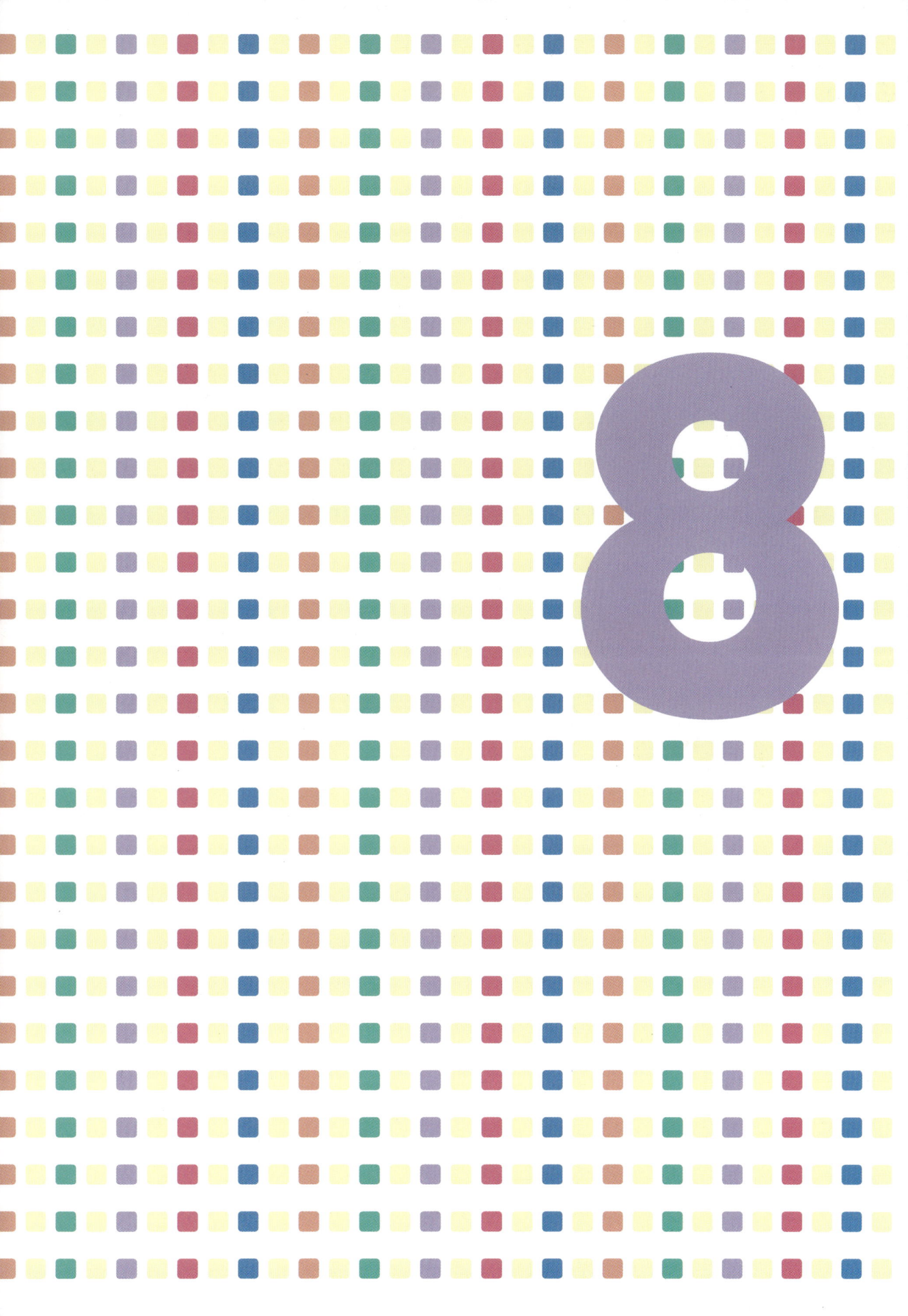

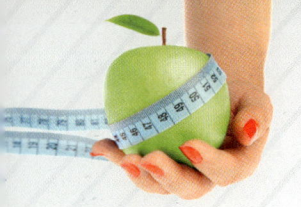
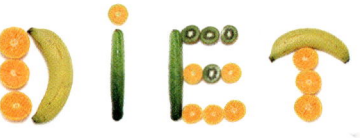

우리의 건강을 위협하는 것은 위험한 약물만이 아니다. 사람들이 많이 하는 방법이라서 안전해 보이는 다이어트방법에도 실은 위험한 것이 있다.

연예인들이 추천하는 다이어트나 블로그에서 인기를 모으고 있는 다이어트 등 세상에는 무수히 많은 다이어트방법이 존재한다. 과연 그 모든 것이 안전하고 효과가 좋다고 단언할 수 있을까? 화젯거리가 되었거나 인기 있다고 하여 덤벼들기 전에 한 박자 여유를 두고 다이어트 리터러시를 발휘하자.

아침 바나나다이어트의 문제점

아침 바나나다이어트는 2007년 일본에서 시작되어 일대 붐을 일으켰다. 당시 일본에서는 수퍼마켓에서 바나나가 품절되는 등 많은 사람이 이 다이어트에 몰두했으며, 아직까지도 인기 있는 다이어트방법이다.

아침 바나나다이어트방법은 다음과 같다. 아침에 3~4개의 바나나를 먹고 낮에는 보통식사를 한다. 물을 많이 마시고 간식은 먹어도 좋다. 저녁식사는 가능하면 오후 6시쯤에 먹고 밤 12시에 취침한다. 그리고 이러한 기록을 블로그 등에 공개한다.

바나나에는 다음과 같은 장점이 있다.

» 칼륨 등 영양소와 효소가 풍부하다.

» 가격이 싸다.

» 처리가 간편하다.

» 체내에 있는 노폐물이 잘 배출되게 해준다.

아침에 과일을 먹는 것은 긍정적으로 볼 수도 있다. 과일은 수분이 많아 체내에서 정화 · 해독 · 배설 등의 작용을 도와준다. 바나나는 상당히 유익한 과일로, 먹으면 바로 과당이 에너지로 바뀐다. 풀코스마라톤이나 트라이애슬론 도중에 선수들이 바나나를 먹는 것도 이러한 이유 때문이다.

그러나 매일 아침 바나나를 3~4개 먹는 편식은 건강 · 영양면에서 결코 현명한 방법이 아니다. 위험요인도 많다. 바나나에는 우수한 영양소가 많이 함유되어 있기는 하지만,

한편으로는 다른 과일에는 들어 있지만 바나나에는 들어 있지 영양소나 효소도 많다. 예를 들면 바나나에는 적혈구형성에 좋은 비타민 B_{12}나 칼슘흡수에 필요한 비타민 D가 들어 있지 않다. 칼슘함량도 딸기의 약 1/3 정도에 불과하다. 따라서 바나나를 먹는 것이 완벽한 식사가 될 수 없다.

바나나에는 트립토판(tryptophan)이라는 아미노산이 풍부하게 들어 있다. 트립토판은 뇌 속에서 세로토닌(serotonin)을 합성하는데, 세로토닌이 결핍되면 우울증의 원인이 된다. 그렇다면 바나나는 우울증에 좋다고 생각하기 쉽지만, 트립토판은 단독으로 세로토닌을 합성하지 않으며 엽산, 비타민 B_6, 비타민 C 등과 같은 영양소가 함께 작용하여야 세로토닌을 합성할 수 있다. 바나나에도 이러한 영양소가 들어 있기는 하지만 엽산이나 비타민 C는 딸기에 더 풍부하다. 따라서 바나나만 먹는 것보다는 딸기와 바나나를 같이 먹는 편이 효율이 좋다.

인간에게 필요한 영양소 중에서 바나나에 들어 있지 않은 것도 매우 많다. 예를 들면 야채나 다른 과일에서 섭취하는 것, 발효식품에서 섭취하는 것, 해조류에서 섭취하는 것, 생선에서 섭취하는 것 등이다. 그러므로 여러 종류의 음식을 먹어야 한다.

예를 들어 미역에는 EPA(eicosapentaenoic acid, DHA 및 DPA와 함께 음식을 통해 섭취해야만 하는 불포화지방산<오메가3지방산>. 콜레스테롤저하, 뇌기능촉진 등의 예방효과가 있다)라고 하는 여분의 콜레스테롤을 배출시키는 지질이나 갑상샘기능을 좋게 하여 신진대사를 활발하게 해주는 아이오딘(iodine, iodum : I, 요오드)이 많이 들어 있지만, 바나나에는 이러한 것들이 전혀 들어 있지 않다.

1 칼륨과다섭취의 위험성

바나나 한 개(100g)에는 360mmg의 칼륨이 함유되어 있다.
칼륨의 주요작용은 다음과 같다.
» 나트륨과 함께 세포내액의 침투압을 일정하게 조절한다.
» 심장과 근육의 기능을 조절하고, 심장마비 위험요인을 경감시킨다.
» 나트륨을 배출하여 혈압을 정상으로 유지한다.
» 붓기를 예방한다.
칼륨은 많은 연구논문에서 고혈압에 효과가 있다고 보고한다. 그러나 원래 콩팥기

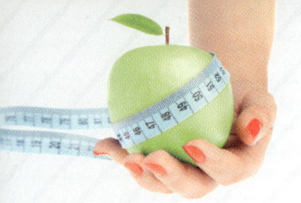
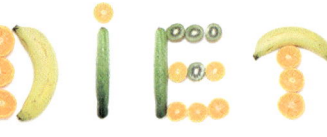

능이 좋지 않거나 저하되어 있는 사람, 고혈압약을 복용 중인 사람 등은 바나나를 매일 3~4개 먹을 때는 주의해야 한다. 왜냐하면 바나나에 많이 들어 있는 칼륨이 배출되지 않으면 고칼륨혈증이라는 위험한 병에 걸릴 수 있기 때문이다. 고칼륨혈증은 헛구역질·구토·설사·탈력감 등을 일으키며, 악화되면 팔다리나 입의 저림·마비, 부정맥뿐만 아니라 심장마비로 죽는 일까지 생길 수 있다.

또한 바나나에는 옥살산(oxalic acid, 蓚酸)이라는 요로결석의 원인물질이 많이 들어 있다. 바나나에만 옥살산이 있는 것은 아니지만 바나나만 먹는다면 요로결석의 위험요인이 높아진다. 옥살산이 칼슘과 결합하면 침전하여 창자에서 흡수되지 않는다. 그러므로 옥살산을 배출하려면 요구르트 등 칼슘이 포함된 식품을 같이 먹어야 한다.

한편 저칼륨혈증은 칼륨의 섭취량이 적은 것이 원인이 되어 일어나는 병이다. 저칼륨혈증은 경증이라면 탈력감이나 근력저하 등 골격근 관련 증상, 메스꺼움·구토·변비 등 소화기관 관련 증상, 다뇨·다음 등 콩팥 관련 증상 등이 주로 나타나지만, 중증인 경우는 팔다리마비·호흡근마비·부정맥·창자폐색 등에 이른다. 따라서 바나나는 저칼륨혈증이 있는 사람에게 효과가 있다.

그러나 바나나에 들어 있는 수분 이외의 성분은 90% 이상이 탄수화물이다. 따라서 단백질이나 지질이 많이 들어 있는 식품과 바나나에 적게 들어 있는 비타민을 함유하고 있는 식품도 밸런스를 맞추어 먹는 것이 중요하다.

② 잔류농약 또는 과일알러지

위험요인을 줄이기 위해서도 한 가지 음식만 계속 먹지 않는 것이 좋다. 바나나에 들어 있는 성분 중 유해한 물질이 발견되었다고 가정하자. 매일 바나나만 먹었다면 그 유해물질의 영향을 받을 가능성은 가끔 먹는 사람보다 훨씬 높을 것이다. 바나나껍질에는 잔류농약도 있을 수 있어서 어떤 발암물질이 발견될 가능성도 충분하다.

잔류농약이 소량이면 체내에 들어와도 해독될 수 있지만, 잔류농약이 많은 바나나만 매일 먹는다면 모두 해독할 수 없을 수도 있다. 따라서 암에 걸릴 가능성이 바나나를 매일 먹지 않는 사람보다 더 높아진다. 위험요인을 분산하기 위해서라도 같은 음식을 계속 먹어서는 안 된다.

한편 1990년 이후 과일알러지를 가진 사람이 늘어나고 있다. 과일알러지란 사람에 따라 특정과일을 먹으면 입주변에 두드러기가 생기며 입술·입안·목구멍점막에 가려움, 염증, 붓기 등이 나타나는 증상이다. 증상이 심하면 목이 조여드는 느낌에 의한 호흡곤란, 복통, 구토, 설사 등이 일어난다. 중(重)증인 때에는 전신에 두드러기나 천식발작이 일어나거나, 아나필락시쇼크(anaphylaxis shock)라 하여 최악에는 사망에 이를 수도 있다. 본인은 자각하지 못하고 있어도 잠재적으로 바나나나 키위에 알러지가 있을지도 모른다. 평소 먹는 양으로는 증상이 나타나지 않았더라도 매일 바나나를 많이 먹어서 과일알러지가 나타날 위험요인도 생각해 볼 수 있다.

③ 위험한 원푸드다이어트

"아침에 과일을 먹는다, 저녁을 이른 시간에 먹고 공복으로 잔다, 물을 많이 마신다, 다이어트기록을 남긴다" 등 『아침바나나다이어트』책의 내용은 물론 옳은 말이다. 이 내용들을 실행하면 분명히 살이 빠질 것이다.

그러나 바나나뿐만 아니라 '○○다이어트'라 하여 한 가지 음식만 먹는 원푸드(one food)다이어트는 건강을 생각한다면 피해야 한다. 사과만 먹는 사과다이어트가 유행했을 당시 3개월간 사과다이어트를 계속해 온 여고생이 화장실에서 하반신마비가 와서 병원에 실려간 일이 있었다. 그 원인은 비타민B결핍증에 의한 말초신경장애였다. 양배추만 먹는 양배추다이어트를 하다가 비타민A결핍증으로 야맹증에 걸린 남성도 있었다. 이처럼 원푸드다이어트는 매우 위험한 다이어트방법이다.

✿ 기록다이어트의 함정

기록다이어트는 체중, 체지방, 먹은 음식 등을 모두 기록하는 다이어트방법으로, 비만클리닉에서도 추천하는 다이어트의 기본이다. 비만인을 전문적으로 치료하고 체중을 줄여 비만에 따른 합병증을 치료·예방하는 것을 목적으로 하는 비만클리닉에서는 체중을 1일 3회 의무적으로 측정하게 하고, 여기에 더하여 하루에 먹은 음식을 모두 노트에 적게 한다.

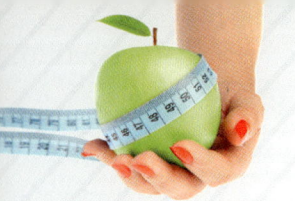
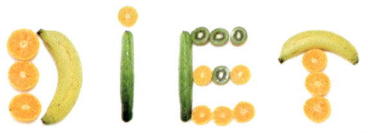

다이어트의 모든 것은 체중측정에서 시작된다. 그러나 단순히 체중측정만으로 살이 빠지는 것이 아니다. 이 기록다이어트에도 함정이 있다.

① 기록달성만으로 느끼는 자기만족

기록다이어트의 목적은 다이어트와 관련된 사항을 모두 기록하여 그로부터 피드백을 얻는 것이다. '왜 체중이 늘었는지, 혹은 줄었는지, 무엇을 먹었는지' 등 자신을 모니터링하여 기록을 남기는 것이다. 무엇을 먹지 않으면 체중이 줄어들고, 무엇을 먹으면 체중이 늘어나는지, 어째서 그 날은 식욕을 자제할 수 있었으며, 왜 체중을 재지 못한 날이 있었는지 등과 같이 자신을 반성할 때에도 쓸 수 있다.

그러나 기록만 하고 실천하지 않는다면 살은 절대로 뺄 수 없다. 그리고 마치 생화학실험데이터처럼 엑셀로 예쁘게 표를 만드는 데만 신경쓰는 등 기록 자체가 목적이 되어서도 안 된다. 표를 예쁘게 만드는 것이 나쁜 일은 아니지만, 표를 만드는 것은 목적이 아니라 피드백의 한 가지 방법일 뿐이다. 노트에 깔끔하게 사항을 기입했어도 현실과 직면하고 싶지 않은 탓인지 체중이나 먹은 음식을 줄여서 기입하거나 허위기록을 하는 사람도 있다. 기록을 계속한다는 것도 의의가 있으므로 '계속하고 있다'는 면에서는 평가받을 수 있겠지만, 거짓으로 하는 기록은 효과가 없다. 신기하게도 이런 사람이 제법 많다.

② 기록을 지속하지 못하는 이유

아무리 해도 무엇을 얼마나 먹었는지를 꾸준하게 기록하지 못하는 사람이 있다. 이때는 기록을 왜 계속하지 못하는지 그 이유를 알아볼 필요가 있다. 먹은 음식이 무엇인지를 금방 잊어먹는 건지, 아니면 잊어버리고 싶은 건지.

"과자를 1봉지 먹다니 변명의 여지가 없다."고 생각하여 먹지 않은 것으로 간주하고 싶다거나, 어떤 일이 일어나서 먹은 사실을 그 자리에서 잊어버리게 되었다거나, 단순히 귀찮기 때문에 등의 이유가 있을 것이다.

비만클리닉의 의사에게 상담을 받는 것도 한 가지 방법이다. 어렸을 때 겪은 강렬한 사건이나 기억이 자신도 모르게 무의식적으로 영향을 미치고 있다는 사실을 알게 되는 사람도 있다. 자기 자신을 근본적으로 알게 되면 살을 빼는 길이 보일 것이다.

저인슐린다이어트의 함정

저탄수화물다이어트, GI(glycemic index)다이어트, 저인슐린다이어트 등에 대해 들어보았을 것이다.

인슐린은 섭취한 탄수화물(당질)을 체내에 흡수시키는 호르몬으로, 여분의 당을 지방으로 만들어 저장해 놓는 작용도 한다. 따라서 저인슐린다이어트는 인슐린분비를 줄임으로써 여분의 당이 지방으로 바뀌지 않아 먹어도 살이 찌지 않는, 즉 살이 빠지는 상태를 만들 수 있다는 다이어트방법이다. 요점은 인슐린이 많이 분비되지 않는 음식을 골라 먹는 것이다.

탄수화물 섭취제한다이어트와 건강문제

탄수화물섭취를 제한하는 '고지방식다이어트'가 애킨스(Atkins) 다이어트(황제다이어트)라는 이름으로 미국에서 2000년경부터 유행했지만, 그 붐은 2003년에 끝나고 말았으며, 창시자인 애킨스 자신도 고도비만증으로 사망했다.

2007년 국민건강통계에 의하면 2005년 우리나라 성인의 1일 총섭취에너지는 1,857.4kcal, 탄수화물 67.7%, 지질 17.4%, 단백질 15% 정도의 현대식 식생활이 되어 비만이 나타나기 시작하였고, 여기에 운동·육체노동의 감소가 더해져 현대의 비만 다발상태가 되었다.

지방의 총섭취량이 과거보다 증가했기 때문에 비만증이 나타난다는 사실은 역사가 증명해주고 있다. 특히 고지방식을 인슐린분비자극력이 강한 탄수화물식품(포도당, 사탕, 감자나 고구마 종류, 빵, 비스켓 등)과 함께 먹으면 지방조직의 지단백활성을 촉진시키고, 혈중카이로마이크론지질을 다량으로 방출시키므로 체지방이 높은 효율로 축적된다. 전세계의 비만연구자들은 이것이 현대인에게 비만이 많이 나타나는 메커니즘으로 인정하고 있다.

고지방식을 하면 지방산이 산화되어 생기는 아세틸CoA가 다량으로 생성된다. 이것이 구연산 사이클(citric acid cycle)에서 연소되려면 글루코스로부터 합성된 옥산로초산(oxaloacetic acid)과 축합(縮合, 두 가지 이상의 화합물이 공유결합하여 이루어지는 화합)하여 구연산을 합성해내야 한다. 글루코스가 부족하면 과도하게 생산된 아세틸CoA는 케톤체합성으로 들어가 케토시스(kitosis)를 발생시킨다. 옛부터 지방은 글루코스염 내에서 연소되어 왔다. 글루코스는 많은 종류의 생체성분합성의 재료가 되는 중요한 물질이다. 그러므로 탄수화물섭취제한다이어트를 장기적으로 하면 여러 가지 건강문제가 발생될 수 있다.

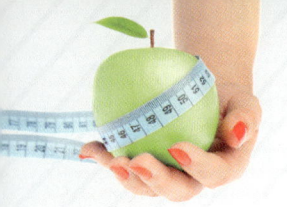
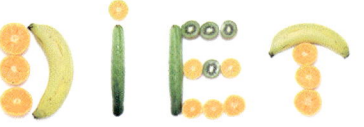

이러한 다이어트를 위해 인슐린분비를 인위적으로 억제하는 식생활을 '저인슐린다이어트', 다른 이름으로 'GI 다이어트'라고 한다. GI(glycemic index, 당지수)는 인슐린분비량을 나타내는 수치인데, 이는 탄수화물섭취에 의한 혈당치의 상승속도를 수치화한 것이다. GI 다이어트는 포도당의 GI를 100으로 보고 식품마다의 GI를 파악한 다음, GI가 적은 음식을 먹거나, GI가 높은 음식은 조금만 먹거나 먹지 않는 다이어트방법이다 (당지수는 p. 80 참조).

① 고기는 얼마든지 먹어도 괜찮다

저인슐린다이어트의 포인트는 다음과 같다.
» 주식이 되는 밥, 국수, 빵 등을 적게 먹어 탄수화물섭취량을 줄인다.
» 탄수화물을 먹을 때는 백미보다 현미나 배아미(씨눈이 떨어져 나가지 아니한 쌀)를 고른다. 하얀빵보다 배아(gemmule)빵, 호밀빵, 전립분(통밀가루, whole wheat meal)빵 등을 선택한다.
» 어느 정도 반찬을 먹은 후에 밥을 먹는다.
» 음식흡수율이 좋아지도록 매실장아찌나 신음식으로 구연산(citric acid)을 섭취한다.
GI 다이어트는 제창자에 따라 여러 가지 방법이 있다. 예를 들어 미국에서는 애킨스(Atkins) 박사가 제창한 애킨스 다이어트가 유명했다. 그 이유는 GI가 높은 밥 · 국수 · 빵 · 감자 등을 먹지 않으면 고기를 아무리 많이 먹어도 된다는 주장 때문이었다. '고기를 잔뜩 먹어도 된다'는 점이 미국인들의 마음을 흔들었는지, 미국에서 매우 인기있는 다이어트가 되었다. GI가 높은 음식을 줄이고, 칼로리소비의 에너지원이 되는 고기를 많이 먹으면 일시적으로는 체중이 줄어들지도 모른다. 그러나 장기적으로 봤을 때 과연 이 방법이 인체에 좋다고 할 수 있을까.

애킨스 다이어트를 하면 무엇보다도 탄수화물 · 미네랄 등이 결여되어 인간의 생존에 필요한 영양소에 편향현상이 발생한다. 또한 쌀을 주식으로 하는 우리나라 사람에게 밥을 먹지 말라고 하는 것은 무리한 일이다.

다이어트는 습관이다. 단순히 몇 주 정도 참는다고 되는 일이 아니라 장기적으로 식습관을 개선할 수 있도록 하는 것이 올바른 다이어트방법이다. 영양면에서 한쪽으로 치우치거나, 주식을 먹지 않고 참는 등 지속할 수 없는 다이어트는 처음부터 시작해봤자 소용없는 일이다. 또한 GI만 의식하다가 오히려 더 높은 칼로리를 섭취하게 될 수 있을 것이다.

한편 또 다른 GI다이어트 방법으로는 GI를 나타내는 식품일람표를 참고로 하여 GI가 낮은 음식부터 먹거나 GI를 고려하여 조리하는 방법을 제창한 책도 있다. 식사는 우선 영양소와 칼로리가 기본이다. GI를 고려해도 영양이 부족하면 건강을 해친다. 일일이 GI에 신경을 쓰고 거기에 영양밸런스가 좋은 식사를 만들어 먹는 것은 번잡하고 무리하므로 하루이틀 성공했다 해도 계속할 수는 없다. 세심하게 식품별 GI를 생각하여 메뉴를 고르고 음식조합을 생각하며 먹는 데 시간을 들이기보다는 장기적인 관점에서 계속할 수 있는 방법을 찾는 것이 중요하다.

❷ GI가 높은 감자는 나쁜 음식인가

GI가 낮을수록 혈당치가 완만하게 올라간다. 혈당치가 천천히 상승하는 도중에 당이 에너지로 사용된다면 체지방으로 변해 몸에 축적되지 않게 된다. 이 사실만 보면 이 다이어트방법이 훌륭한 것처럼 보인다. 그러나 여기에서도 다이어트 리터러시를 발휘해 보도록 하자.

감자를 예로 들어보자. 감자는 탄수화물이 풍부한데다가 부드럽고 소화흡수도 잘되는 GI가 높은 음식이다. 구운감자의 GI는 93인데, 이는 흰식빵의 GI가 75~90, 백미의 GI가 86~98에 필적할 만큼 높은 수치이다. 삶은 감자의 GI도 78~88로 높은 편이다. 그래서 애킨스 다이어트에서는 감자를 먹지 말 것을 권고하고 있다.

그러나 감자는 2종류의 탄수화물, 필수지방산, 9종류의 필수아미노산, 13~14종류의 비타민, 약 20종류의 미네랄 등 영양이 풍부한 훌륭한 식재료이다. 감자에 들어 있는 탄수화물은 비타민 C를 열로부터 지키는 역할을 하므로 가열하면 없어지기 쉬운 비타민 C를 충분히 섭취하게 한다. 역사를 거슬러 올라가 보면, 북유럽 국가에서 감자를 먹게 된 후부터 비타민 C 부족에 인한 괴혈증이 없어졌다고 한다.

감자는 상당한 포만감을 주는 식재료라는 사실도 밝혀져 있다. 시드니대학의 연구팀이 개발한 '포만감지수(satiety index)'는 칼로리소비량과 만족감의 관계를 순위로 나타낸 것이다. 섬유질이 많고 양에 비해 칼로리가 적은 식품일수록 빠르게 포만감을 느낄 수 있으므로 감자는 포만감지수가 높다. 이 기준을 적용하면 삶은 감자의 포만감지

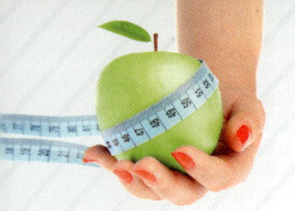
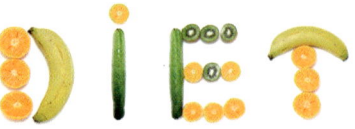

수는 323이 되는데, 이는 수많은 식재료 중 가장 높은 수치이다. 이 값은 다른 주식재료인 스파게티나 식빵의 약 3배, 백미 또는 현미의 약 2.5배 높은 수치이다. 감자의 포만감지수가 높은 이유는 감자에 '콜레시스토키닌(cholecystokinin)'이라는 포만호르몬을 분비시키는 기능이 있기 때문이다. 이 기능에 의해 포만감이 장시간 유지된다. 어느 정도 배가 부르다고 생각하면서도 계속 먹거나 다이어트 중인 사람에게 감자는 큰 도움이 될 것이다.

감자는 사실 g당 칼로리가 낮아서 빵의 약 3분의 1 밖에 되지 않는다. 다른 야채와 비교했을 때 껍질을 벗겨야 하고 생으로 먹을 수 없어서 요리가 번거로울 뿐이다. 감자튀김이나 구운감자 등을 할 때 기름을 많이 사용하므로 기름의 종류나 칼로리에 신경을 써야 할 것이다. 조리법으로는 소금·후추로 확실히 감자의 맛을 내고 올리브유를 충분히 써서 제대로 구워내면 된다. 삶은감자와 양파를 많이 넣은 스페인식 오믈렛(omelet) 등이 추천할만하다.

감자는 영양이 풍부하고 포만감을 느낄 수 있지만 칼로리는 낮다. 주변에서 간단히 구할 수 있고 가격도 싸다. 이런 훌륭한 식재료를 일부러 피할 이유는 전혀 없다. GI가 낮은 샐러드 등 날것을 전채(前菜, 식욕을 돋우기 위해 식사 전에 나오는 간단한 요리)로 먹은 다음에 감자를 먹으면 어떤 문제도 없을 것이다. GI 다이어트도 그대로 모두 따라하기만 할 것이 아니라 그 장점만을 발췌하여 실행할 것을 추천한다.

③ 저혈당의 위험성

애킨스 다이어트에서 섭취하지 말 것을 권장하는 쌀의 성분은 탄수화물이 75% 이상(현미는 73%, 백미는 77%)을 차지하고 있다. 탄수화물은 소화되어 포도당이 되며 뇌가 활동할 수 있는 원동력이 된다. 뇌는 포도당이 없으면 활동할 수 없다. 그만큼 밥을 먹는 것은 중요하다.

식사를 할 때 처음은 된장국, 절인음식이나 김치 등의 발효식품, 샐러드 등 날것을 먹은 다음 반찬과 밥을 먹는 것이 이상적이다. GI를 기준으로 고른 식품조합에 따르면 영양소나 칼로리를 적정량 섭취할 수 없을 수도 있으므로 주의해야 한다.

탄수화물을 뺀 다이어트를 장시간 실천하면 '저혈당→ 고혈압→ 뇌경색→ 창자기능부전'이 생겨 잘못되면 사망에 이를 수도 있다.

(1) 저혈당과 뇌활동 저하

　　탄수화물섭취량을 너무 많이 줄이면 그에 따른 단점도 생겨난다. 탄수화물이 분해되어 생긴 포도당은 뇌·중추신경계통·혈구 등의 에너지원이 된다. 뇌는 포도당을 끊임없이 소비하고 있으므로 포도당이 부족해지면 뇌활동이 저하된다. 아침을 걸렀거나 저녁을 먹지 못한 경우에 멍하니 있게 되거나 집중력을 유지할 수 없게 된 경험은 누구라도 있을 것이다.

　　포도당 등 당질이 부족해지면 간글리코겐을 분해하여 보충하게 되는데, 10시간 정도 지나면 비축량이 바닥이 나서 근육의 단백질을 분해해서 포도당으로 바꾸게 된다(따라서 GI 다이어트에서는 고단백질을 제대로 먹을 필요가 있다). 이렇게 간에서의 당제조가 반복되면 간에 큰 부담을 준다. 또한 단백질이 분해되면 피로가 쌓이기 쉽다. 그리고 극히 드물지만 체내의 pH밸런스가 무너져 혈액이 점점 산성으로 변해 '케톤산증(ketoacidosis, 케톤체의 축적을 수반하는 산성혈증)'이라는 혼수상태에 빠질 수도 있다. 따라서 너무 급격하게 탄수화물섭취량을 줄이는 것도 역시 위험하다.

(2) GI 다이어트의 보완법

　　극단적인 방향으로 가지 않도록 주의한다면 GI 다이어트는 효과가 있다. 다음에 GI 다이어트의 보완점을 소개한다.

　　》 밥을 할 때 현미로 하거나, 현미가 싫다면 배아미를 60% 정도 섞어서 지으면 비타민 B를 보충할 수 있다.

　　》 저녁에는 밥을 조금만 먹는다(작은 밥그릇 하나 정도).

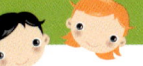

비만과 인슐린저항성

　　인슐린저항성이란 인슐린에 의한 혈당강하작용이 충분하지 못한 상태를 말하며, 비만은 인슐린저항성을 낳는 중요한 원인이다. 인슐린저항성은 당뇨병, 고혈압, 고지질혈증, 동맥경화, 지방간 등과 비만증을 발병시키는 원인이다. 인슐린저항성은 대상성 인슐린과분비를 동반하는 경우가 많은데, 인슐린작용 부족뿐만 아니라 과분비로 인한 과도한 인슐린작용도 비만증발병에 기여한다. 비만이 인슐린저항성을 일으키는 메커니즘으로 세포 내 지방산대사이상, 아디포카인(adipokinos)분비이상, 지방조직의 염증과 염증성사이토카인(cytokines)의 증가, 산화스트레스나 소포체스트레스의 항진 등 많은 가설이 제창되고 있다.

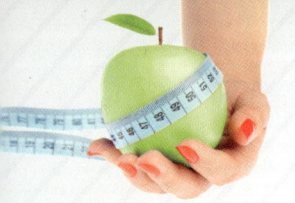
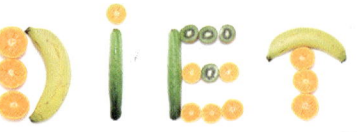

» 술을 먹었을 때는 밥을 먹지 않는다.

» 샐러드를 먹고 반찬을 조금 먹은 후에 밥을 먹는다.

» 감자류는 생야채 등을 먹고 난 다음에 먹는다.

» 기본안주로 감자류, 호박 등이 나오면 곧바로 먹지 않는다.

　GI 다이어트로 다이어트효과가 올라갔다는 보고도 있다. 확실히 GI다이어트를 권장하는 의사도 많고, 효과가 있다는 사실을 부정할 수는 없다. 반복해서 얘기하지만 다이어트방법의 본질을 알고, 단점인 부분을 확실히 인식한 후에 장점인 부분을 도입하여 본인이 주도적으로 다이어트를 해나가는 것이 중요하다.

단식과 우울증

　마르고 싶다면 먹지 않으면 된다고 생각하여 다이어트란 단식만 하면 되는 것으로 믿는 사람도 있다. 단식의 장점은 다음과 같다.

» 위를 쉬게 할 수 있다.

» 자율신경기능 등을 회복시키는 효과가 있다.

» 중성지방이나 콜레스테롤수치가 내려간다.

» 자연살해세포(NK cell : natural killer cell)가 증가하여 병에 대한 저항력이 높아진다.

» 창자에 쌓인 숙변을 배출한다.

» 단식 후에는 맛에 민감해져 맛없는 음식도 맛있게 먹을 수 있게 된다.

» 단식 후에는 위가 작아져 소식해도 포만감을 얻는다.

» 산에서의 조난·재해 등으로 식량난에 직면했을 때 살아남을 수 있다는 자신감을 가질 수 있다.

» 고난을 극복했다는 성취감을 맛볼 수 있다.

» 음식이나 요리를 만들어주는 사람에게 감사하는 마음을 가질 수 있다.

　단식 후 바로 평소식사로 돌아가면 고갈된 몸은 음식을 섭취하는대로 지방으로 축적하려고 하기 때문에 요요현상이 온다. 따라서 스프나 죽 등을 단식한 날짜만큼 먹은 다음 보통식사로 돌아가야 한다. 다음은 단식 후 취해야할 사항이다.

» 수분을 하루에 2리터 이상 섭취한다.

» 금주 · 금연한다.

» 단식에서 보통식사로 갑자기 돌아가지 말고, 죽 등 가벼운 식사(회복식)부터 시작해서 단계적으로 돌아간다.

　단식은 제대로 된 시설에서 의사의 지도하에 실시하면 안전하지만, 개인적으로는 하지 않는 편이 좋다. 왜냐하면 위험요소가 너무 많기 때문이다. 인간은 필요한 칼로리와 영양소를 매일 섭취하지 않으면 살아갈 수 없다. 단식으로 영양이 편향되어도 금방 죽는 것은 아니지만, 건강을 해치게 된다. 예를 들면 극도의 식사제한으로 칼로리와 영양소의 최저필요량조차 섭취하지 못하면 그 위험요인에 의해 우울증이 생길 수도 있다.

　'신경세포의 신생'이라 하여 뇌신경세포는 어른도 매일 새롭게 만들어진다. 영양을 너무 억제하면 뇌신경의 신생이 둔해지고 우울증, 실조증, 인지증 등으로 이어질 수도 있다. 모처럼 살을 빼도 우울증이나 병이 생기면 행복한 생활에서 멀어지고 만다. 따라서 단식은 신중히 실천하여야 한다.

매크로바이오틱스의 맹점

　매크로바이오틱스(marcrobiotics) 또는 매크로바이오틱 다이어트(marcrobiotic diet)는 건강을 위한 장수식생활 또는 식이요법을 말한다. 매크로바이오틱스의 컨셉은 다음 5가지이다.

» **신토불이** : 자신이 살고 있는 토지에서 수확한 제철음식을 먹음으로써 그 토지와 계절에 맞는 건강한 몸을 만든다.

» **일물전체** : 음식은 전체로서 조화로우며 불필요한 부분은 없다. 따라서 모든 음식은 껍질이나 뿌리까지 통째로 섭취하는 것이 좋다.

» **곡물채식** : 곡물과 야채를 중심으로 하는 전통적인 식사를 한다. 그 비율은 주식인 곡물을 5라고 하면, 부식은 야채나 해조가 3~4, 어패류 중심의 동물성식품은 1~2 정도이다.

» **음양의 조화** : '양(陽)'은 수축하는 구심적인 에너지로 몸을 따뜻하게 한다. '음

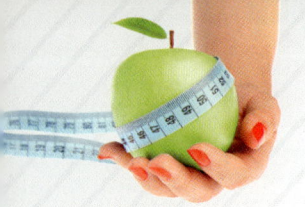
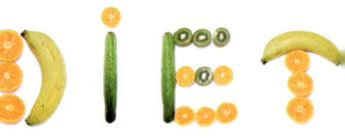

(陰)'은 확산하는 원심적인 에너지로 몸을 차갑게 한다. 이 음양의 원리를 기본으로 하여 조리한다.

» **올바르게 먹는 법** : 음식의 소화 · 흡수를 좋게 하고, 과식을 방지하기 위해 적어도 30회 이상 씹어 먹는다.

생선은 손바닥에 올릴 수 있을 정도로 작은 것을 가끔 먹고, 기본적으로 육식은 하지 않는다. '백미는 찌꺼기'로 보고 현미를 주식으로 한다. 그러나 고기나 생선을 먹지 않으면 뇌신경세포의 재료가 되는 아라키돈산(ARA : arachidonic acid, 포유동물의 성장에 필요한 불포화지방산)과 도코사헥사엔산(DHA : docosahexaenoic acid, 생선에 많이 들어있는 고도불포화지방산의 하나)이 부족해져 뇌활동이 둔해질 지도 모른다.

체내에서 합성할 수 없기 때문에 반드시 음식으로 섭취해야만 하는 필수지방산 2가지는 오메가 6과 오메가 3이다. 오메가 6가 대사될 때 생성되는 ARA는 육류에 많이 함유되어 있다. 오메가 3은 대사과정에서 생선에 들어 있는 DHA로 전환된다. ARA, DHA 모두 뇌를 구성하는 중요한 영양소로 알려져 있으며, 지금까지의 연구로부터 이 두 가지 필수지방산이 뇌기능에 중요한 작용을 한다는 것이 밝혀졌다. 필수지방산인 ARA과 DHA이 부족하면 신경질환, 우울증, 정신분열증, 치매 등의 원인이 될 수 있다.

식생활은 사람에 따라 맞는 것이 있고 맞지 않는 것도 있다. 매크로바이오틱스로 살을 빼고 행복한 사람도 많지만, 모든 사람이 같은 것은 아니다. 고기나 생선을 필요로 하는 사람도 있다. 그렇다고 해도 매크로바이오틱의 이념에는 건강한 생활유지에 필요한 것이 많이 있다. 야채나 과일을 음과 양으로 나누어 균형있게 섭취한다(음과 양의 구분법은 과학적으로 확실히 정의되어 있지는 않다), 화학조미료나 식품보존료(food presservative) 등 첨가물을 먹지 않는다, 무농약 · 유기농야채를 중심으로 먹는다, 정제한 흰설탕은 먹지 않는다 등의 이론은 매크로바이오틱스를 실천하지 않는 사람에게도 권장할만하다. 그러나 '밸런스 좋은 식사를 한다'는 의미에서 매크로바이오틱스는 상당히 금욕적인 방법이다.

매크로바이오틱스에서 권장하고 있는 현미식이 맞지 않는 사람도 있을 것이다. 현미는 비타민 B군 등 영양소가 풍부하게 들어있으므로 몸에 좋다는 사실은 모두 알고 있다. 그러나 소화가 잘되지 않고, 백미밥보다 맛이 그다지 뛰어나지 않는 것도 사실이다. 많이 씹어야 하니 도중에 식사가 즐겁지 않을 수도 있다.

이러한 경우는 현미와 백미의 중간 정도인 6~7분도 쌀이 좋다. 이는 백미의 맛과 현미만큼은 아니지만 비타민이 상당히 남아 있어 영양도 같이 챙길 수 있으므로 양쪽의 장점을 모두 가지고 있는 쌀이다. 물론 매크로바이오틱스가 체질에 맞는 사람도 많다. 따라서 자신이 건강해지기 위한 정보를 모으고 시험해보면서 식생활을 탐구해가는 것이 중요하다.

유명인이 하고 있으니까, 매스컴에서 화제가 되고 있으니까 등의 이유로 무조건 뛰어들 것이 아니라 진짜 그 다이어트가 자신에게 맞는지를 생각해 보고 나서 실행하는 지혜가 필요하다. 그리고 맞지 않는다고 생각되면 즉시 그만둘 용기도 필요하다.

보조제가 간기능에 미치는 영향

'신진대사를 향상시키는 것'이 다이어트의 기본이다. 음식을 대사하려면 비타민 B군이 필요하다. 탄수화물을 대사하려면 비타민 B_1, 단백질을 대사하려면 비타민 B_6, 지질을 대사하려면 비타민 B_2와 비타민 B_{12}가 필요하다. 예를 들어 모닥불을 지피기 위해서는 성냥이나 불이 필요한 것처럼, 음식물을 태우기 위해서는 비타민 B군이 필요하다. 그리고 현미, 메밀국수, 보리밥 등은 비타민 B_1이 포함되어 있으므로 탄수화물을 에너지로 쉽게 바꿀 수 있다. 그러므로 다이어트를 할 때에는 우선 비타민 B군을 빼놓아서는 안된다.

이러한 영양소들은 음식을 통해 섭취하는 것이 바람직하나, 부족분은 보조제를 통하여 보충한다. 조심해야 할 점은 되도록 첨가물이 적은 보조제를 골라야 한다는 것이다. 왜냐하면 첨가물을 해독하려면 간에 부담을 주어 간기능에 영향을 끼칠 우려가 크기 때문이다. 종류에 따라 다르지만 화학합성첨가물을 암의 원인으로 보는 의사도 있다.

보조제의 제조과정에는 다음과 같은 첨가물이 들어간다.

» 재료가 되는 분말을 굳혀서 정제하기 위한 응고제
» 성형, 증량, 희석을 목적으로 하는 부형제(소량의 약을 일정한 크기로 만들어 복용하기 쉽도록 첨가하는 물질)
» 장시간 보관을 위한 방부제
» 맛있어 보이도록 하기 위한 광택제와 착색제

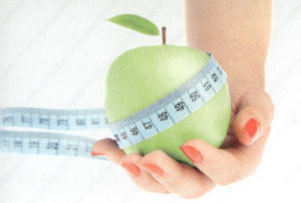
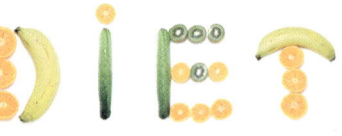

» 첨가물은 맛이 쓰므로, 먹기 좋은 맛으로 바꾸기 위한 감미료

식품의약품안전청(식약청)에서 인정한 첨가물이라도 양이 많으면 몸에 부담을 준다. 첨가물은 특히 간을 혹사시킨다. 들어있는 첨가물의 양이 얼마나 되는지 쉽게 알 수는 없지만, 가격이 싼 것은 첨가물이 많이 들어있는 경향이 있다. 그러나 반드시 그 반대가 성립하지는 않는다. 다시 말해서 가격이 비싸다고 해서 전부 첨가물이 적다고 단언할 수 없다. 포장에 적혀있는 성분표시를 보거나 고객상담소에 확인한 다음 구입하면 좋을 것이다. 반대로 야채나 고기 등의 음식으로부터 섭취하기 힘든 영양소는 보조제를 활용하면 좋다.

비타민 B군 외에 비타민제, 다이어트에 효과가 있다고 하는 캡사이신(capsaicin), L 카르틴(아미노산의 한 종류), α 리보산, 아미노산 등의 보조제를 먹을 때도 부형제로 분량을 늘린 것은 고르지 않도록 한다.

포뮬러식의 단점

① 포뮬러식은 완벽한가

포뮬러(formula)식이란 식사대신 섭취하여 섭취칼로리를 줄이는 다이어트식품을 말한다. 대표적인 것이 일본에서 유행하고 있는 '마이크로다이어트(microdiet)'이다. 여기에는 약 50종류의 영양소가 들어 있으며, 칼로리는 낮아서 드링크 1봉지당 170kcal 정도이다. 맛의 종류도 다양하고 맛이 없는 것도 아니다.

비만클리닉에서 포뮬러식을 사용하기도 한다. 저녁식사 외에도 시간이 없는 아침이나 점심식사 대신으로도 편리하다. 간편하게 영양소를 섭취할 수 있으므로 활동에너지원으로 쓸 수도 있고, 어느 정도 포만감도 있다. 따라서 임시로 먹는 것도 나쁘지 않다.

그러나 이 다이어트에도 결점이 있다. 우선 가격면이다. 다이어트는 긴 시간 유지하는 생활습관이다. 다음으로 영양면을 생각해보자. 포뮬러식을 판매하는 어떤 회사 홈페이지를 보면 영양소가 약 50종류 들어 있어 한 끼당 비타민류, 단백질, 미네랄 등 성인이 하루에 섭취해야 할 양의 3분의 1 이상이 들어 있다고 한다. 하루 세 끼 중 한 끼를 포뮬러식으로 하면 하루에 필요한 최저치의 영양소 3분의 1은 확실히 섭취할 수 있다는 것이다.

그러나 사람이 섭취해야할 영양소는 50종류를 훨씬 넘는다. 포뮬러식은 살아가는 데에는 부족하지 않을 정도의 영양소가 들어 있지만, 건강을 유지하려면 매우 부족하다고 볼 수 있다.

② 야채나 과일에는 이길 수 없다

신선한 채소와 과일에는 비타민, 미네랄뿐만 아니라 파이토케미컬(phytochemical, 식물 속에 들어 있는 화학물질)이라는 항산화물질, 단백질, 그 외에도 아직 해명되지 않은 여러 영양소가 포함되어 있는데, 이것들은 포뮬러식으로는 섭취할 수 없다. 파이토케미컬은 야채나 과일이 햇빛에 산화되는 것을 막기 위해 생성된 물질이다. 최근 자주 거론되는 폴리페놀(polyphenol) 등이 파이토케미컬에 해당한다. 폴리페놀도 세분화되어 있어 해마다 여러 종류가 발견되고 있다. 단백질은 몇 만 종류나 있고 아직 그 효능이 밝혀지지 않은 것도 많다.

"브로콜리(broccoli)에서 암전이를 억제하는 단백질이 발견되었다."와 같은 말을 뉴스에서 가끔 들을 수 있다. 사람의 몸에 좋은 영양소의 모든 것이 해명되어 있지는 않으나, 야채·과일 혹은 그 이외의 식재료에 많이 포함되어 있다는 사실은 쉽게 이해할 수 있을 것이다.

그리고 포뮬러식은 셰이크(shake), 스프(soup), 리조토(risotto, 버터 등에 쌀을 넣고 살짝 볶아서 뜨거운 육수를 부은 이탈리아 요리) 등 그다지 씹지 않고도 먹을 수 있는 종류뿐이다. 인간은 씹는 동작으로 인해 시상하부에 있는 포만중추가 자극받아 포만감을 느낀다. 공복감을 채우지 못하고 무언가 부족한 기분으로 있으면 그 반동으로 과식하게 되어 요요현상으로 이어지므로 주의할 필요가 있다.

식사를 거르기보다는 포뮬러식을 먹는 편이 좋기는 하지만, 결코 장기적으로 식사대용으로 사용해서는 안 된다. 어떻게 보조적으로 잘 사용할지 연구해야할 것이다.

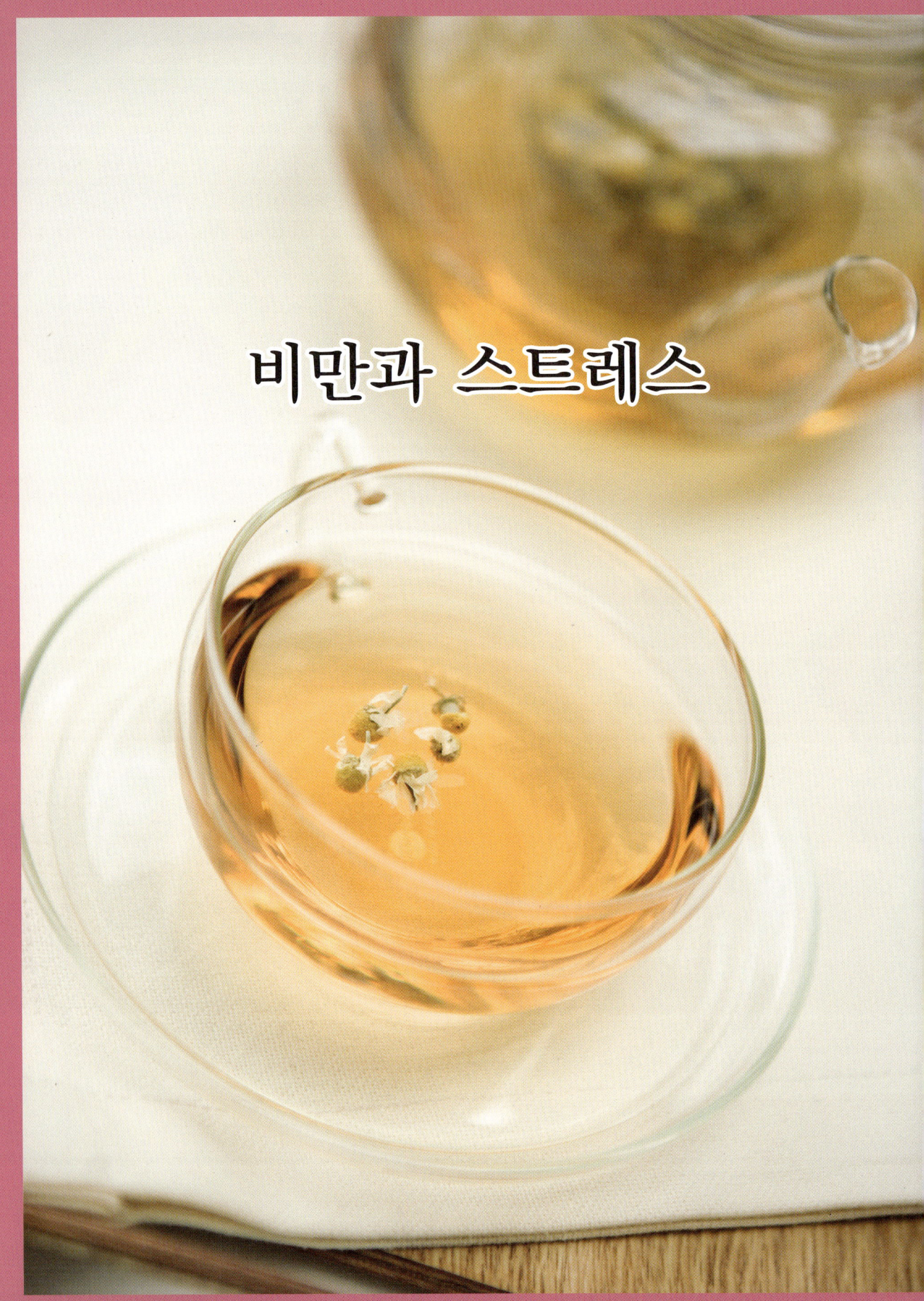

비만과 스트레스

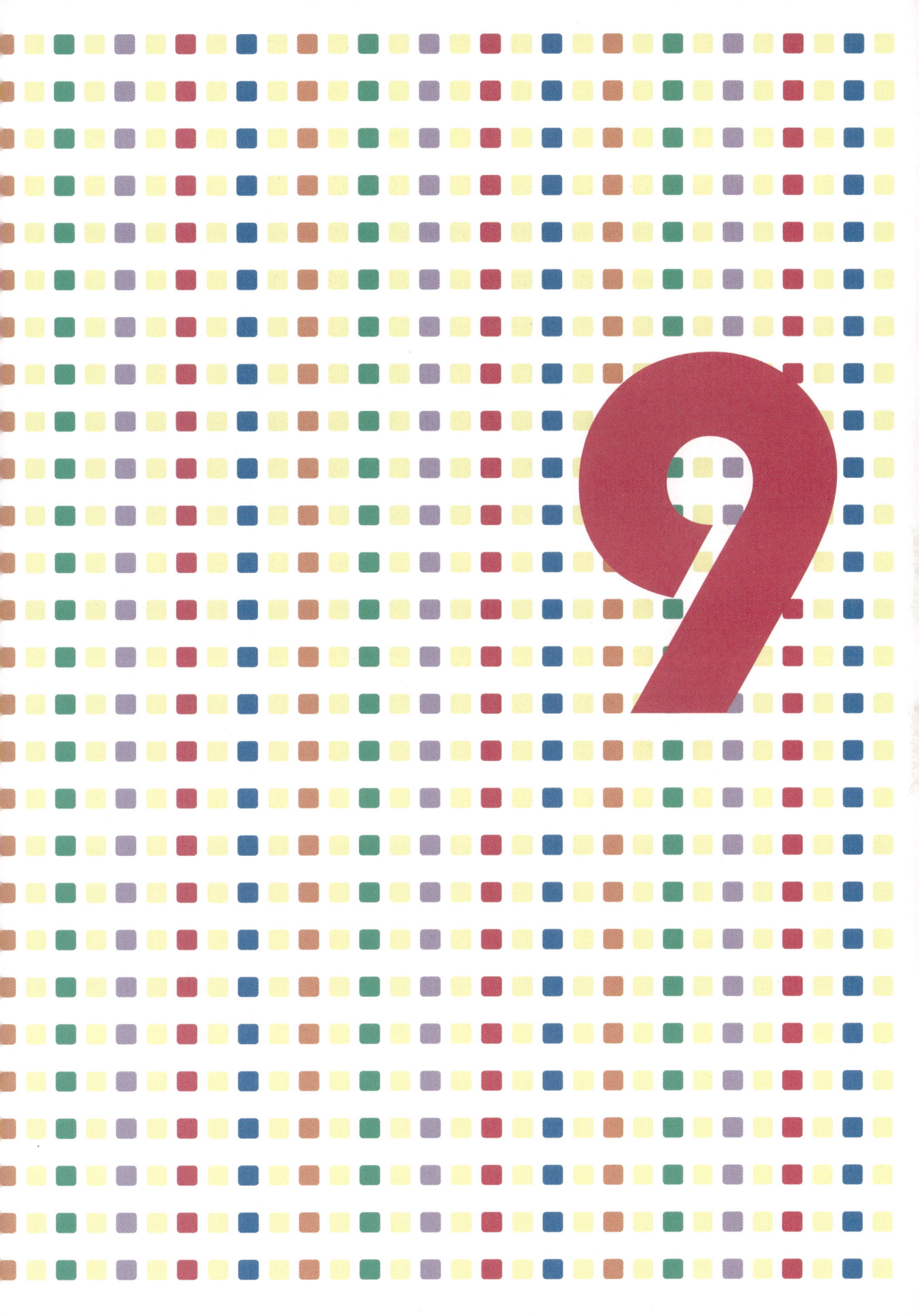

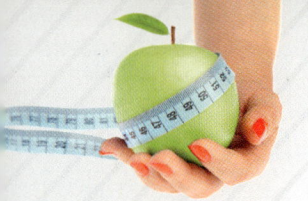
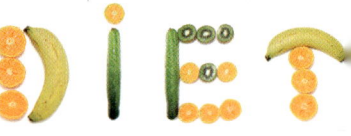

스트레스와 식욕

살이 찌는 원인은 단순하다. 섭취칼로리가 소비칼로리보다 많으면 살이 찐다. 먹는 양이 소비하는 양보다 많은 사람은 살이 찌므로 운동과 식사가 다이어트의 열쇠가 된다. 이 단순한 사실을 행동으로 옮기기 힘든 이유는 스트레스가 크게 관여하고 있기 때문이다. 비만을 일으키는 원인 중에서 스트레스는 빼 놓을 수 없다. 스트레스가 식욕을 불러 소비칼로리를 넘어가는 양을 먹게 되거나 운동할 의욕이 일어나지 않게 되면 비만의 길로 직행하게 된다.

현대사회는 스트레스가 많아 그것이 비만의 중요한 원인으로도 여겨지며, 유전은 그다지 관계가 없다는 의견이 있다. 여기서는 스트레스와 비만의 관계를 살펴본다.

일반적으로 체중과 관련된 스트레스에 대한 생체반응은 두 가지가 있다. 예를 들어 실연을 했을 때를 보자. 이런 종류의 스트레스에는 식욕이 항진하여 체중이 한 번에 늘어나는 사람이 있는가 하면, 실연의 상처로 식욕이 줄어드는 반응을 보이는 사람도 있다. 사랑하는 사람과 사별한 커다란 스트레스를 받으면 식욕감퇴현상을 나타내는 경우가 많다. 배우자를 잃은 사람에게 나타나는 식욕부진이나 체중감소가 이러한 경우이다. 이 외에도 큰 시험 전이나 긴장을 강요당할 때 등에도 식욕이 감퇴한다.

한마디로 스트레스라 해도 개인에 따라, 또는 스트레스의 종류에 따라 체중이나 식욕에 미치는 영향이 다르다. 어떤 사람은 스트레스 때문에 과식하지만, 다른 사람은 같은 스트레스의 영향으로 식욕을 잃기도 한다. 이러한 차이를 불러오는 것이 생체의 메커니즘이다.

여기에서는 오래 전부터 비만뿐만 아니라 암 등 만병의 근원으로 일컬어지는 스트레스를 근본부터 알아보기로 한다.

① 시상하부·뇌하수체·부신·지방조직으로 구성된 시스템

렙틴은 체지방량조절에 중요한 역할을 한다. 렙틴은 지방세포에서 분비되며 뇌의 시상하부(hypothalamus)에 있는 수용체에 결합한다. 렙틴의 신호는 몇 개로 나뉘어 시상하부에 전달된다. 예를 들어 시상하부에는 신경펩타이드 Y(NPY : neuropeptide Y)라는 식욕을 항진(allentuation, 강화)시키는 분자가 있다. 부신겉질자극호르몬분비촉진호르몬(CRH : corticotropin-releasing hormone)이나 우로코르틴(urocortin) 등 시상하부호르몬은 식욕을 억제한다. CRH는 스트레스반응에 관여하는 호르몬으로도 알려져 있다.

내분비계통 중에서 다양한 스트레스로부터 인체를 방어하기 위한 반응을 일으키기 위하여 시상하부(H : hypothalamus), 뇌하수체(P : pituitary body), 부신(A : adrenal gland)으로 구성된 계통이 있는데, 이 계통은 각 기관명의 이니셜을 따서 HPA계라고 한다. 기아, 절식, 실연, 대상상실 등의 상태는 인체에는 일종의 스트레스가 되므로 이 HPA계가 활성화되어 그 스트레스에 인체를 대응시키는 작용을 한다. 그 결과 HPA계를 구성하는 시상하부, 뇌하수체, 부신(adrenal gland, 콩팥위샘) 등에서 다양한 호르본이 분비되어 식욕의 항진이나 억제라는 생체반응을 일으킨다. HPA계에서 식욕을 항진하는 호르몬은 부신에서 나오는 글루코코티코이드이다.

한편 식욕을 억제하는 대표적인 호르몬은 CRH이다. 그리고 이 호르몬의 생산·분비는 지방세포에서 온 렙틴에 의해 제어된다. 즉 비만과 스트레스의 관계는 HPA계에 지방세포(A : adipocyte)를 더한 시스템에 의해 조절된다. 그러므로 식욕과 체중조절기구를 담당하는 이 장기의 상호작용은 'HPAA계'라고 할 수 있다.

그러면 비만의 이유가 스트레스 때문일까? 확실히 10년 전 또는 20년 전과 비교해보면 비만인이 증가하였는데, 그 원인의 대부분은 포식이나 스트레스라는 환경변화이다.

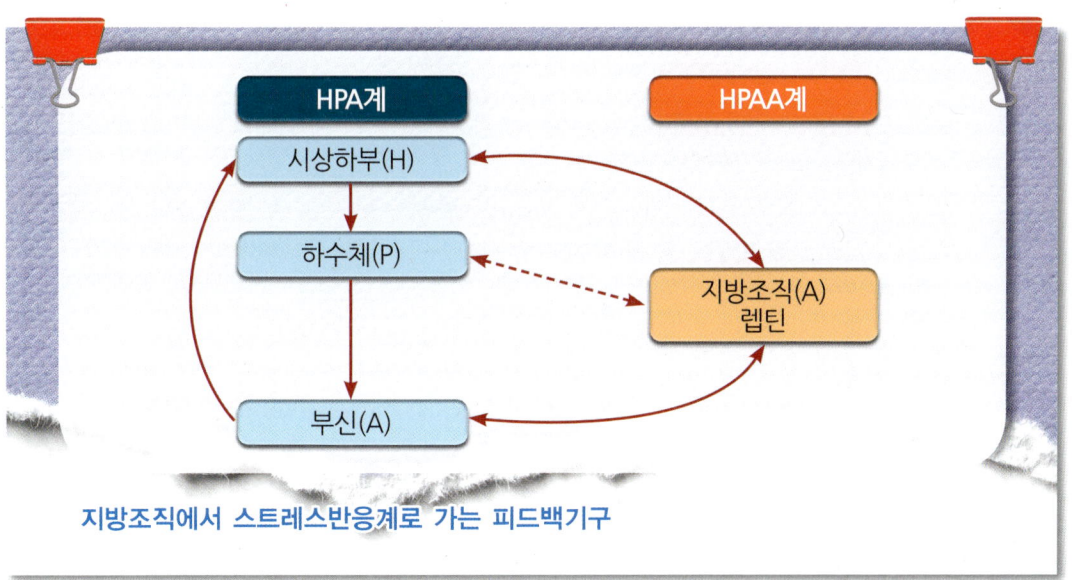

지방조직에서 스트레스반응계로 가는 피드백기구

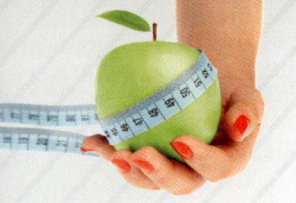
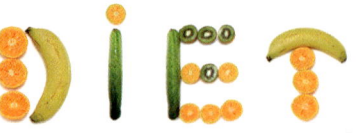

물론 비만인이 많은 반면에 마른 대식가도 있다. 즉 집단을 관찰했을 때의 비만인의 증가와 개인 수준의 비만인가 아닌가 여부는 별도의 차원으로 의논되어야 한다는 것이다. 현대사회의 다양한 스트레스는 비만인이 많아지는 원인이 된다. 한편 개인 수준에서 어떤 사람이 비만이 될 것인가 아닌가는 역시 유전정보에 의하여 결정된다.

② 스트레스의 원인 파악

코티졸(cortisol)의 분비를 억제시키거나 대사·배출시키려면 어떻게 해야 할까. 그것은 우선 스트레스의 원인을 아는 것에서 시작된다. 스트레스의 원인은 직장의 인간관계, 업무상황, 만원지하철, 장시간노동, 가족관계, 사람 등에 따라 다양하다. 현재상태에서는 그것을 전부 해결한다거나 모두 배제하는 일은 무리하다. 잘 다루든가 줄이든가 하여 스트레스를 되도록이면 느끼지 않은 몸을 만들어야 한다.

"자신에게 무엇이 스트레스가 되는가?" 마음의 소리에 솔직하게 귀를 기울여 보자. 스트레스 발산은 자신을 아는 것에서 시작한다. 그때 "모든 사람이 다 그러니 별수 없지", "일을 하지 않으면 생활을 할 수 없으니까"와 같은 변명은 우선 옆으로 제쳐둔다.

스트레스와 비만

스트레스는 여러 가지 요인에 의해 발생한다. 자극이 침해수용되지 않는 비교적 가벼운 스트레스나 통증, 섭식촉진의 야기 등으로 비만이 나타나는 경우가 있다. 이 메커니즘은 아직 그 전모가 밝혀지지 않았지만 알려진 것은 다음과 같다.

가벼운 스트레스로 교감신경계통이 적당히 흥분하여 활동상태가 되면 노아드레날린, 아드레날린, 글루카곤 등에 더해 뇌하수체를 통하는 부신겉질자극호르몬(ACTH : adrenocorticotropic hormone), 성장호르몬, 당질코티코이드 등이 적정량이 방출된다. 그 결과 지방세포에서 유리지방산(FFA : free fatty acid)의 방출량이 증가한다. FFA가 시상하부바닥에 도달하면 시상하부의 가쪽구역, 뇌실옆핵(실방핵), 안쪽활꼴핵(내측궁상핵), 그리고 편도체에 있는 포도당감수성뉴런의 활동을 촉진시켜 공복감을 강하게 일으켜서 과식을 유발하게 된다. 동시에 포만감형성에 작용하는 배쪽안쪽시상하부핵(시상하부복내측핵), 뇌실옆핵(실방핵), 가쪽활꼴핵(외측궁상핵) 등의 포도당수용체뉴런을 억제한다. 그리고 뇌줄기(뇌간)에 있는 고립로핵(고속핵)이나 최후구역의 포도당감수성뉴런은 식욕항진에 관여하고 있어 이 뉴런활동을 촉진시킨다.

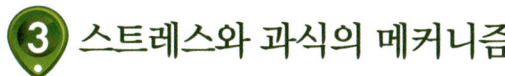

③ 스트레스와 과식의 메커니즘

살이 찌지 않기 위하여 저녁식사량을 줄이려고 해도 밤에 필요 이상으로 먹고 마시는 경우는 없는지? 술 마시고 난 다음에 라면먹기, 심야에 과자먹기, 야간업무 중에 먹는 주전부리 등과 같이 그렇게 배가 고프지 않은데도 먹게 되는 이유는 무엇일까. 그 메커니즘은 다음과 같다. 스트레스를 느끼면 분비되는 호르몬인 트립토판(tryptophan)과 타이로신(tyrosine)은 아미노산이 원료이다. 그러므로 스트레스호르몬이 분비되면 이들 아미노산(amino acid)을 소비하게 된다. 게다가 아미노산의 모델체인지에 필요한 비타민 C, 나이아신, 엽산, 비타민 B₆, 마그네슘, 망가니즈(망간), 아연, 철 등도 잃게 된다. 따라서 스트레스가 많으면 식욕이 늘어나 살이 찌게 되는 것이다.

④ 스트레스와 호르몬 분비

스트레스반응은 원래 몸을 지키기 위해 필요한 것이다. 원시시대의 인간이나 야생동물은 위험을 감지하면 도망쳐야 했다. 이때 "위험하다, 도망쳐!"라는 신호를 내보내는 근원지가 스트레스이다.

스트레스를 느낄 때 분비되는 호르몬의 종류는 단계별로 다르다. 예를 들어 건강한 사람에게 많은 계산문제를 빠르고 정확하게 푸는 작업을 시키면 아드레날린이라는 호르몬농도가 상승한다. 이 계산이 장시간 지속되면 노아드레날린(noradrenalin)의 분비량이 많아진다. 그리고 계산할 때 소음 등의 스트레스를 받으면 당질코티코이드(glucocorticoid)의 농도가 상승한다.

당질코티코이드는 생물의 존재에 매우 중요한 역할을 한다. 특히 인체에너지원이 되는 글루코스의 생산, 염증의 억제, 우울상태의 개선 등 좋은 작용을 한다. 그러나 스트레스가 너무 강하거나 오래 지속되면 당질코티코이드가 장시간 분비된다. 이 당질코티코이드의 부작용도 무시할 수 없다. 즉 당질코티코이드가 과다분비되면 단백질을 과다하게 소비하게 되어 상처가 잘 낫지 않게 되고, 근육수축, 불필요한 혈당상승, 위점액 감소, 자율신경에 의한 위혈류량저하 등이 일어나고, 나아가 위궤양 등이 나타날 수도 있다.

당질코티코이드가 계속 생성되면 다른 호르몬의 분비가 정상적으로 이루어지지 않

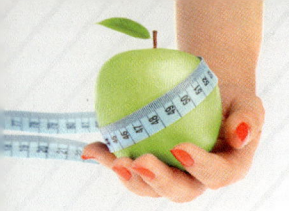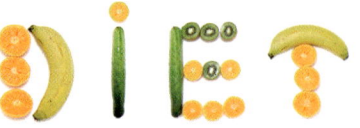

아 발육지체, 고환이나 난소의 위축, 월경정지, 탈모 등의 증상이 나타난다. 또 가슴샘(흉선)이 위축되고 림프구가 소실됨으로써 면역력이 저하되어 암으로 발전하는 경우도 있다. 우울상태에 있는 사람은 당질코티코이드농도가 높은 경향이 있다.

한편 당질코티코이드에 포함된 코티졸(cortisol)은 시상하부(뇌)에서 식욕을 증진시키는 신경펩타이드Y를 촉진시키고, 반대로 식욕을 억제하는 부신겉질자극호르몬분비촉진호르몬(CRH : corticotropin-releasing hormone) 분비를 억제한다. 이 때문에 식욕이 늘어나고 칼로리를 너무 많이 섭취하게 되어 비만으로 이어진다.

코티졸이 과다분비되면 배나 어깨에 지방이 묵직하게 쌓여 소위 '내장지방축적형비만'이 된다. 전신의 밸런스로 봤을 때 배만 뚱뚱하게 살이 찐 사람이 이 내장지방축적형비만의 전형적인 예이다. 이들은 내장지방이 배에 잔뜩 붙어 있고, 근육은 위축되어 팔다리는 가늘다. 근육량도 저하되어 있으므로 더더욱 움직이지 않게 된다.

⑤ 스트레스로 인한 증상

다음 표를 보면 스트레스로 인한 증상을 한눈에 볼 수 있다. 물론 모든 병의 원인이 스트레스에 의해서만 발생한 것으로 단언할 수는 없다. 그러나 스트레스 외에 선천적·유전적 요소, 환경요인 등도 관계되어 있지만 스트레스가 주요한 원인이 되어 신체에 나타나는 증상이 이렇게 많다는 것이다.

스트레스가 원인이 되어 나타나는 신체반응	
신경·근육계통 증상	어깨결림, 긴장성두통, 틱장애(tic disorder), 요통, 손가락진전(떨림), 손발저림, 지각이상, 탈력감, 권태감 등
호흡계통 증상	호흡곤란감, 숨참, 가래, 과환기, 반복하여 나타나는 감기증상(재채기, 콧물, 발열, 권태감)
소화계통 증상	복통, 식욕부진, 과민성위장장애, 토기(욕지기), 과식, 거식증 등
혈관·순환계통 증상	혈압상승, 부정맥, 빈맥, 가슴통증, 손발이 찬 증상 등
내분비·대사계통 증상	비만, 마름, 미열, 무월경이나 월경통, 월경 전 긴장증, 부인과적 이상, 갱년기 장애 등
기 타	턱관절통증, 설통, 구내염, 이명, 현기증, 안정(눈)피로 등

스트레스성 질환	
호흡계통	기관지천식, 과환기증후군, 신경성해수(기침), 만성폐색성허파질환 등
순환계통	본태성고혈압증, 심장동맥질환, 본태성저혈압증, 기립성저혈압 등
소화계통	위·십이지장궤양, 급성위점막병변, 만성위염, 궤양성대장염, 과민성창자증후군, 심인성구토, 탄기증(呑氣症, 입에서는 트림이, 항문에서는 방귀가 나오는 증상) 등
내분비계통	갑상샘기능항진증, 당뇨병 등
신경·근육계통	경련성사경, 근긴장성두통, 편두통, 진전, 틱장애 등
피부질환영역	아토피성피부염, 원형탈모증, 만성두드러기, 다한증 등
외과영역	수술 후 창자관유착증, 덤핑증후군(dumping syndrome, 위절제수술을 받은 뒤에 나타나는 수술후유증. 식후 몸이 나른해지며 식은땀이 나고 졸음이 오며 가슴이 두근거린다) 등
정형외과영역	관절류머티즘, 목·팔(경완)증후군 등
이비인후과영역	알러지성비염, 어지럼증, 이명, 심인성난청, 심인성실성(失聲)증 등
정신과영역	우울병, 신경증, 사회불안장애, 적응장애, 패닉장애(panic disorder, 공공장소에 혼자 있기를 두려워하거나 밀집된 장소를 두려워 하는 증상. 공황장애) 등
기 타	턱관절증, 신경성식욕부진증, 갱년기장애, 섬유근통증 등

🟠 스트레스 자가진단

가벼운 우울병, 회사우울증, 학교우울증 등의 '우울증'도 비만과 깊은 관계가 있다. 우울한 상태라 기력이 생기지 않으면 운동이나 식이요법에도 신경을 쓸 수 없어 비만으로 이어진다.

'우울증 셀프테스트'를 이용하여 자가진단을 해보자. 이 테스트는 이러한 기분이 들 때가 있지 않은지를 스트레스에 의한 신경·근육계증상, 탈력감, 권태감 등을 주변의 예를 들어 기록한 것이다.

'우울증 셀프테스트'에서 8개 이상에 해당되면 우울증경향일 가능성이 높다. 우울증으로 정신과에서 진단을 받을 정도는 아니어도 정신의학적인 접근이 필요한 상태이다.

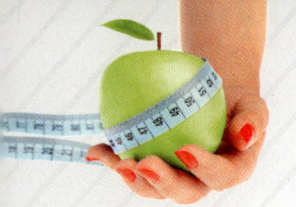
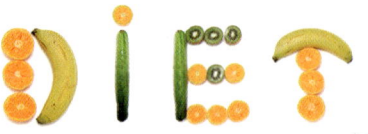

우울증 셀프테스트

- ☐ 금방 감기에 걸리고 신체리듬이 잘 무너진다.
- ☐ 조그마한 일에도 짜증을 낸다.
- ☐ 편의점에서 사먹거나 외식하는 일이 잦고 신선한 야채나 과일, 단백질이 부족하다.
- ☐ 최근 그다지 크게 웃어 본 적이 없다.
- ☐ 이유도 없이 불안해지는 때가 있다.
- ☐ 본인에 대해 자신이 없고, 별볼일 없는 인간이라고 생각하고 만다.
- ☐ 두통이나 어깨결림, 체증이 심하다.
- ☐ 일이나 공부에 대한 집중력이나 의욕이 예전보다 떨어진다.
- ☐ 직장이나 가정에서의 인간관계가 뒤틀려있다.
- ☐ 쉽게 피곤해지고 아침에 일어날 때 피로가 풀리지 않는다.
- ☐ 감정의 기복이 심하다.
- ☐ 식욕이 떨어졌다. 단것이 먹고 싶거나 과식하거나 한다.
- ☐ 마음이 쉽게 우울해지고 쓸쓸하다는 느낌을 자주 받는다.
- ☐ 스케줄표가 잔뜩 채워져 있지 않으면 불안해진다.
- ☐ 화장이나 청소 등 신변의 일이 귀찮다.
- ☐ 잘되지 않는 일이 있으면 자신을 책망하고 만다.
- ☐ 시간에 쫓기는 듯한 기분이 들어 한없이 초조하다고 느낀다.
- ☐ 주변 사람에게 비난을 받거나 자신이 방해가 되고 있다는 느낌을 받는다.

0~7개는 건전한 수준이고, 8~13개는 주의가 필요한 수준이다. 겁을 주려는 것은 아니지만 모든 항목에 해당되는 사람은 정신질환의 우려도 있다. 특히 시기심이 강하게 나타나면 정신분열증(통합실조증)의 초기증상이라고 볼 수 있다. 일시적인 것이 아니라 지속적으로 나타난다면 우울증일 수도 있다. 자신과 관련이 있다고 생각되는 사람은 정신과나 신경내과의 진찰을 받는 것이 좋다.

스트레스 때문에 우울상태가 되어 먹는 것으로 풀려고 하는 상태가 되면 스트레스부터 해소해야 한다. 그러나 마법처럼 한순간에 스트레스가 제거되는 것은 아니다. 부작용이 있는 강한 약으로도 스트레스를 완화시키는 정도밖에 할 수 없다. 이 경우에는 약을 먹지 않으면 오히려 악화될 우려도 있다.

아로마세라피, 운동, 반신욕, 수면, 음악감상, 마사지 등과 같이 스트레스에 효과가 있는 방법은 잡지나 신문에서도 빈번히 다루고 있으므로 이미 알고 있는 사람도 많겠지만, 강력한 스트레스를 안고 있는 사람에게는 임시방편에 불과하다. 따라서 근본적으로 스트레스를 해소시키는 방법을 스스로 찾아야 한다.

스트레스 대처법

① 스트레스내성 향상

객관적으로 파악된 스트레스에 대처하려면 튼튼한 마음과 몸이 필요하다. 스트레스가 존재해도 크게 신경쓰지 않는 강인함, 즉 스트레스내성을 향상시키는 일이 중요하다. 야구에 비유하면 평소에 열심히 연습한 사람이 잡기 힘든 플라이볼이 왔을 때 잡을 수 있는 것과 마찬가지이다. 볼에 맞았더라도 근육트레이닝으로 몸을 단련해 왔다면 큰 부상을 입지 않는다. 몸과 마음을 단련해두면 스트레스도 근육과 마찬가지로 강화되어 떨쳐버릴 수 있다.

(1) 단백질로 스트레스에 대처한다

스트레스상태가 길게 지속되면 체내의 단백질이 과다하게 소비된다. 왜냐하면 글루코코티코이드가 단백질을 파괴하여 포도당을 만들기 때문이다. 따라서 스트레스내성을 높이기 위해서는 단백질을 충분히 섭취해야 한다.

대략적 기준으로 체중 1kg당 1일 1g이 좋다. 즉 체중이 60kg이라면 60g의 단백질을 매일 섭취하는 것이다. 단백질은 체내에 저장할 수 없기 때문에 매일 섭취해야 한다. 60g의 단백질을 음식으로 섭취하는 것을 기준으로 삼을 수 있도록 대표적인 음식의 단백질함유량을 다음에 표로 정리하였다.

단백질은 체내에서 아미노산으로 분해된다. 아미노산은 ① 체내의 효소에 의해 별도의 아미노산으로 바뀔 수 있는 비필수아미노산과 ② 음식으로 직접 섭취해야 하는 필수아미노산으로 분류할 수 있다. 필수아미노산은 트립토판(tryptophan), 라이신(lysine),

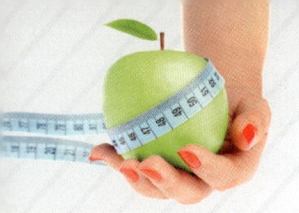
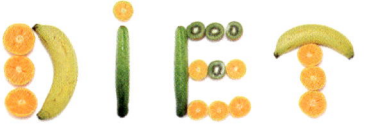

대표적인 음식의 단백질함유량(100g 당)			
어패류(동물성단백질)		육류(동물성단백질)	
참치붉은살	26.4g	닭 연한가슴살	24.6g
가다랑어	25.8g	껍질벗긴 닭 가슴부위	24.4g
연어	19.6g	돼지고기 등심	22.8g
꽁치	18.5g	소등심	19.1g
참새우	21.6g	소사태살	18.9g
고등어	20.7g	껍질붙은 닭가슴살	19.5g
정어리	19.8g	돼지사태살	20.5g
광어	20.0g	소목살	17.7g
도미	20.6g	껍질벗긴 닭다리	22.0g
가자미	19.6g	돼지목살	20.9g
전갱이	20.7g	껍질붙은 닭다리	17.3g
유제품(동물성단백질)		콩제품(식물성단백질)	
치즈	22.7g	청국장	16.5g
요구르트	3.6g	두부튀김	10.7g
우유	3.3g	순두부	6.6g
기 타(동물성단백질)			
계란	12.3g		

트레오닌(threonine), 발린(valine), 아이소류신(isoleucine), 류신(leucine), 메티오닌(methionine), 페닐알라닌(phenylalanine), 히스티딘(histidine)의 9종류이다. 이 9종류의 필수아미노산을 포함하는 양질의 단백질은 고기, 어패류, 두부, 콩류, 우유, 치즈 등에 많이 함유되어 있고, 과일이나 야채에도 미량이지만 들어 있다.

　살을 빼려면 쓸데없는 칼로리섭취를 억제해야 한다. 지방이 적은 식재료를 고르자. 동물성단백질에는 인슐린효과를 사라지게 만들어 당뇨병을 악화시키는 아라키돈산(arachidonic acid)이 많이 포함되어 있기 때문에 동물성단백질을 많이 섭취하면 혈액 중에 당이 넘쳐나게 된다. 고기만 많이 먹으면 생활습관병, 당뇨병에 걸리기 쉽다고 하는 데는 이러한 이유가 있다. 마블링(marbling, 살코기 사이에 하얀색지방(牛脂)이 그물처럼 퍼져서 박혀있는 것. 결지방)이 들어간 고기가 맛은 있지만 적당히 먹도록 하자.

(2) L-트립토판으로 스트레스에 대처한다

필수아미노산인 트립토판(tryptophan)이 결핍되면 세로토닌(serotonin)합성이 어려워진다. 세로토닌이 결핍되면 짜증이 나고 화를 잘 내게 되는 등 우울증의 원인이 된다. 세로토닌은 아미노산 L-트립토판이 함유된 음식물 섭취로 얻을 수 있다. L-트립토판이 5-HTP(5-hydroxytryptophan)이라는 물질로 변화하여 세로토닌으로 합성된다. 5-HTP 보조제가 있다면 세로토닌의 결핍을 막을 수 있다. 이 5-HTP 보조제가 미국에서는 드럭스토어(drug-store, 미국에서 약품류 이외에 일용잡화, 화장품, 담배, 책, 커피, 소다수 등을 파는 가게) 등에서 팔리고 있다.

5-HTP가 항우울제보다 효과가 있다는 실험결과가 스위스에 있는 정신의료대학의 발터 푈딩거(Walter Pöldinger) 박사의 연구팀 외 몇 개의 논문에서도 보고되고 있다. 물론 반드시 보조제에 의존할 필요는 없다. 세로토닌은 음식을 잘 씹으면 분비된다는 사실이 알려져 있다. 따라서 식사할 때 여러 번 씹어먹거나 껌을 씹는 것도 효과가 있다.

② 운동으로 스트레스 해소

주 3회 정도 가벼운 유산소운동을 하면 몸과 마음을 건강하게 하는 효과가 있다는 사실은 많은 문헌에서도 명백히 나타나 있다. 왜냐하면 운동을 하면 쾌감물질의 하나인 엔도르핀(endorphin)이라는 뇌 속의 물질이 분비되어 기분이 좋아지기 때문이다.

또한 운동을 하면 노아드레날린, 도파민(dopamine) 등의 물질이 방출된다. 특히 세로토닌의 결핍은 앞에서도 언급했듯이 우울증의 큰 원인이 된다. 운동을 하면 혈중트립토판(세로토닌의 전구체)이 좋은 효율로 뇌로 운반된다. 특히 효과가 있는 운동은 팔·다리·몸통의 큰근육을 쓰는 운동, 반복리듬운동이다. 즉 걷기, 달리기, 수영, 사이클링 등이 여기에 해당된다. 테니스, 탁구, 골프, 요가 등을 추천하는 의사도 있다. 중요한 점은 즐겁게 계속해서 할 수 있는 운동이어야 한다.

운동은 1일 15분에서 30분, 주 3회 정도로 충분하다. 운동을 하면 근육이 증가하여 대사가 향상되어 살이 빠지는 체질이 된다. 뿐만 아니라 지방도 연소되어 인슐린저항성도 높아지고 세로토닌이 증가해 스트레스내성이 강해지는 장점이 있다.

그러나 강도 높은 운동을 주 4회 이상 계속하면 오히려 불안감이 강해진다는 보고도 있다. 격렬한 운동을 하면 운동 자체가 스트레스가 될 수 있으므로 주의해야 한다.

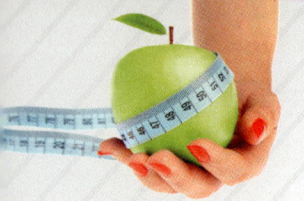
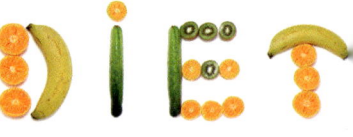

❸ 스트레스의 약물처방

'우울증 셀프테스트'에서 8개 이상의 항목에 해당된다면 우울증경향이 악화되기 전에 의사와 상담하여 약물처방을 받는 것도 한 가지 방법이다. 그러나 약물처방은 한때의 도움일 뿐, 궁극적으로는 자신의 스트레스내성을 단련시키기 위한 노력이 필요하다. 예를 들면 약을 복용하여 조금이나마 활기를 되찾았을 때 헬스클럽에 등록하거나 마라톤클럽에 가입하는 것도 좋을 것이다. 물론 계속해나가는 것이 전제가 되어야 한다.

두드러기나 원형탈모증도 스트레스에 의해 증가될 수 있으므로 항우울제나 항불안제를 처방하기도 한다. 앞서 소개했던 L-트립토판이나 5-HTP가 항우울제인 선택적세로토닌재흡수억제제(SSRI : selective serotonin reuptake inhibitors)에 필적할 수도 있으므로 보조제나 음료를 시험해보는 것도 좋은 방법이다.

❹ 사고방식의 전환으로 스트레스 해소

다음과 같은 생각을 하는 버릇이 있다고 느낀다면, 시험 삼아 주변이나 사물을 보는 방법을 조금 바꿔보도록 하자.

» '모' 아니면 '도' 라는 생각 : 무엇이든 0점이거나 100점이라는 채점기준밖에 없는 사고방식
» 지나친 일반화 : 한 번 일어난 일이 몇 번이건 계속될 것처럼 느끼는 것
» 마음의 필터 : 좋은 일은 무시하고 나쁜 일만 남겨두는 것
» 마이너스 사고 : 좋은 일까지 나쁘게 생각하는 것. 악의적 인지왜곡
» 결론을 비약시키는 추론 : 사람의 마음을 너무 읽으려 하거나 미래를 읽으려고 함
» 확대해석과 과소평가 : 나쁜 일을 크게, 좋은 일을 작게 생각하는 것
» 감정적 결론 : 자신의 느낌일 뿐인데도 증거가 있는 것처럼 확신하는 것
» 의무적 사고 : 일부러 과도한 의무감을 주는 것
» 잘못된 꼬리표 붙이기 : 한 가지만 봐도 모든 걸 다 알 수 있다는 발상
» 개인화 : 자신과 관계가 없는 일까지 관련지으려고 함

어떻게 해도 부정적인 생각을 떨쳐버리지 못한다면 이치를 따져가며 생각하는 쪽으로 바꿔보는 것도 좋다. 무엇이든 흑백으로 나누기를 좋아하는 성격으로 '싫으면 안 하

면 되지'라고 무책임한 생각을 잘하고 과식경향이 있는 30대의 남성이 있었다. 이 남성이 인생에는 회색부분도 있다는 사실을 받아들이고나니 스트레스가 줄어들고 과식을 멈출 수 있었다고 한다.

⑤ 좌선·명상으로 스트레스 해소

좌선방법은 유파에 따라 다양하지만 공통점은 배에 공기를 천천히 넣었다빼는 복식호흡을 하는 것이다. 복식호흡을 천천히 하면 뇌파는 α파나 θ파라는 완전이완 시와 같은 상태로 변화한다. 운동요법과 마찬가지로 좌선·복식호흡을 우울증치료에 도입하고 있는 정신과의사도 있다.

좌선 등 명상의 효용에 대해서는 세계적으로 연구가 이루어지고 있으며, 논문도 많이 발표되었다. 미국의 매사추세츠 공과대학의 브셀 교수는 좌선과 같은 종류의 명상을 10~20년 계속해 온 사람과 일반적인 건강한 사람의 뇌모습을 자기공명영상(MRI : magnetic resonance imaging)으로 화상처리하여 대뇌겉질의 두께를 비교해 본 결과, 명상을 한 사람에서 명백히 두꺼워진 2부위가 있었다고 한다.

먼저 몸속의 변화를 감지하고 릴랙스감각이나 호흡상태 등의 정보를 받아 불쾌·유쾌 등의 '기분'을 만드는 것과 관련된 부분(섬(島)이라고 하는)에서 혈류량이나 에너지소비가 많고 활성화되어 있었다. 그리고 자신의 사상이나 감각의 객관적인 관찰에 관여하는 등안쪽이마앞구역(배내측전두전야)이 두꺼워져 있었다. 자신이 어떻게 느끼고 생각하는지를 인식하고 나서야 비로소 다른 사람과의 공감도 가능해진다. 패닉장애가 있는 환자는 이 부분이 오히려 위축되어 있다고 한다.

⑥ 스트레스를 식욕으로 풀지 않는 방법

스트레스를 식욕으로 풀지 않기 위해서는 스트레스내성을 높이는 것도 중요하지만, 그와 함께 애초에 무엇에 스트레스를 느끼는가를 파악해두어야 한다.

아브라함 매슬로(Abraham H. Maslow, 1908~1970)는 인간은 항상 성장하여 자아실현을 향해가고 있다는 욕구단계설(motivational hierarchy)을 발표하였다. 이 이론에서 매슬로는 인간의 욕구를 5단계로 나누어 가장 낮은 생리적 욕구부터 차례대로 단계를

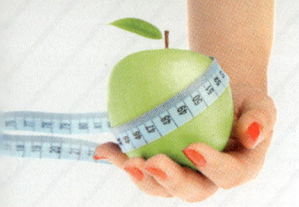
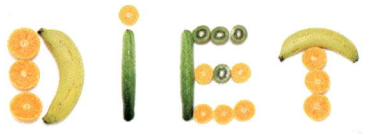

두고, 자아실현의 욕구를 가장 높은 곳에 두었다. 저차원의 욕구를 충족시키면 다음 욕구를 채우려 한다는 것이다. 고차원적인 욕구부터 나열하면 다음과 같다.

① **자아실현의 욕구** : 자신의 능력·가능성을 발휘하여 창조적 활동이나 자기성장을 꾀하려는 욕구

② **자아(자존)의 욕구** : 자신의 집단에서 가치가 있는 존재라는 것을 인정받고, 존경받고 싶어하는 인지욕구

③ **친화(소속감)의 욕구** : 타인과 관계를 맺고, 다른 사람과 똑같아지고 싶어 하는 집단귀속의 욕구

④ **안전의 욕구** : 의류·주거 등에서 안정·안전한 상태가 되고 싶어하는 욕구

⑤ **생리적 욕구** : 생명유지를 위한 식욕·성욕·수면욕 등의 본능적·근원적인 욕구

매슬로는 인간은 욕구가 충족되지 않으면 저차원의 욕구로 보상받으려고 한다고 주장하였다. 식욕은 가장 저차원인 ⑤번 욕구이다. 따라서 식욕이 필요 이상으로 커지지 않도록 하려면 ①~④의 욕구가 채워져야 한다. 예를 들어 직장에서 아무리 해도 주위와 상생관계가 형성되지 않아 좀처럼 제대로 평가를 받지 못하여 ②가 채워지지 않을 때는 동창회의 간사를 맡거나 봉사활동을 하는 등 직장 외의 곳에서 존경받을 수 있는 장소를 스스로 만들어본다. 그렇게 하면 ②와 동시에 ③의 집단귀속욕구도 충족시킬 수 있을 것이다.

가장 중요한 것은 ①번이다. 우리는 정말 자아실현을 향해가고 있는가. 매일 바쁜 생활, 눈앞의 일에 쫓겨 원래의 목표를 잊기 쉽다. "나는 과연 무엇을 하고 싶은 것일까. 어디로 향하고 있는 걸까." 자신을 돌아보도록 하자. 자아실현을 위해서 무엇을 하면 좋을지 생각해보자.

(1) 자기평가를 높일 것

매슬로의 욕구단계설에서 '②의 자아(자존)의 욕구'에는 다른 사람의 평가뿐만 아니라 자기평가도 포함되어 있다. 자기평가는 문자 그대로 자신을 평가하는 일이다. "나 정도면 괜찮지."라고 생각할 수 있는 일이다. 스스로를 형편없는 인간으로 생각하는 것은 완전히 반대되는 일이다. 자기평가를 높이면 스트레스내성이 강해질 수 있다고 한다.

어떻게 하면 자기평가를 높일 수 있을까. 그 사람의 성장과정, 부모와의 관계, 경험, 성격, 환경 등에 따라 가지각색이다. 아이 때부터 부정적인 평가만 듣고 자란 사람이

하루 아침에 자신감을 가지기는 어려울 수도 있다. 그러나 바꿀 수 없는 과거를 한탄해봐도 소용없는 일이므로 적극적이고 긍정적으로 생각하는 것이 중요하다.

　우울감억제상태나 우울증이 있는 사람도 자기평가가 낮아진다. 병이라면 의사의 진단, 카운셀링이 필요하지만 병이 아니어도 자기평가를 높이는 데는 몇 가지 요령이 있다. 주변에 있는 자기평가가 높은 사람의 행동패턴과 자신의 행동패턴을 비교해보자.

　자기평가를 높이기 위한 사고방식은 다음과 같다.

　» 실패는 우연일 뿐이라고 생각한다.
　» 성공했을 때의 자신을 높게 평가한다.
　» 성공할 이익을 미리 가진다.
　» 작은 성공체험을 쌓아간다.
　» 한 분야에서 성공한다.

　우리나라 사람들은 겸허함을 미덕으로 생각하지만, 자기평가를 높이는 일은 겸허함과 모순되는 것이 아니다. 그러므로 자신을 부정할 필요는 없다. 명상을 하면 자신을 객관적으로 볼 수 있어 자기평가가 정당해질 수 있다.

(2) 스스로 칭찬하기

　살이 찐 사람 중에는 "나는 살이 쪄서 다이어트도 할 수 없고 쓸모없는 인간이다. 그러니 먹어도 상관없어. 이미 버린 몸 살쪄도 괜찮아."라고 하는 극단적인 생각에 빠져 있는 경우도 있다. 이런 생각이 들 때는 작은 성공체험에 눈을 돌려보면 좋다.

　"오늘은 감자튀김을 안 먹었다. 내가 장하게 느껴진다.", "한 정거장 정도 걸었다. 하면 할 수 있다!" 이렇게 칭찬을 한다.

　물론 금방 이상체중이 될 수는 없다. 체중이 줄어들면 칭찬을 하려고 생각해도 앞길이 멀기에 할 수 있는 일부터라도 자신을 인정해주자. 이는 다이어트의 큰 요령이다. 작은 성과를 찾아내어 기뻐한다. 자신은 그리 대단한 일이 아니라고 생각해도 그것이 쌓이면 더욱 살을 뺄 수 있으므로 작은 한 걸음이 큰 도약으로 이어지는 것이다.

　작은 변화만으로도 큰 효과를 볼 수 있는 것이 바로 내장지방량이다. 체중은 큰 변화가 없더라도 내장지방은 노력한 만큼 줄어든다. 게다가 내장지방을 줄이는 일은 건강개선에 큰 의의가 있으므로 체지방을 측정하여 내장지방이 줄어들었다고 판명되면 크게 기뻐해도 좋다. "인간은 과학적으로 개선될 수 있다."

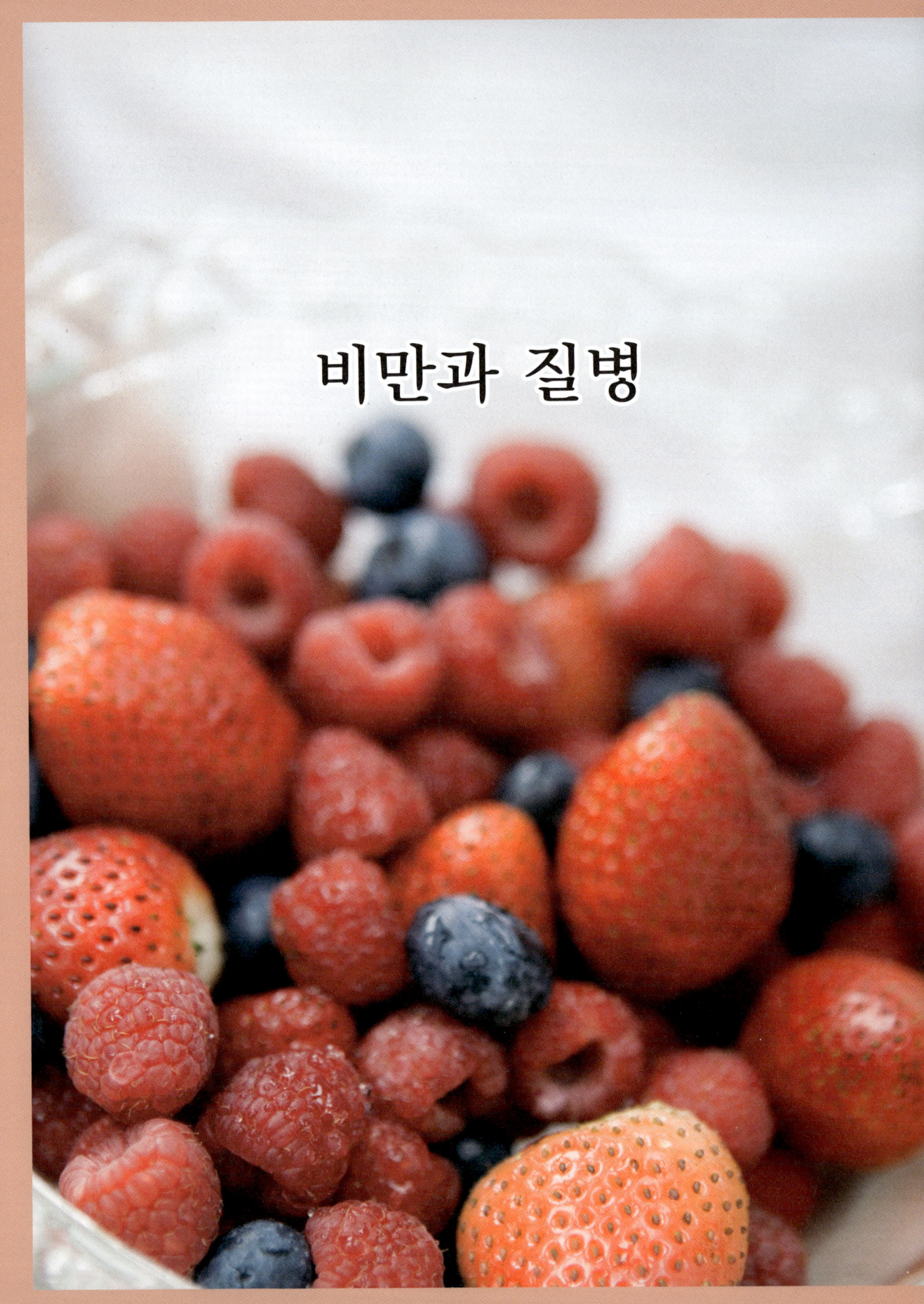

비만과 질병

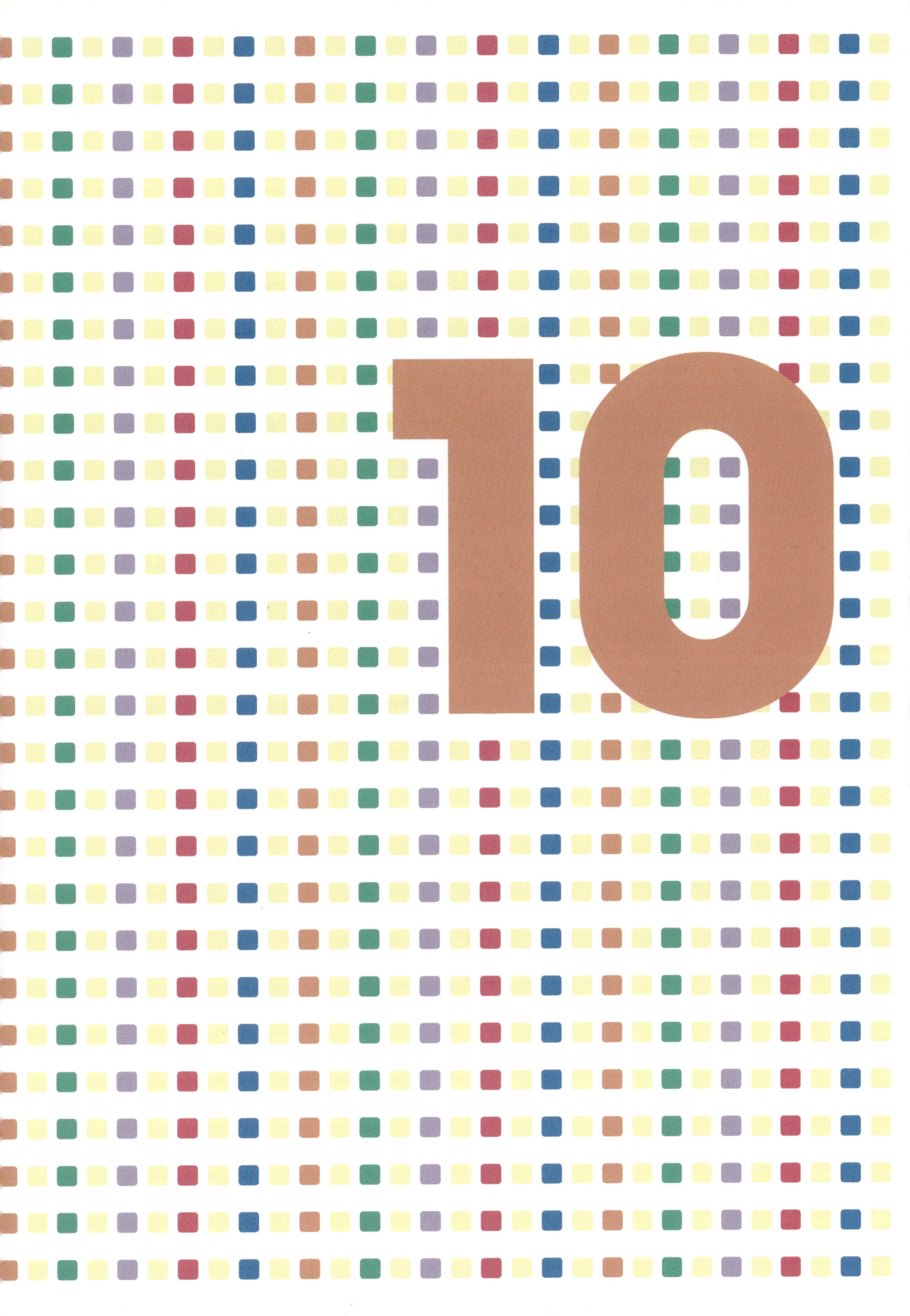

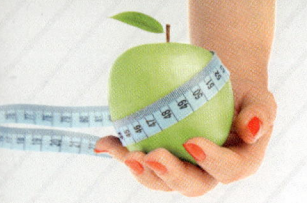
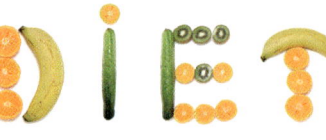

대사증후군의 진단과 치료

① 대사증후군과 비만증의 관계

대사증후군에서는 내장지방의 축적이 포인트이다. 이는 지방세포의 질적이상에 의한 비만증(내장지방축적형비만)과 깊은 관계가 있다. 여기에서는 대사증후군, '죽음의 사중주' 등의 상호관계를 밝히고, 나아가 대사증후군에 의하여 나타나는 병의 종류와 전향(anteversio)조사 결과를 알아본다.

(1) 비만증에서 대사증후군의 위치

2000년 일본비만학회(JASSO : Japan Society of the Study of Obesity)에서는 비만증을 '비만에 기인하는 건강장애가 있거나 임상적으로 그 발병이 예측되어 의학적으로 감량이 필요한 병태'라고 정의하였다. 같은 해 후생노동성과 일본의사회(JMA : Japan Medical Association)는 혈관병의 발병위험이 높은 '죽음의 사중주'라는 증상을 혈관병이 발병하기 전에 찾아내서 적극적인 예방대책을 세우는 '노동자재해급부제도'를 만들었다.

건강검진이 필요한 비만의 종류

비만증환자에게서 협심증이나 심장근육경색 등 심장동맥질환의 위험요인이 증가한다는 사실은 몇 가지 역학적 분석을 보면 분명히 알 수 있다. 비만인 중에서도 피하지방축적형비만인보다 내장지방축적형비만인이 심장동맥질환 위험요인이 높다는 사실도 알 수 있다. 따라서 복부 CT로 측정한 내장지방면적이 100cm^2 이상인 것을 확인하면 좋겠지만, 임상현장에서는 허리둘레가 남성은 90cm 이상, 여성은 85cm 이상이라는 기준으로 대용하는 것이 현실적이다.

그래서 내장지방축적이 기준치 이상이고 대사증후군이 의심되는 경우라면 증상이 없더라도 건강검진을 실시하여 심전도검사나 목동맥에코(경동맥반향)로 목동맥의 내막중막두께(IMT : intima-media thickness)를 측정하는 것이 바람직하다. 물론 심전도에서 허혈 소견이나 흉통 등의 증상이 있으면 24시간 홀터심전도(Holter electrocardiogram)나 트레드밀 부하검사 등의 정밀검사가 필요하다.

이것은 대사증후군의 증상과 죽음의 사중주 간에는 상호관계가 있다는 것을 뜻한다.

대사증후군을 구성하는 지질대사이상, 고혈압, 고혈당 등은 모두 지방세포의 질적이상에 의한 비만증에 의해 발병한다. 그 대부분은 내장지방축적 때문에 발생한다. BMI가 25 이상이라는 진단기준은 있으나 이 증상에서 한 발 더 나아가 내장지방축적이 더해져 합병증이 2개 이상인 경우가 대사증후군에 해당한다. 이때 꼭 비만상태일 필요는 없다. 그리고 증상이 진행되어 내장지방축적에 합병증위험요소 3가지가 모두 들어 있다면 '죽음의 사중주'에 해당된다.

지방세포의 질적이상에 의한 비만증이 진행된 것이 '대사증후군'이며, 대사증후군이 더욱 진행되어 중증화된 것이 '죽음의 사중주'이다.

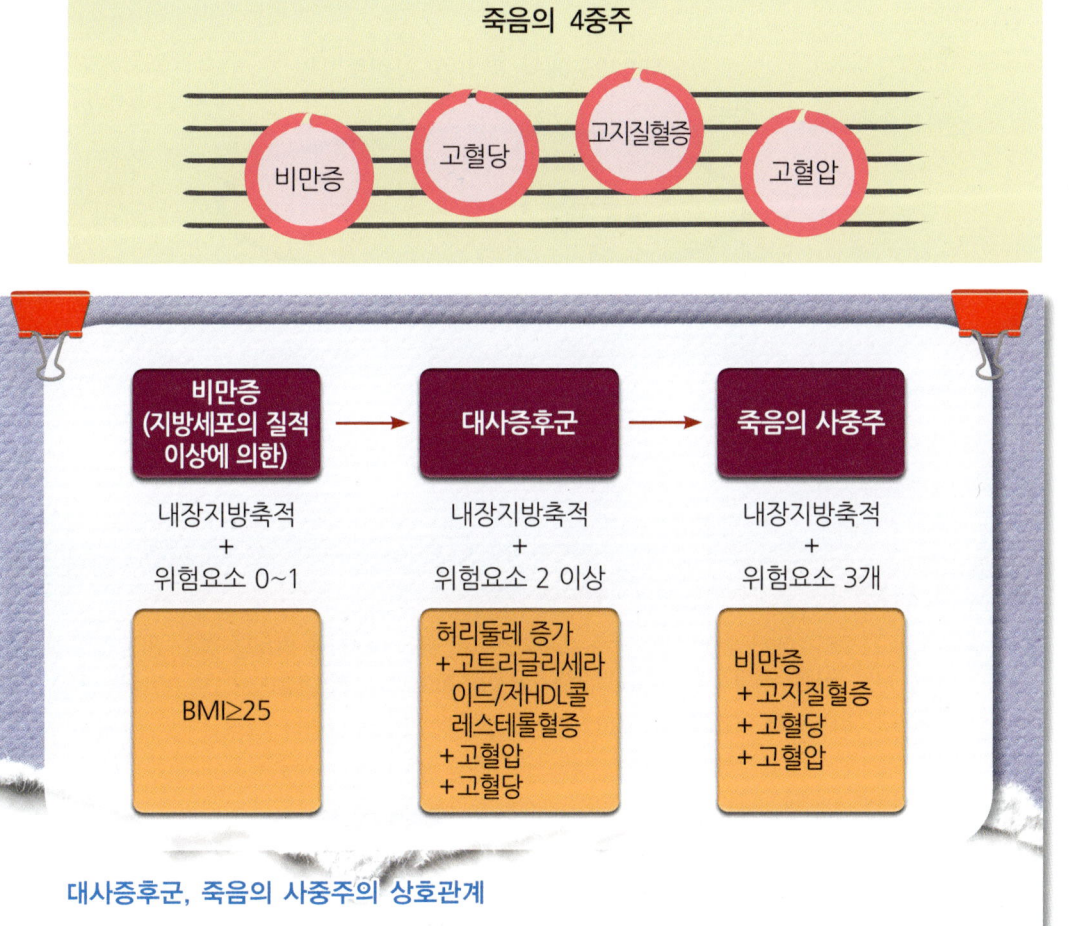

죽음의 4중주

비만증 / 고혈당 / 고지질혈증 / 고혈압

비만증 (지방세포의 질적 이상에 의한)	→	대사증후군	→	죽음의 사중주
내장지방축적 + 위험요소 0~1		내장지방축적 + 위험요소 2 이상		내장지방축적 + 위험요소 3개
BMI≥25		허리둘레 증가 +고트리글리세라이드/저HDL콜레스테롤혈증 +고혈압 +고혈당		비만증 +고지질혈증 +고혈당 +고혈압

대사증후군, 죽음의 사중주의 상호관계

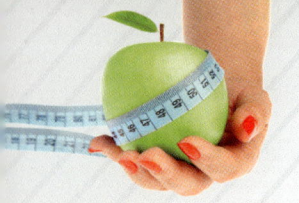
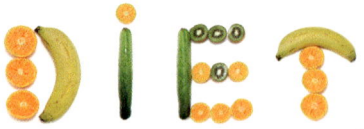

(2) 대사증후군에 의해 발생하는 질환과 그 구조

최근 지방세포나 비만에 대한 연구의 눈부신 진전으로 인해 대사증후군에서 다양한 질환이 발병하는 구조가 밝혀졌다. 축적된 내장지방에서는 유리지방산(FFA : free fatty acid)이 방출되고, 방출된 유리지방산은 문맥을 통해 간으로 들어감으로써 지방합성이 활발해져 인슐린감수성이 저하된다. 그리하여 고지질혈증, 당내성장애, 고혈압 등이 발생하는 것이다.

지방세포 자체에서 '아디포사이토카인(adipocytokine)'이라는 여러 생리활성물질이 분비된다. 여기에서 'adipo'는 지방이라는 의미이다. 이 아디포사이토카인의 생산조절이상(분비과다나 분비부전)이 대사증후군의 발병에 크게 관여하고 있다. 아디포사이토카인에는 동맥경화를 예방·수복하는 아디포넥틴(adiponectin)과 동맥경화를 촉진시키는 물

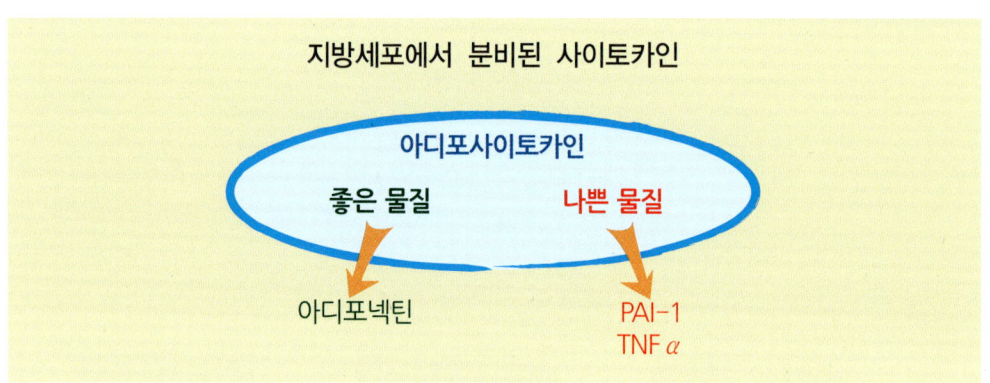

아디포사이토카인(adipocytokine)

인간게놈 프로젝트에서 수천 개에 달하는 지방조직의 유전자발현을 밝혀낸 결과, 지방조직에는 굉장히 많은 분비단백질이 포함되어 있다는 사실이 알려졌다. 즉 인체에서 15~30%의 용량을 차지하는 지방조직이 인체의 최대분비기관이라는 것이 밝혀진 것이다. 그리고 이러한 지방조직 유래 내분비인자를 총칭하여 아디포사이토카인(아디포카인)이라는 개념을 부여하였다.

아디포사이토카인은 모두 무언가 생리적 작용을 가지고 있고 항상성유지에 관여하지만, 비만일 때 즉, 지방축적상태에서는 그 생산·분비가 과다 혹은 과소해진다. 그리고 이 밸런스의 파탄이 대사증후군의 발병·촉진에 관계되어 있다는 사실이 밝혀져 있다.

질이 들어 있다. 그중 병의 발생에 관여하는 대표적인 물질로 인슐린저항성을 유발하는 TNFα(tumor necrosis factor α)나 레지스틴(resistin), 고혈압발병에 관여하는 안지오텐시노겐(angiotensinogen), 동맥경화와 연관있는 혈전형성촉진인자인 PAI-1 (plasminogen activator inhibitor type Ⅰ) 등이 있다.

아디포넥틴은 내장지방이 축적되면 분비가 저하되어 저아디포넥틴혈증을 일으킨다. 그래서 인슐린저항성, 당대사이상, 고혈압, 나아가 동맥경화의 발병으로 이어진다. 그 때문에 아디포넥틴은 대사증후군의 주요인자로 주목받고 있다.

이렇게 대사증후군에서는 지방세포, 특히 내장지방의 축적이 근본이 된다. 즉 내장지방이 축적되면 다수의 위험인자가 쌓여 아디포사이토카인의 생산조절이상 등과 같은 직접적인 작용과 함께 동맥경화의 강력한 트리거포인트로 작용한다. 이 때문에 내장지방의 축적과 그 구조가 중요해지게 된 것이다.

(3) 대사증후군의 예방

심장동맥질환의 위험인자는 내장지방의 축적, 고혈압, 혈당상승 등이다. 따라서 대사증후군의 진단을 적극적으로 실시하여 그 대상자에게 조기부터 축적된 내장지방의 감소를 목적으로 하는 체중감량 등으로 예방치료를 실시하는 것이 동맥경화성질환의 예방에서 불가결하다고 생각된다.

피하지방축적도 건강장애요소가 된다

대사증후군의 구성인자인 고혈압, 고혈당, 지질대사이상, 거기에 이어지는 동맥경화, 심장근육경색이나 뇌경색의 발병에는 내장지방축적이 관여하고 있다. 한편 내장지방을 웃도는 피하지방축적이 건강장애에 미치는 영향에 대해서는 아직 불명확한 점이 많다.

지방세포의 양적이상에 의한 건강장애에는 뼈·관절질환, 수면무호흡증, 월경이상 등이 있고, 여기에는 피하지방축적의 영향도 포함되어 있다. 그러나 피하지방축적만이 특이적으로 악영향을 미친다고는 보기 어렵고, 내장지방축적의 영향도 무시할 수 없다. 한편 렙틴(leptin) 등과 같은 피하지방에서 많이 분비되는 아디포카인(adipokine)도 있다. 하반신의 피하지방축적이 혈청콜레스테롤의 상승을 억제하여 동맥경화의 진전에 예방적으로 작용한다는 보고도 있다. 피하지방축적의 임상적 의의에 대해서는 이후의 연구성과를 기다려야 할 것이다.

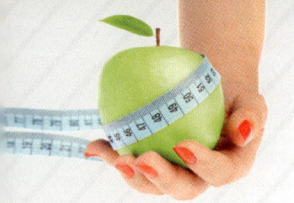
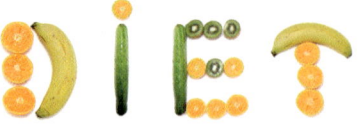

② 대사증후군의 진단기준

내장지방축적형비만인에게 많이 나타나는 고지질혈증, 고혈압, 고혈당 등의 증상을 제거하기 위해서도 대사증후군의 진단이 필요하다. 진단을 할 때에는 먼저 허리둘레를 측정하여 내장지방의 축적 여부를 조사한다.

오늘날 과다한 영양섭취나 운동부족 등으로 생활습관이 나빠진 사회적 요인 때문에 비만인구가 매년 증가하고 있다. 비만으로 생기는 고지질혈증, 고혈압, 당내성장애 등은 그 정도가 가볍다 해도 한 개인이 여러 가지를 동시에 가지게 되면 동맥경화의 위험인자가 된다. 이 증상은 세계적으로 중요시되고 있다. 최근 유럽 WHO자문기관이나 미국 NIH가 이 증상을 '대사증후군(metabolic syndrome)'이라 명명하고 그 진단기준을 발표하였다. 여기에서는 대사증후군의 진단기준과 그 의미, 비만증에서의 위치, 다양한 증상을 일으키는 구조 등을 설명한다.

대사증후군의 증상을 고려할 때 중요한 역할을 하는 것이 배안(복강)의 내장지방축적이다. 이 때문에 진단기준에는 내장지방축적이 필수항목으로 되어 있다. 내장지방축적은 CT스캔 등으로 측정하는 것이 이상적이나 판정에는 허리둘레를 사용한다. 배꼽부위의 CT 단면상으로 측정된 내장지방면적 $100cm^2$(내장지방량 평가기준치)는 허리둘레가 남성 90cm, 여성 85cm에 해당한다. 이 내장지방면적에 더하여 지질대사이상, 고혈압, 공복 시 고혈당의 3항목 중 2항목 이상에 해당되면 대사증후군으로 판정한다.

지질대사이상 중 고트리글리세라이드혈증과 저HDL콜레스테롤혈증에 대해 미국 NIH가 발표한 미국콜레스테롤교육프로그램(NCEP : National Cholesterol Education Program) 기준에서는 독립된 항목으로 다뤄지고 있으나, 우리나라에서는 한 가지 항목으로 보고 있다. 그 이유는 대사증후군은 내장지방축적이 원인인 질환이므로 트리글리세라이드(중성지방)의 상승과 HDL콜레스테롤의 저하 양면을 모두 동반하는 경우가 많기 때문이다.

대사증후군을 진단할 때 진단항목 중 당대사이상은 주로 인슐린저항성이 그 원인으로 여겨지고 있으나, 현시점에서는 인슐린저항성의 존재를 간단히 진단할 지표가 없으므로 진단기준으로 공복시혈당치가 사용되고 있다.

한편 진단기준을 정할 때 동맥경화위험요인이기도 한, 부하 후 2시간 혈당치를 기준항목에 더해야 한다는 의견도 검토되었으나 진단을 희망하는 전원에게 당부하검사를 실시하는 것은 현실적이지 않기 때문에 공복시혈당치만 채용하게 되었다. 다만 공복시혈당치가 정상인 경우라도 대사증후군이라고 진단되었다면 적극적으로 당부하검사를 실시하여 내당능이상 유무의 평가가 권장되고 있다. 다음의 표는 대사증후군의 진단기준을 요약한 것이다.

대사증후군의 진단기준	
내장지방축적	
허리둘레	남성≥90cm 여성≥85cm (내장지방량은 남녀 모두≥100cm² 상당)
위 조건에 더해 아래 2항목 이상에 해당(남녀 모두)	
고트리글리세라이드혈증 또는 저HDL콜레스테롤혈증	≥150mg/㎗ <40mg/㎗
수축기혈압 또는 확장기혈압	≥130mmHg ≥85mmHg
공복시혈당	≥110mg/㎗

- 가능한 한 CT스캔 등으로 내장지방량을 측정하는 것이 바람직하다.
- 대사증후군이라고 진단되면 당부하검사가 권장되나 필수적인 진단요소는 아니다.
- 고트리글리세라이드혈증, 저HDL콜레스테롤혈증, 고혈압, 당뇨병 등에 대한 약물치료를 받고 있는 사람은 각각의 항목에 포함시킨다.

출처 : 대사증후군 진단기준검토위원회 : 대사증후군의 정의와 진단기준. 일본내과학회지 94:794-809, 2005. 일부 고침

③ 대사증후군의 치료방법

대사증후군은 그대로 진행되면 결국 동맥경화성질환을 발생시킨다. 치료목적은 축적된 내장지방의 경감이다. 치료할 때 중요한 점은 먼저 환자 스스로 동맥경화성질환의 위험성이 높은 상태라는 사실을 이해하는 것이다. 생활습관, 기호 등을 파악하고 생활지도를 실시하여 행동요법을 가미한 식이요법, 운동요법을 실시한다. 목표치는 현재체중이나 허리둘레에서 마이너스 5% 감소를 기준으로 한다.

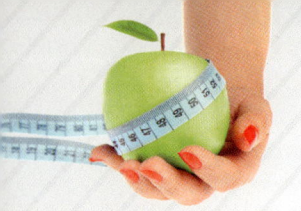
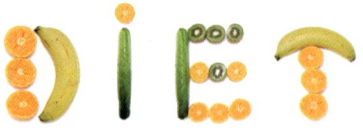

　　대사증후군의 진단을 적극적으로 실행하고 조기에 내장지방의 감소를 목적으로 하는 감량 등 예방적 치료를 실시하여야 동맥경화성질환을 예방할 수 있다.

(1) 치료의 기본개념과 치료목표

　　대사증후군을 치료할 때에는 기본개념을 이해시키고 치료목적을 환자 스스로 이해하게 한다. 지질대사이상, 고혈압, 당내성이상 등은 하나하나는 경증이라 하더라도 질병이 중복되면 동맥경화성질환으로 진전되고, 나아가 생명이 위협받을 수도 있다. 이러한 대사증후군이라는 질환의 특징을 환자 스스로 이해하고 치료에 임할 수 있도록 설명해주어야 한다.

　　대사증후군은 내장지방축적이 근본원인이기 때문에 내장지방을 경감시키는 것이 치료의 주목적이 된다. 내장지방은 피하지방과 달리 대사가 활발한 조직이므로 조금만 경감되어도 꽤 많은 양을 감소시킬 수 있다. 이러한 내장지방의 특징 때문에 지금까지처럼 체중을 단시간에 목표치까지 줄이기 위한 큰 폭의 감량을 무리하게 할 필요가 없다. 치료에서는 현재의 체중이나 허리둘레를 5% 정도 감소시키는 것을 목표로 차분하게 감량하여 그 페이스대로 감량을 지속해나가는 것이 중요하다.

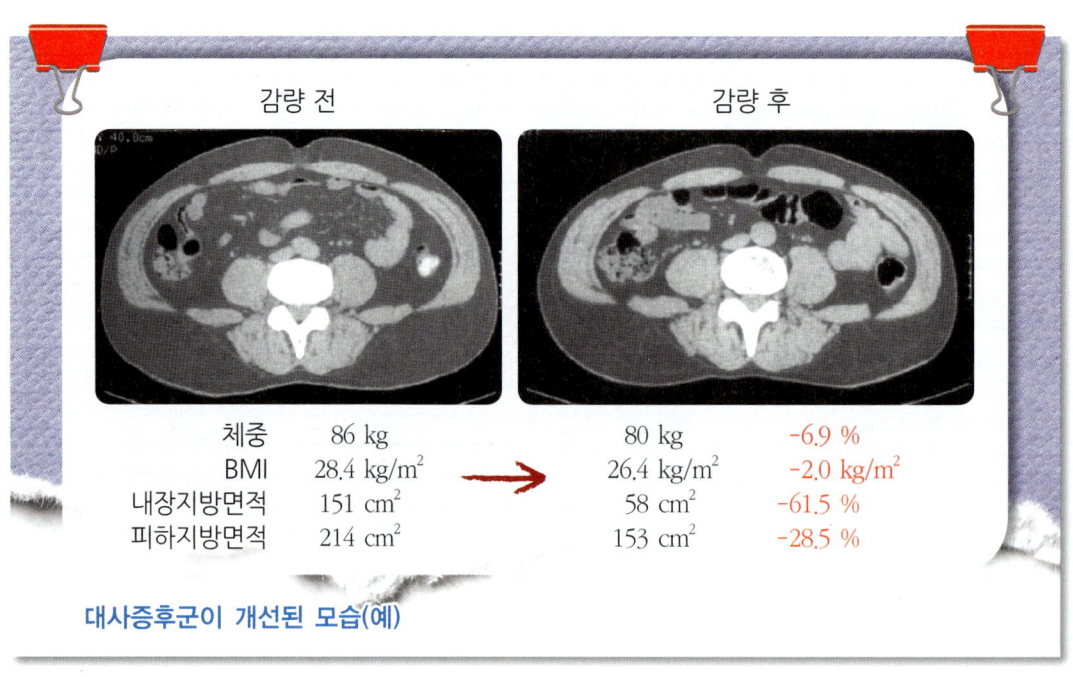

	감량 전	감량 후	
체중	86 kg	80 kg	-6.9 %
BMI	28.4 kg/m²	26.4 kg/m²	-2.0 kg/m²
내장지방면적	151 cm²	58 cm²	-61.5 %
피하지방면적	214 cm²	153 cm²	-28.5 %

대사증후군이 개선된 모습(예)

대사증후군의 진단기준에서는 보통 내장지방축적량을 허리둘레로 판정한다. 환자 자신이 조금이라도 허리둘레가 감소하면 검사치도 개선된다는 사실을 체험하고, 허리둘레 측정의 중요성과 치료의 필요성을 충분히 인식하도록 하는 것이 중요하다.

(2) 구체적인 치료방침

대사증후군의 치료에 앞서 환자로 하여금 동맥경화성질환의 발병위험성이 높은 상태에 있다는 사실을 확실히 스스로 알게 하는 것이 중요하다. 고혈압, 고혈당 등의 위험인자에 대해 개별적인 대책을 세우기보다는 그 원인인 내장지방축적을 해소하는 방향으로 대책을 강구한다. 목표치는 현재체중이나 허리둘레에서 −5% 감소를 기준으로 설

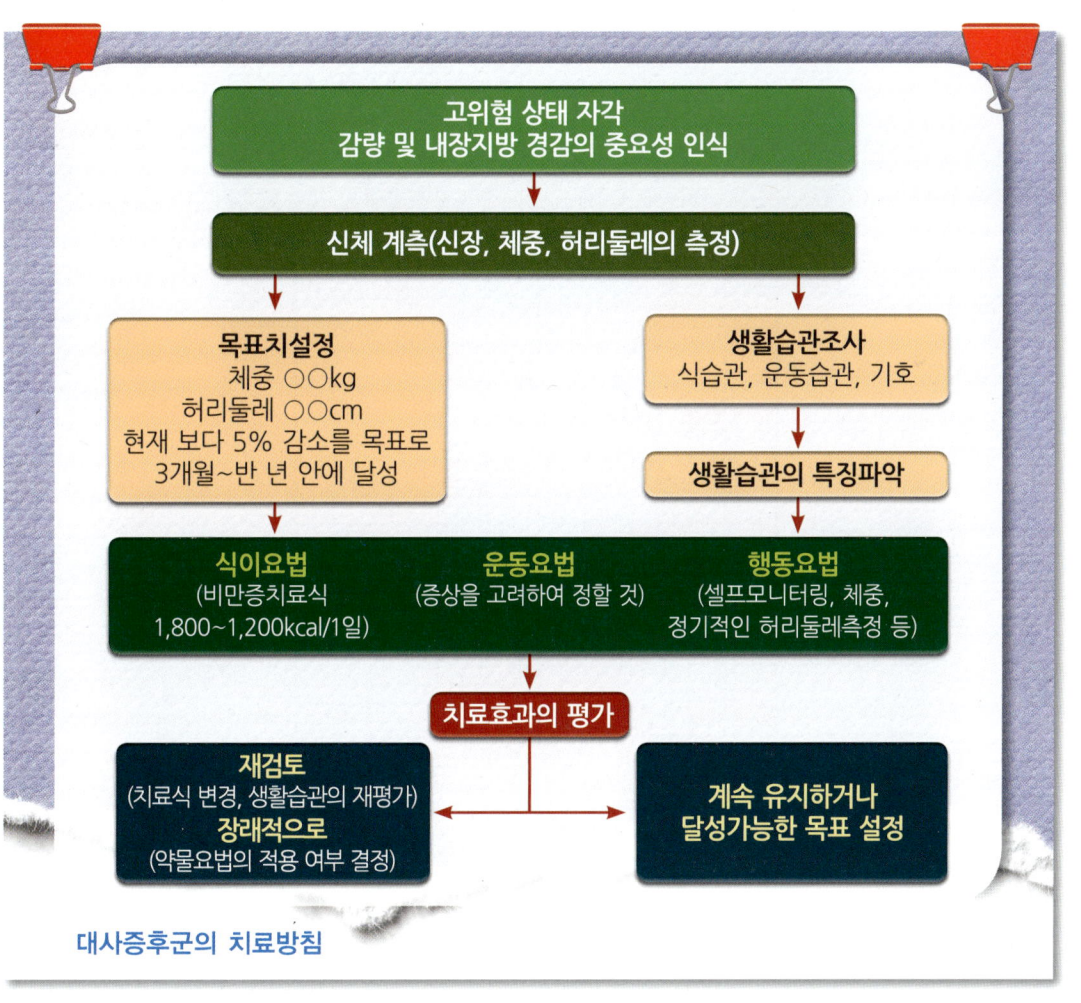

대사증후군의 치료방침

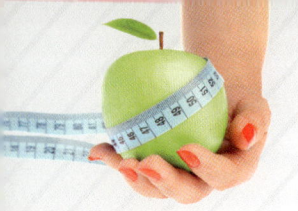
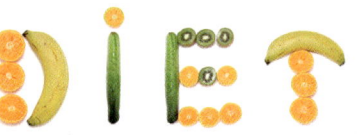

정한다. 이와 동시에 생활습관을 조사하여 문제점을 명확히 밝혀 시정시킨다.

목표치와 생활습관의 문제점을 확실히 하여 그를 바탕으로 식이요법, 운동요법, 행동요법을 병행하는 계획을 세운다. 식이요법은 1,800~1,200kcal/1일의 비만증치료식단을 활용하여 완만한 감량을 유도하되, 그 페이스를 지속할 수 있도록 한다. 거기에 더해 유산소운동이 주가 되는 운동요법을 증상의 중증도를 고려하여 검토해본다. 식이요법과 운동요법을 계속하기 위해 행동요법을 병행하면 매우 효과가 있을 것이다.

(3) 식생활의 특징과 시정

다음의 그림은 내장지방이 정상이고 비만이 아닌 사람의 생활습관을 기준으로 내장지방이 축적된 비만증환자, 내장지방이 축적된 비비만인, 내장지방이 정상인 비만인(이른바 피하지방축적형비만인) 등의 생활습관을 비교하여 산출한 오즈비(odds ratio)이

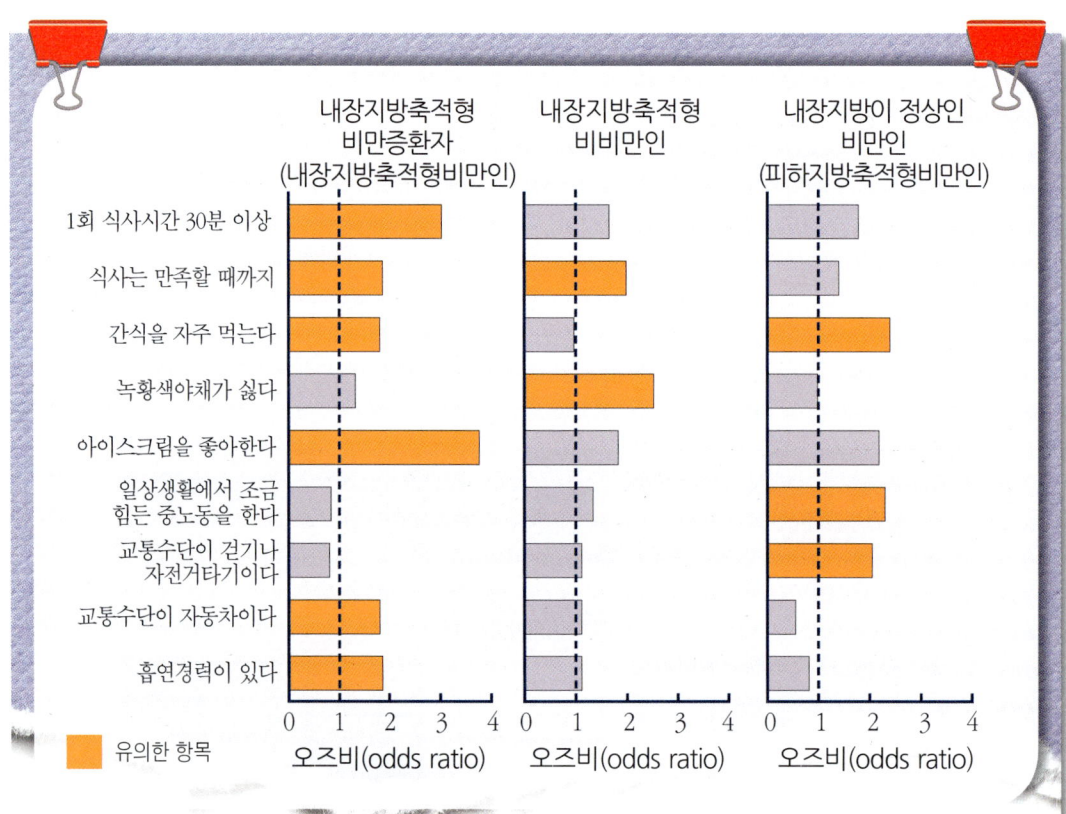

내장지방이 축적된 사람의 생활습관상 특징(내장지방이 정상인 비비만인를 대조집단으로 함)

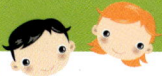

오즈비(odds ratio)

통계학 용어로서, 우리말로 대응위험도이다. 입력변수(독립변수 또는 설명변수)가 목표변수에 대한 인과관계를 파악하기 위한 것으로, 입력변수와 목표변수 사이에서 계산된 값이 1을 넘으면 인과관계가 높은 것으로 파악되고, 1보다 낮으면 인과관계가 낮은 것으로 파악되어 수식을 폐기하게 된다. 즉 가설을 검증하기 위해 세워놓은 수식의 적정성 여부를 판단하는 도구로 사용된다.

여기에서는 비만이 아니고 내장지방이 정상인 집단을 대조집단으로 하는 생활습관상 특징, 예를 들어 흡연경력이 있다는 것을 1로 두고, 이것을 기준으로 하여 비만이고 내장지방이 축적된 집단에서 흡연경력이 있는 경우의 비율이 1.8배 높다는 것을 의미한다.

다. 이것을 보면 내장지방축적형비만인에서는 그것을 촉진시키는 생활습관이 분명하게 나타났다. 식습관에서 내장지방축적형비만인은 1회 식사에 30분 이상 걸리고, 만족할 때까지 먹고, 간식을 자주 먹으며, 아이스크림을 좋아한다는 특징이 있다. 비만인이 아니라도 내장지방이 축적된 사람은 배가 부를 때까지 먹고, 녹황색채소를 싫어하는 특징을 보인다. 이는 모두 비만인 특유의 식습관이라 할 수 있다. 내장지방축적형인 사람은 체중과 상관없이 생활지도상 주의가 필요하다.

기호조사에서 내장지방축적형비만인 중에는 흡연자비율이 높다는 특징이 보였다. 흡연은 동맥경화위험요인을 한층 높이므로 금연지도도 빼 놓을 수 없는 항목이 된다.

(4) 운동의 도입

내장지방을 경감시키려면 일상생활에 무리가 되지 않는 운동을 도입할 필요가 있다. 앞의 그림에서 보면 일상생활에서 하는 운동은 피하지방축적형비만인은 일상적 이동수단으로 걷기나 자전거를 자주 사용하는 등 신체활동이 활발한 데 비해, 내장지방축적형비만인은 자동차로 이동하는 경우가 많아 평소의 운동부족이 눈에 띈다. 이러한 라이프스타일이 내장지방량의 증가에 크게 관여하고 있다. 운동을 지속하여 그 효과를 자각하기 위해서도 허리둘레 계측을 정기적으로 하는 것이 중요하다. 왜냐하면 그로 인해 내장지방량을 의식할 수 있기 때문이다.

내장지방축적형비만인에게는 비만의 유무와 상관없이 생활습관의 특징을 잘 이해하고 생활지도를 실시하여 그에 맞는 식이요법과 운동요법을 실천하게 한다. 그 효과를 높은 효율로 파악하고 계속하여 치료를 진행하기 위한 행동요법을 도입하는 것이 대사

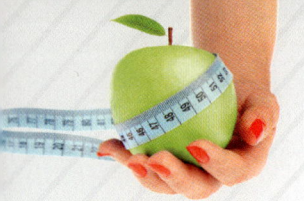
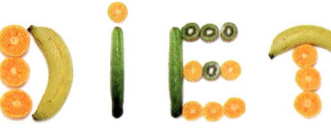

복부CT법에 의해 지방분포를 평가하면 배안(복강)의 내장지방량보다 복부피하지방량이 많은 유형의 비만이다. 보통 피하지방축적형비만은 양성비만이라고 하여 비만에 따른 건강장애의 합병 요소가 적다고 한다. 그러나 BMI가 30(비만 2도) 이상인 지방세포의 양적이상에 의한 비만증은 피하지방축적형비만에 포함시키지 않는 경우가 많다. 임상적으로는 BMI가 25 이상이고 배꼽부 위의 CT화면상에서 내장지방면적이 100cm^2 이상은 비만으로 정의된다.

증후군의 치료방침으로 적절하다.

치료효과에 대해서는 정기적인 검사를 실시한 다음 그 결과를 참고로 하여 평가한다. 효과가 나타나면 치료를 계속하고, 효과가 불충분하다면 문제점을 재검토하여 지도 방법이나 치료방법을 다시 검토한다.

(5) 생활습관의 개선

대사증후군은 생활습관과 밀접한 관계가 있는 질환이다. 이는 동맥경화성질환의 발 병에 관여하는 중요한 질환이지만, 아주 조금씩 감량하여도 큰 개선효과를 기대할 수 있다. 이러한 특징을 잘 이해하여 적극적이고 계속적인 생활지도와 지원을 해나가야 할 것이다.

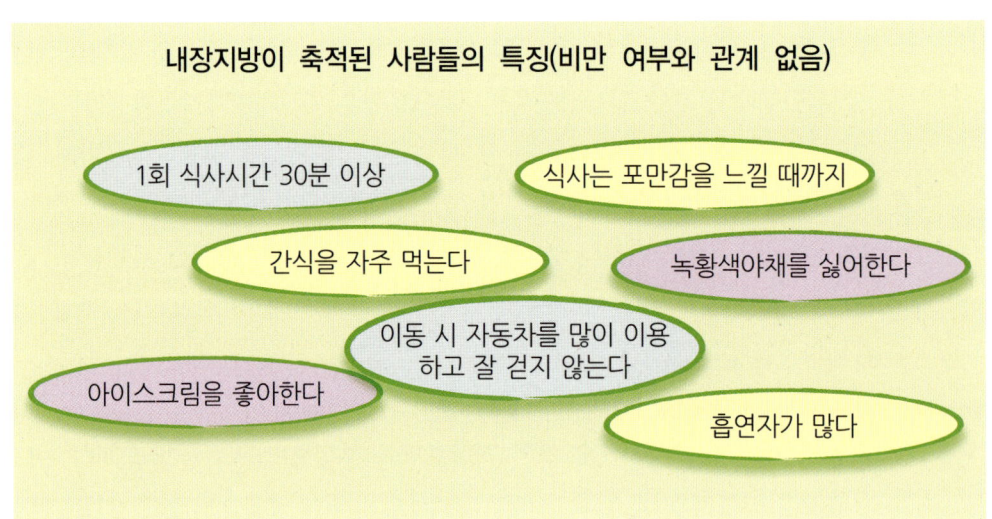

내장지방이 축적된 사람들의 특징(비만 여부와 관계 없음)

1회 식사시간 30분 이상

식사는 포만감을 느낄 때까지

간식을 자주 먹는다

녹황색야채를 싫어한다

이동 시 자동차를 많이 이용 하고 잘 걷지 않는다

아이스크림을 좋아한다

흡연자가 많다

당내성장애 · 2형당뇨병의 진단과 치료

① 개 요

당내성장애가 당뇨병으로 진전되는 것을 방지하려면 생활습관을 개선하고 비만, 특히 내장지방축적을 해소하여야 한다. 감량은 현재체중이나 허리둘레의 5% 감소를 목표로 한다. 한편 비만에 의한 2형당뇨병의 진전을 방지하려면 식이요법, 운동요법, 금연 등 생활습관을 개선해야 한다.

② 비만증과 2형당뇨병의 관계

인슐린저항성을 동반하는 2형당뇨병이 전체 당뇨병의 95%를 차지하며 비만증과 깊은 관련이 있다. 원인은 과식 때문에 인슐린분비량이 이자(췌장)에서의 생산량을 웃도는 것이다. 과체중이나 비만은 2형당뇨병으로 갈 수 있는 중대한 원인이다. 다시 말하면 비만을 해소하면 당뇨병으로의 진전을 방지하고 심장혈관계통질환의 합병예방도 가능해진다.

③ 치료 전 준비사항

먼저 비만의 원인을 알아내기 위해 환자의 체중변화, 식습관, 운동습관, 스트레스환

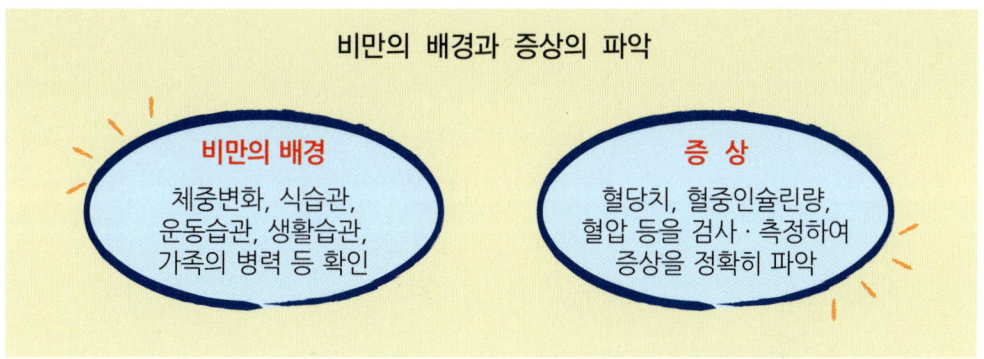

비만의 배경과 증상의 파악

비만의 배경
체중변화, 식습관,
운동습관, 생활습관,
가족의 병력 등 확인

증 상
혈당치, 혈중인슐린량,
혈압 등을 검사 · 측정하여
증상을 정확히 파악

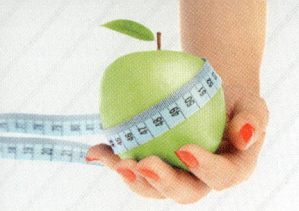
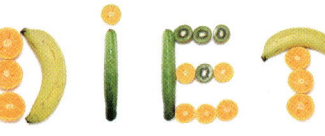

경 등의 생활습관, 가족의 병력, 임신당뇨병의 유무 등을 확인한다. 그 후에 75g 포도당경구부하검사로 혈당치나 혈중인슐린량 측정, 혈압 측정, 혈청지질검사 등을 실시한다. 그리고 당내성장애나 2형당뇨병을 가지고 있는 비만인이라면 인슐린분비능력이나 인슐린저항성을 알아보는 검사를 하여 증상을 정확히 파악한다.

④ 2형당뇨병으로의 진행을 방지하는 생활습관개선

식이요법, 운동요법, 금연 등으로 생활습관을 개선하고 내장지방의 감소를 위해 노력한다. 감량은 현재체중이나 허리둘레의 5% 감소를 목표로 한다. 3~6개월마다 당대사상태와 동맥경화성질환의 합병 여부를 체크한다. 생활습관의 개선으로 대사증후군이 얼마나 개선되었는가를 정기적으로 조사한다.

2형당뇨병으로의 진행방지와 관계있는 생활습관

관계있는 항목	내 용	
BMI	내장지방축적형비만	
신체활동	신체움직임·운동이 부족한 경향	
식 사	에너지섭취량	식물성기름(다가불포화지방산)
	트랜스형지방산	당지수(GI : glycemic index)
	동물성지방(포화지방산)	식물성섬유(특히 곡물섬유)
흡연·음주습관	상습자가 많다	

출처 : 일본당뇨병학회편 : 과학적 근거에 기초한 당뇨병진료가이드라인. 동경 : 남강당. 2004.

(1) BMI와 내장지방축적

BMI나 내장지방축적량을 줄이기 위해서는 식이요법이나 운동요법을 실시하면서 혈당, 혈압, 혈청지질 등을 정기적으로 검사하여 정상치에 가까워지게 하는 것이 중요하다. 심장혈관계통질환의 발병이나 진전을 예방하기 위해서는 혈당 이외의 항목도 목표치에 가깝게 조절해야 한다(p. 254의 표 참조).

내장지방은 축적되기 쉬운 반면 줄이기도 쉬우므로 체중이나 허리둘레를 5% 줄이

혈당치 이외의 조절목표		
항 목		목표치
BMI	체중(kg)/신장×신장(m)	22kg/m²
혈압	수축기혈압	<130mmHg
	확장기혈압	<80mmHg
혈청지질	심장동맥질환 없음 총콜레스테롤	<200mm/dℓ
	LDL콜레스테롤	<120mm/dℓ
	심장동맥질환 있음 총콜레스테롤	<180mm/dℓ
	LDL콜레스테롤	<100mm/dℓ
	HDL콜레스테롤	≥40mm/dℓ
	중성지방	<150mm/dℓ

출처 : 일본당뇨병학회편. 과학적 근거에 기초한 당뇨병진단가이드라인, 동경 : 남강당, 2004.

는 것만으로도 내장지방은 감소한다. 예를 들면 BMI가 22가 될 때까지 감량하지 않더라도 당내성은 개선되는 경우가 많으므로 BMI보다는 내장지방량을 줄이는 일이 중요하다. 허리둘레의 측정이나 CT검사를 통한 내장지방면적을 정기적으로 측정하여 내장지방축적 상태를 파악하고, 필요하다면 개선을 위한 어드바이스를 해준다.

(2) 식 사

식사제한에서는 탄수화물 및 지질의 섭취제한이 중요하다. 탄수화물의 섭취를 제한하면 혈중중성지방(트리글리세라이드)이 줄어든다고 한다. 탄수화물을 섭취할 때에는 음식에 들어 있는 당뿐만 아니라 당이 포함된 청량음료에도 주의해야 한다.

식품에 들어 있는 지질을 구성하는 지방산에는 포화지방산과 불포화지방산이 있다. 포화지방산은 과도하게 섭취하면 LDL콜레스테롤(나쁜콜레스테롤)을 증가시킨다. 한편 불포화지방산은 산화되기 쉽고 LDL콜레스테롤을 줄인다고 알려져 있다. 따라서 동물성지방 등 포화지방산이나 식물성기름 등의 불포화지방산을 가공하여 포화지방산으로 바꾼 트랜스지방산을 과다섭취하지 않도록 주의한다.

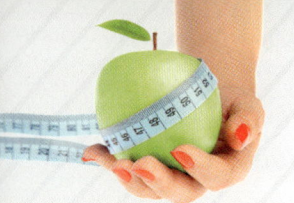
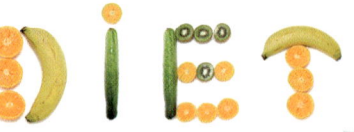

탄수화물, 지질의 섭취제한 이외에도 간식을 그만두게 한다. 또한 혈당의 급상승을 막기 위해서도 식후 혈당치가 어느 정도 상승하는지를 반영하는 당지수(GI : glycemic index)가 높은 식품의 섭취에도 주의를 기울여야 한다. 그리고 당뇨병발병을 억제하는 인자인 n-3계 다가불포화지방산이나 식물성섬유, 특히 곡물섬유를 많이 섭취하도록 한다.

(3) 운 동

운동은 체중을 줄이기 위해서가 아니라 당뇨병을 예방하는 데에 도움이 되고, 신체 활동량을 높이는 운동습관은 당뇨병발병을 저하시키므로 매우 중요하다. 개개인에 맞는 적절한 운동을 찾아서 매일 계속해나갈 수 있도록 노력해야 한다.

(4) 흡연 · 음주

흡연은 내장지방의 축적을 촉진시키고 인슐린저항성을 높인다. 따라서 흡연습관이 있다면 금연을 해야 한다. 음주는 적당한 정도라면 인슐린감수성을 높이므로 당뇨병의 발병을 억제하는 작용을 한다. 그러나 과도한 음주는 당뇨병의 발병을 촉진시킬 뿐 아니라 간기능에도 나쁜 영향을 끼친다. 음주습관이 있는 사람은 일상의 음주습관을 파악한 후 음주량을 적절히 제한해야 한다.

담배를 끊으면 살이 찌는 이유

담배에는 여러 종류의 유해물질이 들어 있어 다양한 질병을 유발한다. 흡연을 하면 식욕이 저하되고 체중도 감소하는 것으로 알려져 있다. 그 원인은 확실하지는 않지만, 흡연을 하면 위액이나 담즙은 많이 나오지만 위나 샘창자(십이지장)점막의 혈류는 감소하므로 그 언밸런스 때문에 소화흡수가 나빠지는 것으로 보고 있다.

금연하면 살이 찐다고 하여 담배를 끊지 않는 사람이 종종 있다. 그러나 담배를 피는 사람은 피지 않는 사람보다 허리둘레가 굵고 내장지방이 쌓여 있다. 담배는 동맥경화를 진행시키고 심장근육경색을 유발시키는데, 살을 빼기 위해 담배를 핀다는 것은 당치도 않은 말이다.

지질대사이상의 진단과 치료

① 개 요

　비만증환자에게 나타나는 지질대사이상은 고트리글리세라이드혈증과 저HDL콜레스테롤혈증의 발생빈도가 높다는 특징이 있다. 이 지질대사이상을 개선시킬 포인트는 내장지방을 줄임과 동시에 감소한 체중을 유지하는 일이다.

　비만은 지방이 과도하게 축적된 상태이므로 당연히 지질대사에도 영향을 끼친다. 특히 내장지방의 축적은 큰 영향을 미친다. 내장지방이 축적되면 원래 대사가 활발한 내장지방에서는 혈액 중에 유리지방산을 다량으로 방출한다. 유리지방산이 간으로 옮겨지면 중성지방(트리글리세라이드)이나 초저비중지질단백질(VLDL : very low density lippoprotein)의 합성이 촉진되거나, 인슐린감수성을 저하시키거나, 아디포넥틴의 분비를 저하시키는 등 다양한 대사이상을 일으킨다. 아디포넥틴은 지방세포에서 분비되는 물질 중의 하나로, 말초조직에서 지방을 간이나 근육으로 운반하여 연소하는 작용을 하는 것으로 알려져 있다.

　다음은 비만증에 동반되는 지질대사이상의 개선방법에 대해 설명한다.

② 감량에 의한 지질대사의 개선

　비만증환자는 아주 적은 감량으로도 지질대사를 개선할 수 있다. 예를 들면 단 1kg의 감량만으로도 LDL콜레스테롤이 1% 감소된 것을 볼 수 있다. 따라서 감량이 지질대사를 개선하는 효과에 대해서는 의심의 여지가 없다. 만약 10kg의 감량에 성공했다면 총콜레스테롤은 10%, 나쁜 콜레스테롤인 LDL콜레스테롤은 15%, 트리글리세라이드는 30% 감소되며, 좋은 콜레스테롤인 HDL콜레스테롤은 8% 증가된다는 보고가 있다. 그중에도 복부비만이나 내장지방축적형비만에서는 그 효과가 현저히 높다고 한다.

　이렇듯 감량은 혈중지질의 수치를 확실히 개선해주므로 지질대사이상의 개선에 감량이 얼마나 중요한지를 알 수 있다.

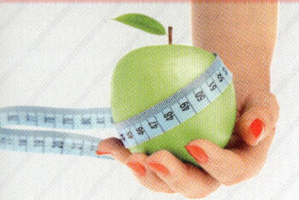
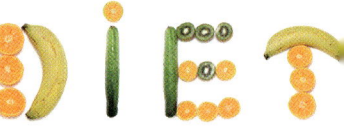

한편 비만증에 의한 지질대사이상에서 제일 먼저 문제가 되는 것은 동맥경화성질환이다. 다음 표는 동맥경화성질환 예방을 위한 환자유형별 지질관리목표치를 나타내고 있다. 이 목표치를 보면 고혈압, 당뇨병, 고트리글리세라이드혈증, 저HDL콜레스테롤혈증 등과 같은 비만증과 밀접한 관련이 있는 인자를 중요시하고 있는 것을 알 수 있다. 따라서 비만해소와 생활습관개선이 지질대사이상 치료의 첫걸음이 된다.

지질대사이상이 있는 비만증환자의 치료포인트	
1. 감량목표	• 현재체중 5~10% 감량과 그 상태의 유지
2. 식이요법에서 고려할 점	• 적절한 영양소배분 • 탄수화물 : 60g • 단백질 : 15~20%(동물성고기<생선류 · 식물성단백질) • 지질 : 20~25%(동물성지방<생선류 · 식물성지방)→ 고LDL콜레스테롤혈증이 개선되지 않으면 20% 이하로 • 콜레스테롤 : 300mg/일 이하→ 고LDL콜레스테롤혈증이 개선되지 않으면 200mg/일 이하로 • 식물성섬유 : 25g/일 이상 • 알코올 : 25g/일 이하(고트리글리세라이드혈증이 현저한 경우 : 금주) • 기타 : 비타민류나 폴리페놀(polyphenol)을 섭취할 것
3. 운동요법에서 고려할 점	• 중(中)도의 유산소운동(빨리걷기, 사이클링, 가벼운 수영, 골프 등)을 1회 30분 이상 주 3~4일, 가능하면 매일 하는 것이 바람직하다. • 주 3회 이상 운동을 하면 혈청트리글리세라이드의 저하와 HDL콜레스테롤상승에 효과가 있다. 주 1회라도 나름대로의 효과는 있다. • 운동의 목적은 내장지방을 줄이는 데 있다. • 운동지구능력의 향상으로 매일의 운동이 내장지방의 경감에 관여한다. • 체중이 감소되지 않아도 운동을 열심히 하면 내장지방을 줄일 수 있다.

③ 비만증에 동반되는 지질대상이상의 치료포인트

우선 감량목표는 현재체중의 5~10%선에 그치도록 한다. 왜냐하면 과도한 감량은 요요현상을 일으키기 쉽고 감량상태를 지속시키기 어렵기 때문이다. 5~10% 이내의 감량이어도 지질대사의 개선에는 충분하다. 그리고 가벼운 정도의 감량과 그것의 지속을 계속 염두에 두는 것이 중요하다.

식이요법은 주로 지방이나 콜레스테롤의 섭취량을 제한하고, 콜레스테롤을 흡착하여 배출하는 작용을 하는 식물성섬유의 섭취량을 늘리는 것이 포인트이다. 혈중트리글리세라이드량이 높은 경우는 알코올섭취를 제한하여야 한다.

운동요법은 중등도의 운동을 계속하도록 하여 내장지방의 감소와 지질대사이상의 개선을 지향한다. 운동은 습관화하는 것이 가장 중요한 목적이다. 개개인에 맞는 것을 선택하여 습관적으로 계속해나갈 수 있도록 운동을 생활화시킨다.

5~10% 감량으로도 지질대사는 개선된다

급격한 감량보다 5~10% 이내의 감량을 유지하는 일이 중요!

급격한 감량은 유지가 힘들고 요요현상이 오기 쉽다

고혈압의 진단과 치료

① 개 요

비만증환자에서 고혈압을 개선하기 위해서는 생활습관을 재검토하는 일부터 시작해야 한다. 치료는 식이요법과 운동요법이 중심이 된다. 체중감량이나 염분섭취를 줄이면 혈압강하에 효과가 있으며, 특히 감량은 식염섭취량과 상관없이 혈압을 낮춘다. 또한 비만증환자는 원래부터 운동부족경향이 있으므로 운동효과가 크다. 약물요법을 병행해도 혈압이 내려가지 않으면 단순히 혈압강하제를 늘리기보다는 체중을 감량시키거나 염분섭취를 줄일 것을 재검토·재강화한다.

성인의 혈압분류(p. 260 표 참조)를 보면 고혈압전단계에서는 적정혈압이나 정상혈압보다 고혈압으로 진행될 가능성이 2배나 높다. 체중증가에 따라 고혈압의 발생빈도가 증가하고 비만증은 2.9배까지 높아진다고 알려져 있다. 고혈압은 피하지방축적형비만인보다 내장지방축적형비만인에서 발생빈도가 높다.

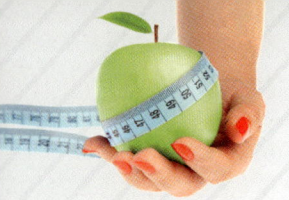
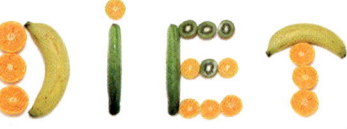

성인의 혈압분류			
	수축기혈압		확장기혈압
정상(normal)	<120	그리고	<80
고혈압전단계(prehypertension)	120~139	또는	80~89
제1기고혈압(stage1 hypertension)	140~159	또는	90~99
제2기고혈압(stage2 hypertension)	≥160	또는	≥100

출처 : 대한고혈압학회

② 고혈압에 대한 감량치료의 효과

외국의 조사를 보면 체중 1%의 감량은 수축기혈압 1mmHg, 확장기혈압 2mmHg을 저하시킨다고 한다. 그리고 체중 1kg의 감량은 수축기혈압 0.4mmHg, 확장기혈압 0.3mmHg를 저하시킨다는 보고도 있다. 이러한 보고는 감량에 의해 수축기혈압, 확장기혈압 모두 저하한다는 사실을 보여준다.

③ 비만증에 동반되는 고혈압치료방법

비만증에 동반되는 고혈압을 치료하려면 우선 생활습관부터 고쳐야 한다. 그다음에

생활습관의 수정항목	
1. 식염섭취제한	5.8g/일 미만
2. 채소를 적극적으로 섭취	콜레스테롤이나 포화지방산의 섭취를 피한다.
3. 적정체중의 유지	BMI<25
4. 운동요법(유산소운동)	심장혈관질환이 없는 고혈압환자는 유산소운동을 매일 30분 이상 정기적으로 실시한다.
5. 알코올섭취 제한	에탄올량을 남성은 20~30g/일(소주 2~3잔(1/3병), 여성은 10~20g/일 이하로 제한한다.
6. 금연	생활습관의 복합적인 수정은 보다 효과적이다.

출처 : 대한고혈압학회. 2004우리나라의 고혈압진료지침-일부 고침.

식이요법과 운동요법을 실시하는 것이 치료의 포인트이다. 고혈압을 낮출 수 있는 생활습관의 수정항목을 고려하면서 식이요법, 운동요법을 진행한다.

(1) 식이요법

비만증에 동반되는 고혈압은 체중과 염분섭취를 줄이는 것이 효과가 있는데, 이를 항상 병행해야 한다.

① 체중감량

섭취에너지량의 감소는 당대사이상이나 지질대사이상뿐만 아니라 고혈압의 개선에도 효과가 있다. 비만증환자가 감량을 하면 식염섭취량과 관계없이 혈압이 저하되는 것을 보아도 감량이 중요하다는 사실을 알 수 있다. 섭취에너지량이 적으면 그만큼 단기간에 혈압을 저하시킬 수 있으나, 그렇다고 해서 섭취에너지량이 적으면 적을수록 좋다는 뜻은 아니다. 일일섭취에너지량을 1,000kcal 이하로 낮춰버리면 며칠 내로 '기아이뇨'현상이 나타나 혈액량이 줄어들어 급격히 혈압이 저하되어 위험해진다.

보통 식품으로 얻는 일일섭취에너지량이 1,000kcal 이하인 상태를 수개월간 지속하면 필수아미노산이나 비타민이 부족하게 되므로 당질(자당, 과당)과 지질(포화지방산)만을 제한하도록 한다. 다만 일일섭취에너지량이 1,200kcal 이상이면 혈압이 충분히 떨어지지 않는다. 더욱이 여성은 저에너지상태에 적응하게 되어 체중이 줄어들지 않는 경우도 있으므로 주의해야 한다.

② 식염섭취의 제한

식염의 과다섭취는 혈압을 상승시키고 고혈압의 발생빈도를 높이기 때문에 하루 5.8g 이하로 섭취를 제한한다. 가공식품에는 식염이 의외로 많이 포함되어 있으므로 가공식품은 되도록 피하고 칼륨함유량이 높은 천연식재료로 조리한 음식을 보다 많이 섭

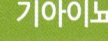 기아이뇨

다이어트요법에 의해 섭취에너지량을 줄이면 인슐린분비량이 줄기 때문에 나트륨의 재흡수가 적어져서 소변량이 많아진다. 통상 성인의 1일 소변량은 1,200㎖ 내외인데, 다이어트요법을 시작하고 3~4일째에는 정상소변량의 약 2배에 달하는 소변이 나온다. 이것이 이른바 '기아이뇨' 증상이다.

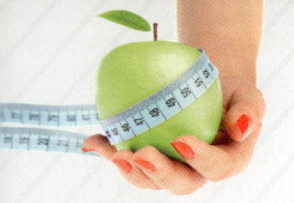
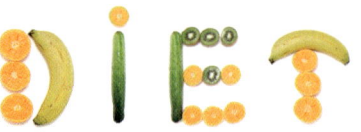

취하도록 한다. 그런 의미에서도 Na비가 1 이하가 되도록 주의해야 한다. 또한 야채와 생선을 중점적으로 섭취하고 포화지방산이나 콜레스테롤의 섭취량을 줄인다.

③ 알코올섭취의 제한

알코올은 수 시간 내에 혈관을 확장시켜 혈압을 저하시키지만, 음주가 습관화되면 혈압을 상승시킨다. 에탄올로 환산하면 하루에 남성은 20~30g(맥주 큰병 하나, 소주 작은병 반) 이하, 여성은 10~20g 이하로 제한한다. 절주에 의한 혈압저하효과는 통상 1~2주 이내에 나타난다.

(2) 운동요법의 포인트

운동은 혈압을 낮추는 작용이 있다. 가벼운 운동이라도 수축기혈압을 4~8mmHg 내린다고 한다. 동시에 좋은 콜레스테롤인 HDL콜레스테롤을 상승시키고, 인슐린감수성을 개선시킨다. 즉 고혈압의 개선에는 운동을 빼 놓을 수 없다고 할 수 있다.

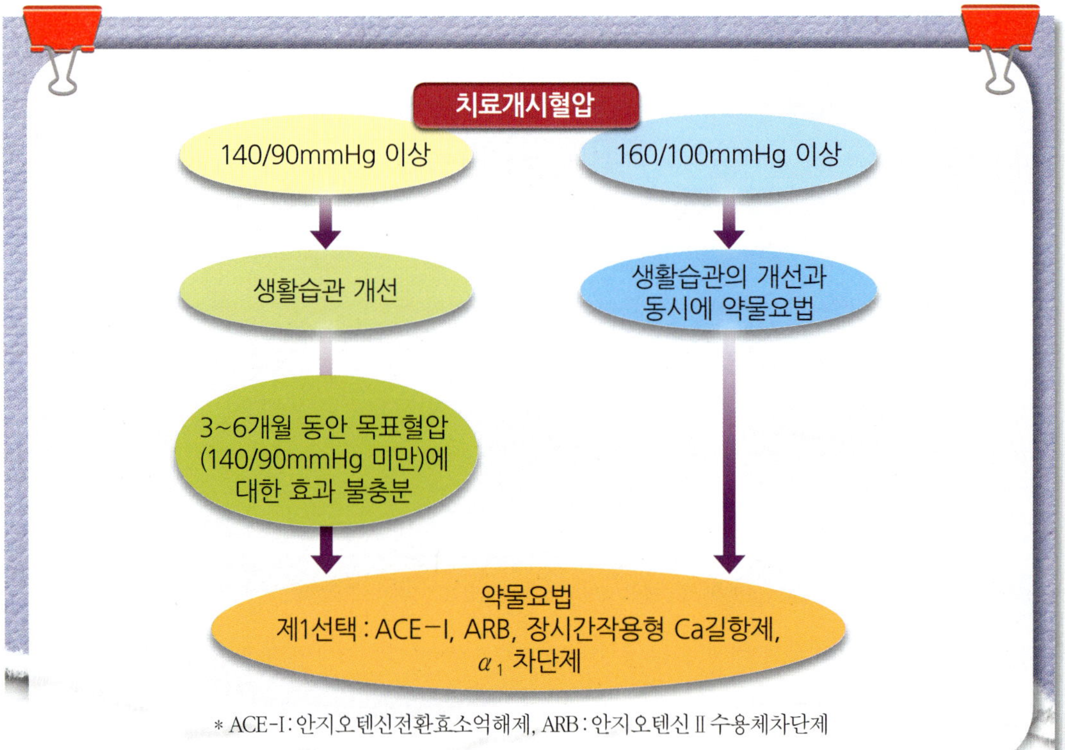

치료개시혈압

| 140/90mmHg 이상 | 160/100mmHg 이상 |

생활습관 개선

생활습관의 개선과 동시에 약물요법

3~6개월 동안 목표혈압 (140/90mmHg 미만)에 대한 효과 불충분

약물요법
제1선택 : ACE-I, ARB, 장시간작용형 Ca길항제, α_1 차단제

* ACE-I : 안지오텐신전환효소억제제, ARB : 안지오텐신 II 수용체차단제

비만에 동반되는 고혈압의 치료계획

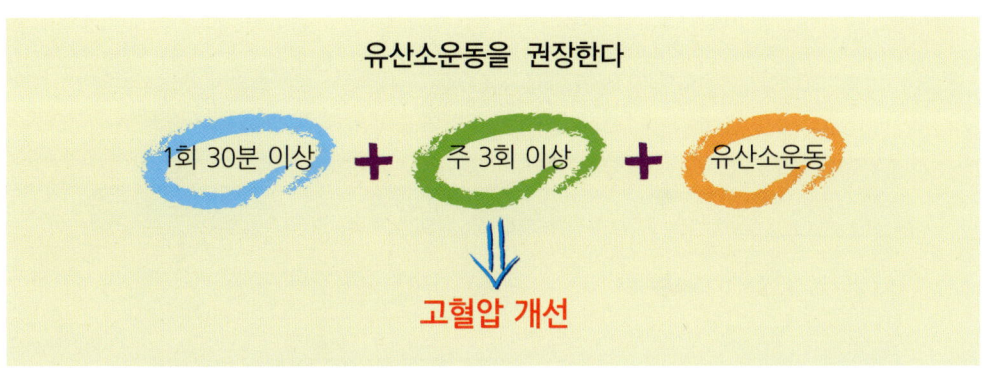

구체적으로는 운동강도가 낮은 자전거타기, 수영, 걷기 등의 유산소운동을 1회 30분 이상, 주 3~5회 실시한다.

(3) 약물요법의 병행

식이요법과 운동요법으로 3~6개월간 계속 치료해도 혈압이 저하되는 경향이 나타나지 않거나 혈압이 충분히 낮아지지 않는다면 혈압강하제(hypotensive agents)를 사용하는 약물요법의 병행을 고려한다.

❹ 약물을 사용한 혈압강하 시의 주의점

약물요법은 어디까지나 식이요법, 운동요법을 3~6개월간 실시하여도 혈압의 저하가 충분하지 않을 때 고려해야 한다. 혈압강하치료의 일차 선택약으로 인정되고 있는 강압제는 ① 이뇨제, ② 베타차단제 및 알파베타차단제, ③ 칼슘길항제, ④ 안지오텐신전환효소억제제(ACE-I : angiotension converting enzyme inhibitors, ACE억제제), ⑤ 안지오텐신Ⅱ수용체차단제(ARB : angiotension receptor blocker)의 5종류가 있다. 이들 일차선택 강압제들의 강압효과와 강도는 비슷하나 환자에게 개별적으로 적용했을 때 이환율, 사망률, 부작용발생률 등은 큰 차이가 있다.

특별한 동반질환이 없으면 일반적으로 AB/CD 법칙을 따른다. 즉 만 55세를 기준으로 젊은 사람은 ACE억제제와 베타차단제를, 그리고 고령자에서는 칼슘길항제와 이뇨제를 우선투여한다. 혈압이 140/90mmHg 이하로 조절되지 않을 때는 다음의 그림

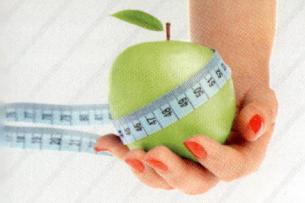

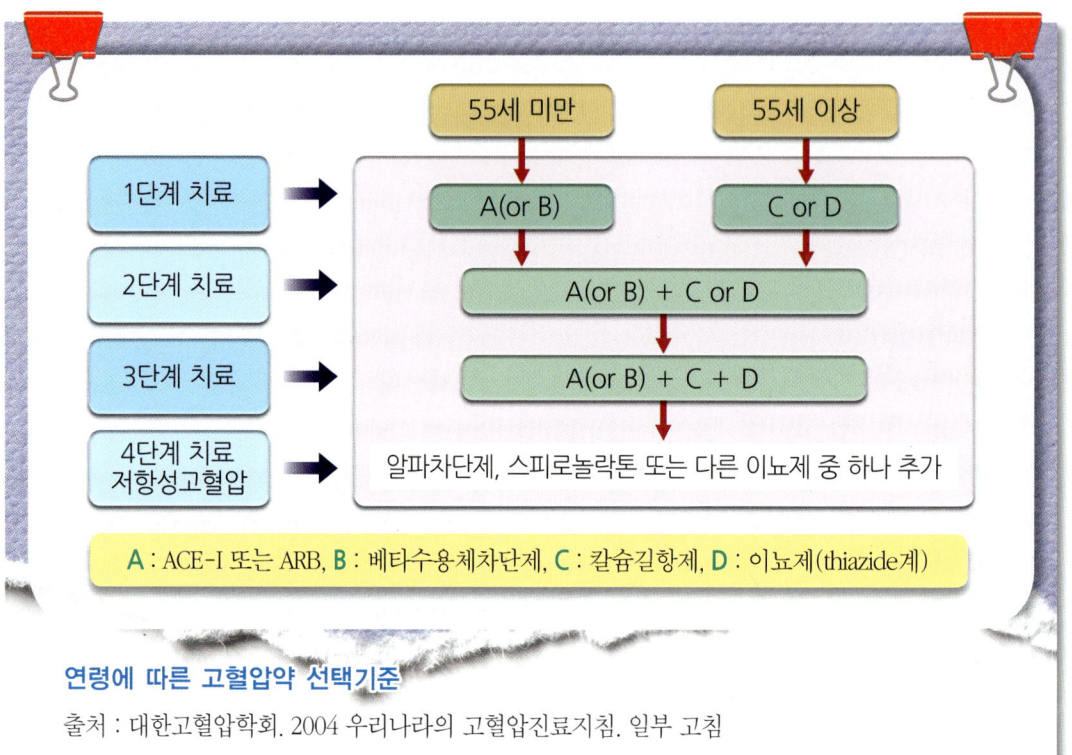

1단계 치료		
2단계 치료		
3단계 치료		
4단계 치료 저항성고혈압		

55세 미만 → A(or B)
55세 이상 → C or D

A(or B) + C or D

A(or B) + C + D

알파차단제, 스피로놀락톤 또는 다른 이뇨제 중 하나 추가

A : ACE-I 또는 ARB, B : 베타수용체차단제, C : 칼슘길항제, D : 이뇨제(thiazide계)

연령에 따른 고혈압약 선택기준
출처 : 대한고혈압학회. 2004 우리나라의 고혈압진료지침. 일부 고침

과 같이 단계적으로 치료한다. 미국의 지침서에서는 치료제로 타이아자이드(thiazide)계 이뇨제를 우선적으로 추천하고 있으나, 위의 5가지 강압제 중 어느 것을 선택하여도 무방하다.

환자가 다른 질환을 동반하거나 위험인자가 있을 때에는 다음의 표를 참조하여 약을 선택한다. 단백뇨를 동반한 당뇨병(제1형)이거나 콩팥질환이 동반된 경우에는 콩팥보호 효과가 있는 ACE억제제를 우선적으로 사용하고, 심부전 시에는 ACE억제제와 이뇨제가 효과적이며, 고령자의 수축기고혈압에는 가능한 한 타이아자이드(thiazide)계 이뇨제와 장시간 작용형 다이하이드로피리딘(DHP : dihydropyridine)계 칼슘길항제를 먼저 투여한다. 심장근육경색증이 있으면 베타차단제(ISA가 없는)나 ACE억제제가 효과적이다.

비만증환자 중에는 혈압강하제에 충분히 반응하지 않는 경우가 있다. 이것은 BMI의 증가에 따라 혈압강하제의 양이나 종류를 늘려도 혈압이 제대로 조절되지 않는 경우이다. 이러한 경우에는 무턱대고 혈압강하제의 투여량을 늘리거나 병용약을 추가하지 말고 식이요법이나 운동요법을 재검토함과 동시에 행동요법을 재고할 필요가 있다.

고혈압관리를 위한 생활습관 개선

약제의 종류	적극적 적응	적응 가능	금기 가능	절대금기
이뇨제(thiazide)	심부전 노인성고혈압 수축기고혈압	당뇨병	임신	통풍
이뇨제(loop)	콩팥장애, 심부전			

베타차단제	협심증
	심장근육경색 후
	심부전
		임신
		빈맥성부정맥
			당내성 증가
			운동선수 및 신체활동이
			  활발한 환자
			말초혈관질환
				천식 및 COPD
				2~3도 방실블록 심한
				  서맥<50/분
				Raynaud 증후군

ACE억제제 및 ARB	심부전 왼심실기능장애 심장근육경색 후 당뇨성콩팥병			임신 고칼륨혈증 양쪽콩팥동맥협착
칼슘길항제	노인성고혈압 수축기고혈압 협심증 경동맥죽상경화			2~3도 방실블록 (dliltiazem, verapamil)
알파차단제	전립샘비대증	지질대사이상	심부전	기립성저혈압

출처 : 대한고혈압학회. 2004 우리나라의 고혈압 진료지침. 일부 고침

🍀 고요산혈증 · 통풍의 진단과 치료

1 개 요

비만증에 동반되는 고요산혈증은 체중감량으로 개선할 수 있다. 특히 내장지방을 줄이는 것이 중요하다. 초저칼로리다이어트(VLCD : very low calorie diet)로 감량할 경우는 혈청요산치가 일시적으로 상승하므로 입원치료가 원칙이다. 무산소운동을 많이 하면 운동과 감량에는 효과적이지만 요산(uric acid, lithic acid)치가 상승하므로 가능한 한 유산소운동을 많이 해야 한다.

우리나라 성인남성을 대상으로 한 조사에서 BMI가 25 이상인 비만 1도가 되면 고요

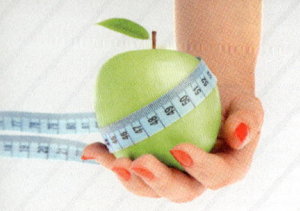
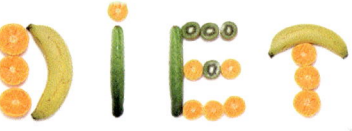

산혈증의 발생빈도가 20% 높아지고, BMI가 27 이상이면 더더욱 증가한다는 보고가 나왔다. 그 증거로 비만인 중에서 고요산혈증이 발생된 비율은 약 70%나 상승했다는 사실이 있다.

비만으로 혈액 중 요산치가 높아지면 대개 트리글리세라이드(중성지방)가 증가하고 HDL콜레스테롤은 감소한다. 그리고 혈중인슐린농도가 높은 상태가 지속되면 소변의 요산배설량이 저하된다.

같은 고요산혈증이어도 피하지방형비만은 요산배설량의 저하가 원인인 경우가 대부분을 차지하는 데 비해, 내장지방형비만은 요산의 생산과잉이 전면에 등장한다. 이는 내장지방의 축적 때문에 유리지방산이 다량으로 혈액에 방출되어 간에서 트리글리세라이드를 합성하게 될 때 요산의 생성이 촉진되기 때문이다.

요산치가 상승하는 상황에서는 내장지방의 축적이 유발된다. 이 상태가 동맥경화를 유발시킬 위험성이 높으므로, 요산치를 그 지표로 생각할 수 있다.

② 고요산혈증에 대한 감량치료의 효과

고도비만증환자에게 하루 1,000~1,500kcal로 식사제한을 했을 때 혈중요산치가 감소하고 요산의 배설량이 증가했다는 보고가 있다. 특히 요산배설량의 증가는 감량이 이상체중까지 진행되지 않은 상태에서도 개선이 나타나, 감량의 중요성을 뒷받침해주고 있다. 인슐린길항성과 고혈압을 동반하는 비만증환자에게 식이요법을 실시하여 감량에 성공한 경우에 인슐린길항성이 개선됨과 동시에 혈중요산치도 저하되었다는 보고도 있다.

이와 같은 연구결과로 볼 때 체중감량은 혈중요산치를 저하시켜 통풍의 발작빈도를 저하시키고, 동시에 인슐린길항성을 개선하여 혈압, 지질대사, 혈당치 등을 개선시키는 것으로 볼 수 있다.

③ 고요산혈증 · 통풍의 치료방법

혈청요산치의 기준은 연령 · 성별에 관계없이 7.0mg/dℓ로 정해져 있다. 우선 혈액검사를 하여 요산치가 7.0mg/dℓ을 초과하면 고요산혈증으로 진단한다. 다음으로 비만이

고요산혈증의 원인인지의 여부를 감별하기 위해 발병시기가 비만이 되기 전인지 후인지를 반드시 확인한다. 확인 후 비만증에 동반되는 고요산혈증의 치료에 들어간다.

단기간에 한꺼번에 감량하기는 어려우므로 요산치가 높은 경우에는 통풍발작이나 콩팥기능장애를 방지하기 위해 약물을 사용하는 요산강하요법을 병행한다. 다만 약물

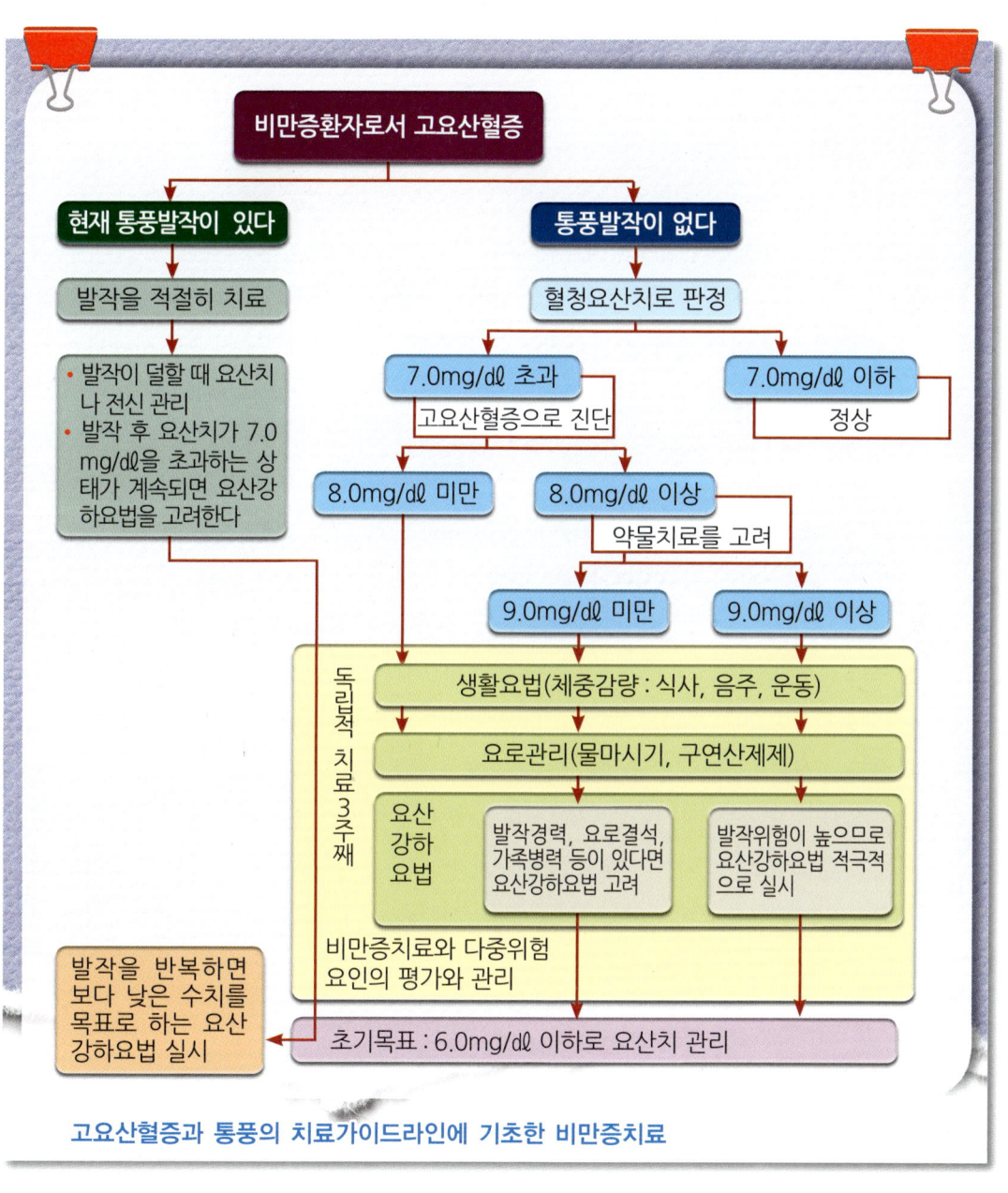

고요산혈증과 통풍의 치료가이드라인에 기초한 비만증치료

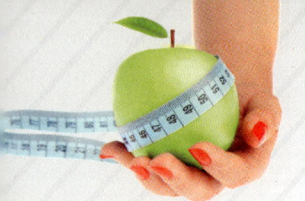
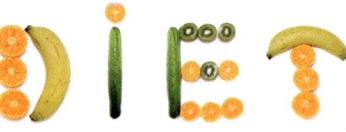

요법을 실시하고 있는 경우에도 식이요법이나 운동요법을 사용하는 감량치료는 지속시켜야 한다. 내장지방축적형비만에 의한 고요산혈증은 생활습관을 개선하지 않고 요산강하요법만 실시하여서는 동맥경화와 같은 위험요인을 제거하기 어렵다.

(1) 식이요법

지질, 과당, 푸린체(purines) 등이 많이 함유된 식품은 과도한 요산생성의 원인이 되므로 너무 많이 섭취하지 않도록 한다. 또한 푸린체는 세포의 핵 속에 있는 핵산이나 고에너지인산인 아데노신3인산(ATP : adenosine triphosphate)의 구성성분으로, 푸린체대사의 최종산물이 요산이다.

이상체중 1kg당 섭취에너지량은 25~30kcal 정도로 설정한다. 증상에 따라서는 1,200kcal/1일의 비만증치료식단을 실시한다. 그러나 급하게 감량하기 위해 급격한 에너지제한을 실시하면 부족한 에너지원을 지방이 충당하게 된다. 지방이 사용되면 감량으로는 이어질 수 있지만, 지방이 에너지원으로 이용되면 케톤(ketone)체가 많이 발생하기 때문에 요산이 배설되기 어려워져 오히려 혈중요산치가 올라가게 된다. 그러므로 1,200kcal/1일의 비만증치료식단 유지를 목표로 하여 서서히 섭취에너지량을 제한한다.

초저칼로리다이어트(VLCD)를 이용한 감량에서는 혈액 중 요산치가 일시적으로 상승할 수도 있으므로 입원치료가 원칙이다.

(2) 운동요법

감량에는 운동이 효과가 있으나 무턱대고 운동강도를 높이면 무산소운동이 되기 쉬워져 운동성고요산혈증을 유발할 수도 있다. 보통 근육을 움직이는 에너지원으로 사용되는 ATP는 산소가 충분하면 원래상태로 돌아가지만, 무산소운동에서는 원래대로 돌아가지 않고 요산이 되어 혈중요산수치를 높인다. 그러므로 운동강도를 낮추어 간단한 유산소운동을 하는 것이 좋다. 물론 운동을 생활습관에 도입하여 계속할 수 있도록 지도한다.

④ 약물요법 실시상의 주의점

약물요법은 식이요법, 운동요법으로 효과가 충분이 나타나지 않은 경우나 요산치가 높아 통풍발작이나 콩팥기능장애 위험성이 있는 경우에 실시한다.

일반적으로 피하지방축적형비만에서는 요산배설저하가 나타나기 쉬우므로 요산배설촉진제를 사용하는데, 이 약은 위급한 간염이나 요로결석의 부작용이 있으므로 충분한 주의가 필요하다. 내장지방축적형비만인에게는 내장지방 때문에 요산합성이 촉진되므로 요산생성억제제를 사용한다.

고요산혈증환자는 요로결석이 합병증으로 나타나는 경우가 많고, 특히 수면무호흡증을 가지고 있는 비만증환자는 소변의 산성화가 나타나기 쉬운 탓에 결석이 잘 생기므로, 다음과 같은 요로관리가 필요하다. 고요산혈증환자는 요산이 다량으로 소변에 섞여 배설된다. 요산은 산성이므로 산성소변에 잘 녹지 않아 요로에 결정화되어 결석을 만들어낸다. 그러므로 요산을 결정화시키지 않고 배설시키기 위해서는 산성소변을 개선할 필요가 있다. 산성소변의 개선을 위해서 구연산(citric acid, acidum citricum)제제가 사용된다.

또한 수분을 많이 섭취하여 소변량을 늘리면 요산을 배설하기 쉬워지므로 심장이나 콩팥(신장)기능이 저하되어 있는 경우를 제외하고 수분을 충분히 섭취시킨다. 야채를 많이 먹으면 소변이 알칼리성이 되므로 요로결석예방에 효과가 있다. 야채에는 식물성 섬유가 많이 포함되어 있어 체중감량에도 도움이 된다.

지방간의 진단과 치료

1 개 요

지방간에는 알코올성과 비알코올성이 있다. 비알코올성지방간에는 비알코올성지방성간염(NASH : non-alcoholic steatohepatitis)이라는 간섬유화나 간경변 등으로 진행되는 증상이 있어 주목받고 있다. NASH의 발병에는 인슐린길항성이 관련되어 있다고 하며, 알코올성지방간에 비해 혈중유리지방산의 상승이 보이고 내장지방축적형비만인에서 발병률이 높다.

비알코올성지방성간염의 발병에 인슐린길항성이 관여되어 있을 가능성이 있다고 하며, 내장지방축적형비만인에서 발병률이 높은 질환이다. 과도한 탄수화물 및 지질 섭취

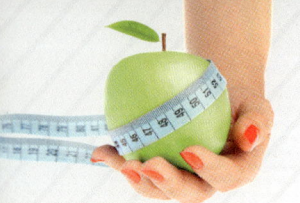
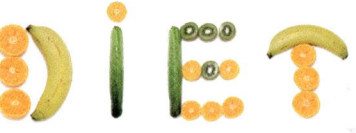

가 지방간의 원인이 되므로 총에너지와 지질섭취제한에 주안점을 둔 식이요법이 필요하다. 감량페이스는 2~4주간 1kg 정도로, 현재체중과 허리둘레의 약 5% 감소를 목표로 한다. 검진방법의 발전으로 지방간으로 진단되는 환자수가 매년 증가하고 있으며, BMI 증가에 따라 지방간의 빈도는 상승하고 있다.

② 지방간에 대한 감량치료의 효과

체중감량으로 간기능장애가 소실되고 지방간이 개선되었다는 보고는 매우 많다. 예를 들어 2~4주 동안 1kg을 감량하여 약 10% 감량에 성공한 경우 간세포의 효소인 알라닌아미노트란스페라제(알라닌아미노전이효소, ALT : alanine aminotransferase)는 거의 100% 정상화되었다는 보고가 있다. 이 외에도 감량으로 지방간이 개선된다는 보고도 있다. 이렇게 지방간 개선에는 감량이 효과적이란 사실이 널리 인정되고 있다.

③ 지방간의 치료방법

지방간의 치료를 위한 감량목표는 현재체중의 -5%로 잡고, 1개월에 1~2kg 정도의 페이스로 감량한다.

(1) 식이요법

지방간의 원인은 탄수화물이나 지질의 과다섭취이다. 치료할 때는 기본적으로 섭취 에너지를 제한하고, 장기적으로 제한을 계속할 수 있도록 식사지도를 한다.

지방간이 있는 비만증환자의 식사지도	
총에너지섭취량	20~30cal/kg 이상체중/일
탄수화물	설탕류, 과일을 피할 것
단백질	1~1.5g/kg 이상체중/일
지질	총에너지의 20% 이하
식이섬유, 비타민	야채, 해조류를 많이 섭취
알코올	과다한 음주습관자는 금주. 그 외는 소주 2~3잔(1/3병) 이하

구체적으로는 일일총에너지섭취량을 이상체중당 20~30kcal로 설정한다. 일일지질섭취량은 총에너지섭취량의 20% 이하로 억제하고, 그중에도 동물성지질을 제한한다. 단백질은 간에 필요한 영양소이므로 하루에 이상체중당 1~1.5g을 섭취한다. 탄수화물은 설탕, 과자, 과일 등을 삼가고 정제도가 낮은 곡물에서 섭취한다. 식이섬유나 비타민이 부족하지 않도록 야채나 해조류의 섭취를 늘린다. 금주가 원칙이다.

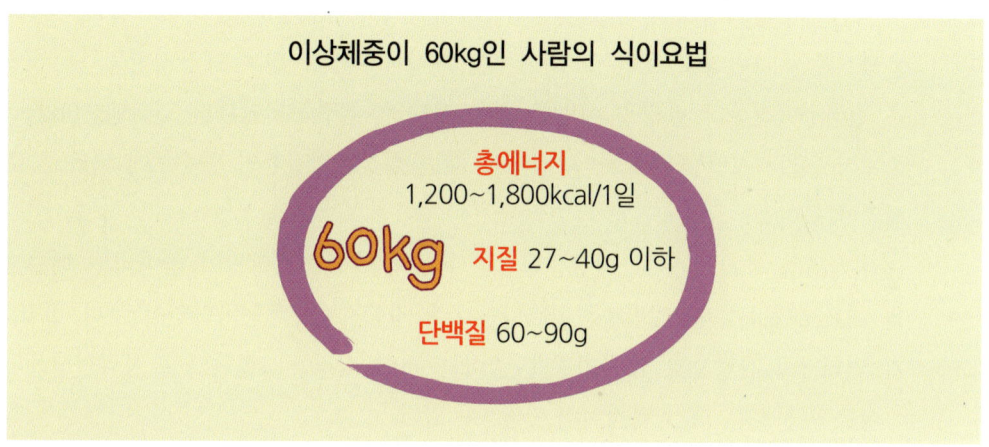

이상체중이 60kg인 사람의 식이요법

총에너지
1,200~1,800kcal/1일

60kg

지질 27~40g 이하

단백질 60~90g

(2) 운동요법

특수한 증상을 제외하고 급격한 감량은 피하도록 한다. 운동강도는 중등도로 하고, 1회 지속시간은 20~60분으로, 1주일 동안 최저 3일은 운동할 수 있도록 한다. 감량목표는 2~4주간 1kg 정도의 페이스로 실행해가도록 지도한다.

④ 약물요법 실시상의 주의점

지방간이 동반되는 비만증의 치료는 식사제한이나 운동요법을 통한 감량이 원칙이지만, 식이요법이나 운동요법만으로는 감량이 힘들고 BMI가 30을 넘어 개선이 잘되지 않는 경우에는 감량을 목적으로 하는 약물요법을 실시한다.

지방간이나 NASH는 인슐린길항성이 발병의 원인이므로 현재로서는 간의 염증을 억제하고 간을 보호하는 간보호제를 추가하며, 인슐린의 작용을 높이는 인슐린저항성 개선제의 효과를 기대해야 한다.

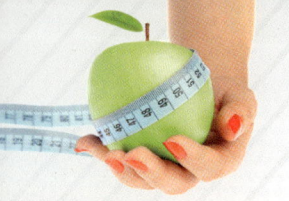
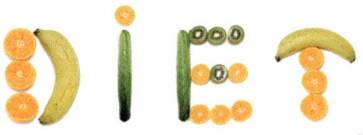

심장동맥질환의 진단과 치료

① 개 요

비만도가 증가함에 따라 심장동맥질환의 발병위험요인도 높아지고 있다. 비만과 심장동맥질환의 관련성을 보면 그 바탕에는 대사증후군이 있다. 내장지방축적을 줄이는 일은 심장동맥질환의 발병을 예방할 뿐만 아니라, 심장동맥질환의 인터벤션(intervention, 중재직시술)치료만큼 중요하다. 감량할 때는 심장동맥질환의 증증도에 따라 치료계획을 세워야 한다.

비만도의 증가로 인한 심장동맥질환의 발병률이나 사망률이 높아지는 데는 BMI 등을 지표로 하는 피하지방축적형비만인보다 내장지방축적형비만인이 보다 밀접한 관계가 있다. 즉 감량으로 내장지방을 줄이는 것이 심장동맥질환의 발병위험성을 낮추고, 증상을 개선하는 데 효과적이라고 할 수 있다.

마른 비만인이 내장지방이 쌓이기 쉬운 이유

마른 비만은 학술용어가 아니지만, BMI를 기준으로 보면 비만으로 판정되지 않음에도 체중감량으로 증상이 개선되는 집단을 가리킨다. 즉 BMI가 25 미만임에도 내장지방이 축적되어 있는 사람으로 정의해도 될 것이다. 유전자 수준에서 그 이유를 검토하는 학자도 있지만, 이러한 증상의 급속한 증가현상으로 보면 누구나 그렇게 될 수 있을 것이다. 과식과 운동부족같은 라이프스타일이 크게 관련되어 있다.

내장지방은 간의 상류를 차지하고 있으므로 대사활성이 높고, 필요 시에 지방을 가장 빨리 분해하여 전신에 에너지를 공급하는 데 적합한 해부적·대사적 특징을 가지고 있다.

피하지방은 임신 시에 증가하는데, 이는 수유에 필요하기 때문이다. 한편 남성은 수렵을 해야 하므로 내장지방과 같은 지방조직이 발달되어 있다. 남성은 옛부터 이러한 점 때문에 내장지방축적이 잘되는 것이다.

우리나라 사람들은 농경민족이므로 인슐린분비능력이 높지 않아 지방축적능력도 수렵민족보다 높지 않다. 피하지방 증가능력이 높지 않은 상황에서 과영양부하가 되면 내장지방축적이 일어나며, 게다가 금방 포화상태가 되어 고혈당, 고혈압, 고지질혈증 등과 같은 질환이 발생된다.

2 심장동맥질환자에 대한 감량치료의 효과

체중감량이 혈전증 등 심장동맥질환의 단기적인 위험인자의 개선효과에 대해서는 의심의 여지가 없다. 그러나 장기적인 효과에 대해서는 비만개선을 위한 의도적 감량과 대사질환, 암 등의 병으로 인한 체중감소의 분류가 명확하지 않다는 보고도 있어 확실한 결과가 나와 있지 않다. 그러나 연령이 35세 이상이고 BMI 25 이상인 6,391명을 대상으로 한 8년간의 추적조사에서는 의식적으로 감량을 한 그룹은 체중이 변화하지 않아도 사망률이 감소했다고 보고되었다. 따라서 감량의욕을 잃지 않도록 서포트하여 지속해갈 수 있도록 하는 것이 중요하다.

3 심장동맥질환의 치료방법

심장동맥질환이 중증인 경우에는 과도한 식사제한이나 운동요법을 사용하면 증상을 악화시키게 된다. 따라서 먼저 심장동맥질환의 중증도를 확인하고 나서 감량을 고려해야한다. 내장지방축적형비만에서는 BMI가 30 이상인 경우는 적고, BMI 25 전후의 과체중인 사람이 많으므로 현재체중이나 허리둘레의 5% 감소를 목표로 감량한다.

(1) 치료방법-실시 첫 회

1,200~1,800kcal/1일의 비만증치료식단을 사용하고, 행동요법을 도입한다.

행동요법의 예
• 체중을 매일 측정하여 기록표에 기입하는 습관을 들이자.
• 매일의 생활을 객관적으로 살펴보자.
• 이상검사치나 합병증 등을 적극적으로 다루어 치료의욕의 향상을 도모한다.

(2) 치료방법-실시 2회 이후

감량효과가 순조롭게 나타날 때는 그 상태를 유지시킬 수 있도록 지도하고, 감량효과가 나타나지 않을 때는 비만증치료식단의 단계를 재검토한다. 어떤 경우든 심장기능

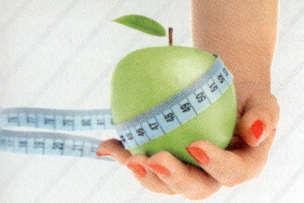
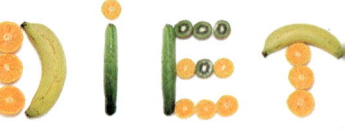

등을 고려한 후 운동요법을 병행해야 하고, 체중감소 정도나 신체상태를 관찰하면서 조절할 필요가 있다.

(3) 적응증상

1,000kcal/1일의 비만증치료식단을 사용하거나, VLCD로 감량하고 있는 경우라면 심장발작 등과 같은 심장동맥이상이 일어날 가능성이 있으므로 실행하지 않도록 한다.

❹ 감량치료 실시상의 주의점

심장동맥질환의 치료에는 수술요법보다는 인터벤션(intervention) 치료법이 많이 사용되고 있다. 인터벤션 치료법은 벌룬카테터(balloon catheter)라는 얇은 관을 혈관 속에 삽입하여 동맥경화로 좁아진 혈관을 안쪽부터 풍선으로 밀어서 넓히거나, 넓어진 부분에 스텐트(stent)라는 금속제 망을 장착하거나, 혈관벽에 쌓인 콜레스테롤 등을 제거하여 혈관의 흐름을 좋게 만드는 시술이다.

이 치료법은 외과수술보다 신체적 부담이 적어서 많이 사용하고 있으나, 그 때문에 체중감량이나 심장동맥질환위험인자의 컨트롤 등 내과적 치료가 경시되기 쉽다. 증상에 따라 다르지만 약물요법이나 외과요법 등과 마찬가지로 감량치료도 중요하다는 것을 재인식할 필요가 있다.

기본적으로 비만증에 의한 심장동맥질환자는 고위험요인을 안고 있다는 사실을 인

심장동맥질환자의 감량치료 시 유의점
① 체중감량이 심장동맥질환자에 대한 인터벤션치료와 마찬가지로 중요하다는 인식을 갖는다. 위험인자 컨트롤뿐만 아니라 인터벤션치료 자체에도 효과적이다.
② 심장동맥질환의 증증도를 고려하여 감량치료방침을 세운다. 심장동맥질환의 증증도에 따라 식이요법, 운동요법을 실시한다.
③ 감량치료 중 심장동맥이상 방지의 중요성. 감량 중 허혈성발작의 발생이나 부정맥의 출현에 주의하며 감량에 동반되는 정동적 스트레스에 대해 배려한다.
④ 단순한 비만도를 가지고 감량할 것이 아니라 내장지방축적량의 감소에 중점을 둔다. 비만이 아니라도 내장지방량 감소를 위해 감량할 필요가 있다.

식하고, 개개인의 증상에 맞는 식이요법, 운동요법을 지도하고 적절한 생활습관을 가질 수 있도록 지원한다. 치료 중에는 체중감량이나 스트레스 등으로 인한 증상의 악화나 발작, 부정맥이 나타나지 않도록 주의 깊게 관찰해야 한다.

한편 비만도가 경도인 경우에는 체중을 감소시키기보다 내장지방량의 감소에 중점을 두고 치료하는 것이 중요하다.

뇌경색의 진단과 치료

1 개 요

비만의 예방과 체중감량은 뇌경색의 발병이나 진행을 방지한다. 뇌경색을 동반하는 비만증환자는 재발예방과 일상생활을 개선하기 위해서도 감량이 필요하다. 뇌경색의 후유증이 있는 사람은 운동이 제한되므로 식이요법이 특히 중요하다.

2 비만증에 동반되는 뇌경색환자를 위한 식이요법

(1) 발병 직후

일반적으로 뇌경색의 발병 직후인 급성기에서는 뇌경색치료를 우선적으로 실시해야 한다. 위나 작은창자(소장)까지 얇은 튜브를 삽입하여 유동식 영양제를 주입하는 경관영양(위창자관에 튜브를 삽입하여 영양을 주입함)이나 점적주입법(instillation) 등과 같이 정맥 내에 직접 영양소를 주입하는 경정맥영양요법(TPN : total parenteral nutrition)을 많이 사용하는데, 이 경우는 비타민 · 미네랄 등의 결핍에 주의해야 한다. 또한 뇌경색을 포함하는 뇌혈관장애의 발병 직후에는 VLCD를 사용해서는 안 된다.

(2) 안정기

뇌경색이 발병되어 안정기에 들어서면 섭취에너지를 적절히 제한함과 동시에 필요한 단백질을 확보하도록 주의를 기울인다. 감량성과가 나타나지 않는 경우에는 보다

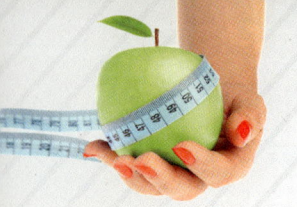
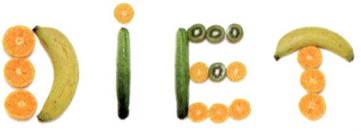

엄격한 식사제한을 하거나, 증상에 주의하며 VLCD를 사용한다.

(3) 후유증이 있는 경우

뇌경색으로 인해 편마비 등 후유증이 있는 경우에는 운동기능이 저하되어 신체활동을 완전히 할 수 없다. 그러므로 운동요법을 사용하는 감량은 실행하기 어려우므로 식이요법이 중요해진다. 기본적으로는 비만 정도에 따라 소비에너지보다 적은 섭취에너지량을 설정한다. 보통 1,800kcal/1일의 비만증치료식단을 사용한다. 그러나 BMI가 30 이상이어서 보다 적극적으로 감량해야 할.경우에는 1,400kcal/일 정도의 비만증치료식단을 사용한다.

(4) 합병증이 있는 경우

고혈압이 합병증으로 나타난 경우는 재발작의 위험성이 있으므로 섭취에너지 제한과 함께 염분섭취를 제한한다. 한편 고지질혈증이 같이 나타나는 경우에는 지질섭취를 제한한다.

(5) 경구섭취가 힘든 경우

씹거나 삼키는 일을 제대로 할 수 없는 환자에게는 경관영양법을 사용한다. 씹거나 삼킬 수 있는 경우에는 서서히 보통 식사로 바꿔간다. 어떠한 식이요법이라도 섭취에너지량, 탄수화물, 단백질, 지질, 미네랄, 비타민 등이 부족하지 않도록 영양밸런스를 고려한다. 신체기능이 저하되어 있는 경우도 많아 위창자관운동이 적어져 변비가 되기 쉬우므로 식물성섬유를 적극적으로 섭취하도록 지도한다.

③ 뇌경색환자에 대한 운동요법 실시방법

뇌경색이 급성기인가 만성기인가에 따라 운동요법 실시상의 주의점이 다르다.

(1) 급성기

운동을 하지 않으면 쓰지 않는 근육이나 뼈는 약해지고 관절은 굳어진다. 이렇게 사용하지 않음으로써 발생하는 다양한 신체적 · 정신적 기능저하증상을 폐용증후군

(disuse syndrome)이라고 한다. 폐용증후군을 예방하려면 증상을 관찰한 후 침대에서 자세바꾸기, 포지셔닝, 움직일 수 있는 관절의 훈련, 앉은 자세 밸런스 훈련 등을 실시한다. 경과를 관찰하면서 가능한 한 조기에 침대에서 벗어나 훈련실에서 하는 재활훈련으로 이행할 수 있도록 한다. 다만 증상의 악화 등을 피하기 위해 훈련은 정상체중인 사람보다 천천히 한다. 급성기는 이러한 재활이 중심이 된다.

(2) 만성기

후유증의 정도를 고려하여 운동기능 등을 개선함으로써 감량으로 이어질 수 있도록 운동요법을 실시한다.

뇌경색환자는 운동장애나 마비 등이 한쪽에서만 일어나는 경우가 많다. 따라서 정상적인 운동기능을 가지는 반신을 건강한 쪽이라 하고, 기능회복훈련 등을 실시할 필요가 있는 나머지 반신을 아픈 쪽이라고 부른다. 운동요법의 기본목적은 아픈 쪽의 근육위축이나 근력저하를 예방하고 건강한 쪽의 근육을 유지·강화하는 데 있다.

후유증의 정도에 따라 다르지만 체중감량을 위해 운동강도를 올리거나 운동시간을 연장하는 것은 곤란하므로 운동강도나 지속시간을 고려해야 한다. 기능회복목표는 보통 체중인 사람보다 낮게 설정한다. 자립보행이 가능한 경우에는 보행운동이 효과가 있다. 비만도가 높은 사람이 넘어지면 넙다리뼈목부분(대퇴골경부), 노뼈(요골), 바위뼈(추체골) 등의 골절이 일어나기 쉬우므로 재활훈련 시에 주의해야 한다.

④ 뇌경색의 치료효과 평가

3~6개월간 현재체중의 5%를 감소했다면 목표에 도달한 것으로 평가한다. 그러나 체중이 5% 감소했어도 BMI가 30 이상인 경우는 다시 감량을 해야 한다.

일상생활동작(ADL : activities of daily living)의 개선이 나타나는지의 여부도 평가기준의 하나이다. 장애부위나 후유증 정도를 고려하여 판단한다.

합병증 개선도 평가해야 한다. 뇌경색의 재발방지에는 고혈압의 관리가 가장 중요하므로, 감량을 성공했어도 혈압저하가 보이지 않는 경우는 혈압강하제를 사용한다. 그리고 당뇨병, 지질대사이상, 수면무호흡증 등의 개선도 체크하여 각각의 증상에 따른 대책을 세운다.

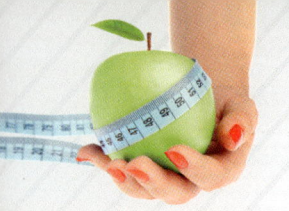
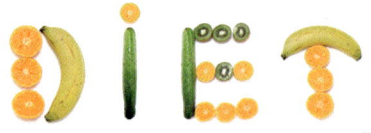

기타 질병의 진단과 치료

① 개 요

　지방세포의 양적이상에 의한 비만인, 즉 피하지방축적형비만인에게 주로 발병하는 질환으로 주의가 필요한 합병증은 뼈·관절질환(변형성무릎관절증), 수면무호흡증, Pickwick증후군, 월경이상 등이다. 이 질환들은 모두 체중감량이 가장 효과가 높은 치료법이 되겠지만, 질환의 특징을 파악하여 감량부터 해야 한다.

　비만임산부는 인슐린저항성이 높아진 상태이기 때문에 당·지질대상이상이 일어나기 쉽다. 임산부는 각종 합병증이 발병하기 쉽고, 또한 태아가 거대아가 되기 쉬우므로 특별한 주의가 필요하다. 비만임산부의 산욕기에는 제왕절개수술 후의 깊은(심부)정맥혈전증이나 허파색전증의 예방에 신경을 쓰면서 적절한 체중감량이 필요하다.

　감량이 잘 진행되지 않는 환자는 정신적인 원인이 숨겨져 있는 경우가 있다. 그것이 폭식, 대리섭식, 야간섭식증후군 등의 이상식행동으로 나타나는 경우는 심리적 서포트를 염두에 두고 필요에 따라 전문의의 진단을 받도록 한다. 지방세포의 양적이상에 의한 비만증의 합병증은 다음 표와 같다.

지방세포의 양적이상에 의한 비만증의 합병증		
뼈·관절질환	• 변형성무릎관절증	• 변형성엉덩관절증
	• 변형성척추증	• 요통증
월경이상	• 월경주기이상	• 월경량과 주기이상
	• 무월경	• 월경수반증상의 이상
수면무호흡증 · Pickwick증후군		

② 변형성무릎관절증

　뼈·관절증후군 중 비만과 관련하여 발병하는 것이 변형성무릎관절증이다. 보행 시

무릎관절이나 엉덩관절에 가해지는 힘은 체중의 2~3배나 된다. 비만은 무릎관절이나 엉덩관절에 많은 부하가 걸리므로 변형성무릎관절증이 생기기 쉽다. 특히 비만여성은 변형성무릎관절증이 양쪽 무릎에 발생하는 것이 특징이다. 비만은 변형성무릎관절증의 진행을 가속시키는 요인이기도 하다. 반대로 감량하면 발병을 늦추거나, 발병한 증상의 경감 및 개선도 가능하다.

(1) 변형성무릎관절증에 대한 감량치료

비만 정도가 높은 환자일수록 감량에 따른 증상경감의 효과가 높다. 감량하기 전의 BMI 수치와 상관없이 BMI $2kg/m^2$, 체중 5kg 정도의 감량으로 변형성무릎관절증의 동통발병률을 경감시킬 수 있다. 즉 이들 수치는 감량을 시작할 때 첫 목표가 된다.

비만 1도 이상인 사람은 보통체중인 사람보다 변형성무릎관절증의 발병률이 약 3배나 높다. 특히 젊었을 때의 체중이 중요한데, 변형성무릎관절증을 예방하기 위해서는 활동량이 비교적 많은 40세 이전에 BMI가 25보다 적은 수치가 되도록 하는 것이 하나의 기준이 된다. 또한 동통관리에는 감량과 함께 적절한 활동량 증가도 필요하다.

(2) 변형성무릎관절증의 치료방법

변형성무릎관절증의 치료는 약물치료, 온열·냉각요법, 운동요법의 3가지가 기본이다. 이들 치료로도 통증이 완화되지 않으면 인공무릎관절치환술 등 외과적 요법을 실시한다. 인공무릎관절치환술의 시술에 BMI 수치가 영향을 주는지의 여부에 대하여는 BMI가 40 이상인 사람은 수술결과가 양호하지 않다는 데이터가 있다. 따라서 수술결과를 보다 양호하게 하려면 수술 전후 모두 감량과 운동요법을 실시할 필요가 있다.

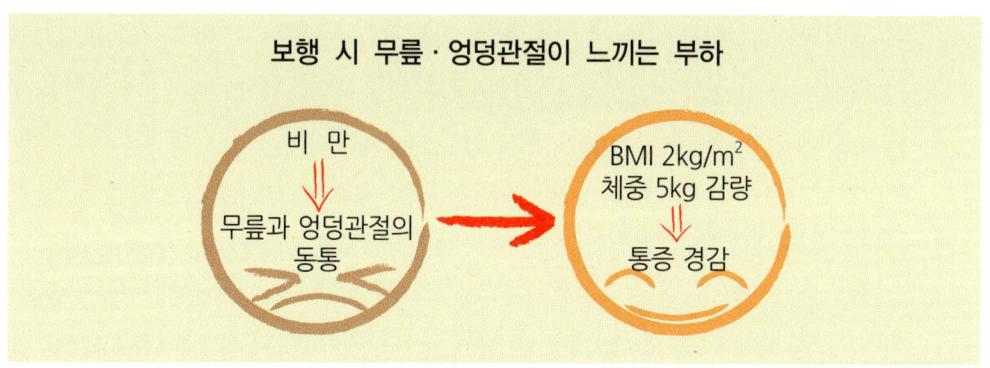

보행 시 무릎·엉덩관절이 느끼는 부하

비 만 → 무릎과 엉덩관절의 동통 → BMI $2kg/m^2$ 체중 5kg 감량 → 통증 경감

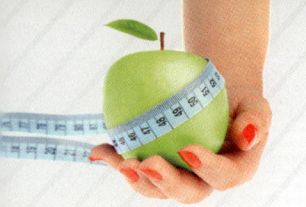
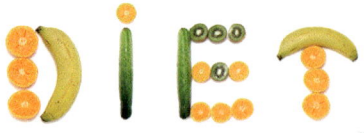

③ 비만저환기증후군

　　고도비만의 폐색성수면무호흡증(OSAS : obstructive sleep apnea syndrome)에서는 수면 시뿐만 아니라 각성 시에도 등을 대고 누웠을 때 구속성환기장애가 오는 경우가 있는데, 이를 비만저환기증후군(OHS : obesity hypoventilation syndrome)이라고 한다. 비만저환기증후군의 진단기준은 다음과 같으며, ①~④ 항목을 모두 만족할 때 비만저환기증후군으로 진단한다.

> **비만저환기증후군의 진단기준**
> ① 고도비만(BMI≥30)이 나타난다.
> ② 낮 동안 고도의 경면(의식을 잃어가는 수면에 가까운 상태)이 나타난다.
> ③ 만성고탄산가스혈증($PaCO_2$≥45Torr)이 나타난다.
> ④ 수면시무호흡장애의 중증도가 중증 이상(무호흡지수≥30, SaO_2 최저치≤75%, SaO_2<90%인 시간이 45분 이상 혹은 전체 수면시간의 10% 이상, SaO_2<80%인 시간이 10분 이상 등을 기준으로 하여 종합적으로 판단)이다.

　　비만저환기증후군의 대표적인 예로는 수면무호흡증과 Pickwick증후군이 있다.

　　수면무호흡증은 큰 소리의 코골이와 낮에 오는 졸음이 주요 증상이다. 여기에 더하여 수면 폴리그래프(polygraph, 심장박동, 호흡, 발한, 정신전기반응 따위의 생리적 현상을 동시에 측정하고 기록하는 다원기록장치)검사를 통해 무호흡·저호흡횟수를 보고 진단한다. 수면무호흡증은 원칙적으로 공기가 드나드는 길인 상기도가 폐색되기 때문에 일어나는 것으로, 이를 폐색성수면무호흡증(OSAS)이라고 한다. 기도의 폐색은 기도가 아래로 처지거나, 목주위에 지방이 쌓였거나, 편도거대화 등이 원인이라고 본다. 이들 원인에 의해 몇 번이나 잠이 깨게 되므로 숙면을 취할 수 없게 된다. 동시에 저산소혈증이나 고탄산가스혈증을 동반한다. 여기에서 수면무호흡증은 비만과 관련이 있는 폐색성수면무호흡증을 가리킨다.

　　한편 Pickwick증후군은 중증 비만저환기증후군의 전형적인 예이다. 'Pickwick'라는 명칭은 이 병이 디킨스(Dickens)의 소설 『피크위크문서(Pickwick Papers)』에 등장하는 피크위크(Pickwick)라는 뚱뚱한 소년의 병과 흡사하다는 데서 온 것이다. Pickwick증후군은 ① 고도비만, ② 경면(傾眠), ③ 근육의 연축(twitch, 1회의 자극으로 근육이 수축했다가 이완되어 본래의 상태로 되돌아가는 과정), ④ 시아노제(cyanose, zyanose, 청색증·자색증·푸른빛이 낀 피부착색, 특히 혈액 중 환원헤모글로빈농도의 증가에 의하여 생긴 피부 및 점막의 변색), ⑤ 주기성호흡(periodic breathing), ⑥ 이차성다혈증(secondary polycythemia, 적혈구가 증가하는 현상), ⑦ 오른심실비대, ⑧ 오른심실부전 등이 특징적으로 나타난다.

(1) 비만전환기증후군과 BMI의 관계

우리나라의 검사에서는 BMI가 25 이상인 비만인이 전체의 70%를 차지하고 있다는 보고가 있다. 수면 1시간당 무호흡·저호흡의 횟수와 각성반응횟수의 합계인 호흡장애지수를 판단지표로 삼는다. BMI가 클수록 호흡장애지수는 커진다. 이로부터 수면무호흡증의 개선에는 감량이 효과적이라는 사실을 알 수 있다. 폐색성수면무호흡증에서는 BMI가 클수록 무호흡·저호흡횟수는 많아지므로, 감량폭이 크면 무호흡·저호흡의 개선도가 높아진다고 본다.

(2) 치료효과의 기준

통상적으로 수개월을 치료기간으로 잡고 무호흡·저호흡횟수의 감소와 체중감량을 우선적 성과로 평가한다. 이 외에도 내장지방량의 감소, 인슐린저항성의 개선, 각성 시 PaO_2(동맥혈의 산소분압)의 개선에 따르는 적혈구수의 정상화 등을 평가기준으로 삼는다. 수면무호흡증은 요요현상이 나타나면 재발하므로 요요현상을 고려한 치료계획을 세워야 한다.

(3) 치료방법

체중감량은 기도폐색을 부르는 지방의 감소를 목적으로 하며, 식이요법과 운동요법을 병행한다. 운동요법의 병행은 효과적이지만, 무호흡·저호흡수치가 20 이상인 경우에는 야간에 지속적인 상기도양압술(NCPAP : nasal continuous positive airway pressure)을 시술하여 야간수면 중 무호흡·저호흡수치가 20 이하까지 개선된 것을 확인한 후 유산소운동 트레이닝을 실시한다. 다만 지속적 상기도양압술로도 무호흡·저호

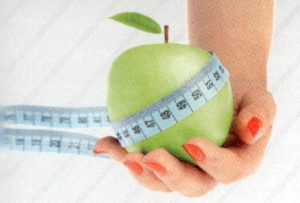
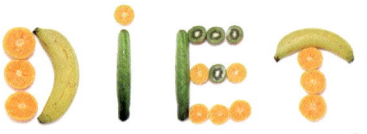

흡수치가 20 이하로 개선되지 않으면 부정맥이나 대사이상 등 중대한 합병증을 유발시킬 수 있으므로 운동요법은 실시하지 않는다.

고도비만인의 수면무호흡증에는 수면 시뿐 아니라 깨어있을 때도 위를 보고 누우면 제대로 호흡할 수 없는 Pickwick증후군이 나타나기도 한다. Pickwick증후군은 운동을 금지하는 증상이 많으므로, 운동요법을 적용하려면 충분한 주의가 필요하다. 또한 심각한 증상이 아니라도 이차성다혈증이 있으면, 운동요법 중에 탈수를 일으켜 뇌경색이나 심근경색이 나타나기 쉬우므로 수분섭취를 충분히 하게 한다.

④ 월경이상

체중이 너무 많거나 너무 적어도 월경이상, 불임, 임신·분만이상 등 생식기관기능이상이 출현하며, 그 빈도도 증가한다. 특히 내장지방축적형비만인은 피하지방축적형비만인보다 월경이상이 나타나는 빈도가 높다. 더욱이 사춘기·성성숙기의 비만은 월경이상 등과 연관이 있다. 비만임산부에서 임신고혈압증후군(임신중독증)이나 임신당뇨병 등이 증가한다는 사실도 밝혀졌다.

비만인은 일반적으로 혈액 중 안드로겐과 황체화호르몬의 수치가 상승하는 특징을 가지고 있다. 내장지방축적형비만인은 인슐린저항성이 나타나는 경우가 많고, 그 결과 고인슐린혈증이 생겨나 난소에서의 안드로겐생산이 촉진되어 월경이상이 일어

비만과 월경이상 및 불임

초경이 시작되려면 일정한 체지방량에 도달할 필요가 있는데, 주로 지방세포에서 분비된 렙틴(leptin)이 시상하부~뇌하수체~난소계를 활발하게 하여 월경이 시작된다. 비만여성(특히 내장지방축적형비만인)에서는 다량으로 생산된 인슐린이나 렙틴이 난포의 발육을 저해하고, 또 부신이나 난소에서 남성호르몬(안드로겐)의 생산을 촉진시키므로 월경이상이 야기된다. 안드로겐은 간에서의 성호르몬결합 글로불린의 생산을 감소시키므로, 비결합형안드로겐이 증가하여 난소기능을 억제하는 작용을 한다. 한편 지방조직에서 안드로겐을 기질로 하여 합성된 다량의 에스트로겐이 시상하부~뇌하수체~난소계의 기능에 장애를 일으켜 난소에서의 난포발육이 장애를 일으키기도 한다. 이 경우 대부분 감량을 통해 월경주기와 임신능력이 회복된다.

나기 쉽다. 이러한 이유 때문에 비만증환자의 감량은 월경이상 등 생식기관기능이상의 개선에 효과적이라 할 수 있다.

(1) 치료방법

치료개시 4개월 후에 체중이 평균 4.3kg 감량되면 월경이상의 회복률은 92%나 된다는 보고가 있다. 이는 내장지방의 축적이 개선되었기에 나타나는 효과라고 볼 수 있다. 즉 이상체중에는 도달하지 못한 아주 작은 감량이라도 월경이상의 개선이 가능하다는 것이다. 감량할 때는 감량폭에 대한 명확한 기준이 없으므로, 월경이상의 회복이 기대되는 현재체중의 5% 이상 감량을 목표로 한다.

(2) 치료효과의 기준과 평가

치료성과에 대해 월경이상의 정상화는 물론 혈액 중 안드로겐이나 황체화호르몬수치의 저하, 그에 더해 인슐린이나 인슐린유사증식인자 등의 수치도 검사를 실시하여 개선되었는가 여부를 확인하여 종합적으로 평가해야 한다.

5 비만임산부

(1) 비만임산부의 BMI 수치

임신을 하면 체중도 증가하기 때문에 BMI의 추이에 주의할 필요가 있다. 일본산부인과학회 영양문제위원회의 보고에 따르면 정상임산부의 BMI는 임신 초기(5~16주)에는 23.2~24.9, 중기(17~28주)에는 24.7~27.1, 말기(29~40주)에는 26.3~28.2로, 이 수

임신시기별 비만임산부의 판정기준

임신 초기(5~16주)	BMI 23.2~24.9 이상
임신 중기(17~28주)	BMI 24.7~27.1 이상
임신 말기(29~40주)	BMI 26.3~28.2 이상

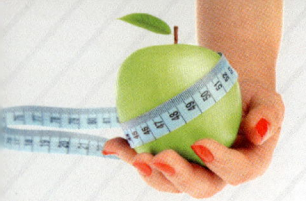
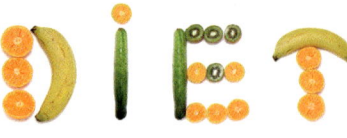

치를 넘는 임산부를 비만임산부로 판정하고 있다.

(2) 임산부에게 나타나는 대사동태의 변화

임신 중기부터 말기까지는 항인슐린작용호르몬의 분비가 늘어나므로 이화작용이 상승하고, 글루코스소비량이 억제된다. 모체에너지원으로는 지질에 의존하는 비율이 높아져서 보다 많은 양의 글루코스가 태아에게 공급된다. 비만임산부는 당부하검사에서 정상체중의 임산부와 혈당치수치는 같지만, 인슐린분비량은 약 3배나 증가한다. 그 때문에 당대사이상이 일어나기 쉽다. 비만임산부는 이렇게 인슐린저항성이 보다 강화된 상태이므로 공복 시에 혈중콜레스테롤이나 트리글리세라이드가 비비만임산부보다 높은 경우가 많고, 특히 유리지방산 수치의 일일변동이 높다.

한편 이자 β 세포의 임신성비대에 의해 임신 전보다 고혈당이나 고인슐린혈증이 지속되기도 한다. 이 때문에 태아에게 글루코스 이행이 증가되어 모체가 과영양상태가 되기 쉽다.

(3) 비만임산부의 증상과 태아에 미치는 영향

비만여성이 임신을 하면 임신고혈압증후군(임신중독증)의 발병률이나 분만 시 제왕절개수술률이 높아진다. 제왕절개수술 후에는 폐색전이 나타나기 쉬워 임산부사망원인의 제1위를 차지하고 있다. 이 사망사례의 BMI를 보면 평균 30.9±3.9로, BMI가 28 이상인 경우가 80%를 차지한다. 이 외에 깊은정맥혈전증(deep vein thrombosis, 심부정맥혈전증)에 대한 예방도 필요하다. 수술 후 첫 보행에도 주의하여야 한다. 거대아의 발생에는 임신 중 체중증가보다 임신 전 비만도가 큰 영향을 미친다. 예를 들어 임신 중 체중증가를 5% 이하로 억제해도 비만임산부는 거대아의 발생을 방지할 수 없다.

(4) 치료방법
① 영양섭취량의 조절

임신 중 1일 영양섭취량은 1,850~2,150kcal로 설정되어 있다. 비임신 시 BMI가 24 이상이었던 임산부의 필요에너지섭취량은 '30×이상체중(kg)'이다. 다만 임신 후반기의 영양섭취가 1,200kcal/1일에 미치지 못하면 이화항진(hypercatabolic, 이화작용이 비정상적으로 항진된 상태)에 의해 케톤체가 아이의 지능에 나쁜 영향을 미칠 수 있으므로 주의해야 한다. 에너지섭취제한은 특히 비만임산부의 경우에는 각각의 증상에 맞추어 지도할 필요가 있다.

② 적당한 체중증가

우리나라에서는 임신 전에 보통체중이었던 임산부의 체중증가량은 10~12kg이 적당하다고 보고 있으나 정당한 근거는 없다. 경도비만임산부(이상체중의 120% 미만)는 체중증가가 5kg 이하, 고도비만임산부(이상체중의 120% 이상)는 7kg 이하에서 멈추도록 지도한다. 왜냐하면 비만임산부가 체중증가를 5~7kg에서 멈추면 산부인과적이상을 감소시킬 수 있기 때문이다.

임산부는 특수한 대사상태에 있으므로 비만이 되기 쉽다. 따라서 임산부마다 적절한 체중증가기준을 고려하여 지도해야 한다.

6. 심리적 서포트가 필요한 비만증

비만증환자는 치료 시 정신적 문제 때문에 좀처럼 체중감량이 되지 않아 무엇이든 정신적 서포트가 필요한 경우가 있다. 이러한 환자에게 많이 나타나는 것이 폭식, 대리섭식, 야간섭식증후군 등의 식사행동이다. 한편 이러한 이상식사행동이 나타나지 않더라도 심리적인 요인 때문에 감량이 잘되지 않는 경우에는 그 심리적·성격적인 특성을 파악하여 지원할 방법을 생각해야 한다.

(1) 폭 식

폭식이란 갑자기 과식을 하거나 음식이 입에서 넘쳐날 정도로 계속 먹는 행동을 말한다. 폭식은 먹는 양이나 빠르기를 제어할 수 없는 충동적인 섭식행동이다. 그 전형적인 예는 신경성무식욕증환자에게서 나타난다.

① 특징적인 정신증상

폭식증환자의 특징적인 정신증상은 다음과 같다.

- » 비뚤어진 신체이미지를 가지고 있다.
- » 억울감이 있다.
- » 자기평가가 낮다.
- » 완벽주의적인 성향이 강하다.

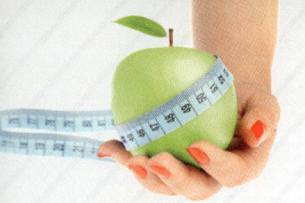
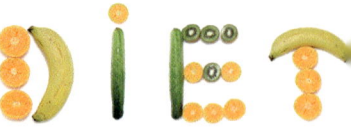

» 사고나 행동이 충동적이다.

» 인격장애 등을 동반하는 경우도 있다.

② 폭식장애(binge-eating disorder, 폭식증)

폭식의 특수한 예로 '폭식장애'가 있다. 이는 폭식의 빈도나 정도가 증증화되어 주 2회 이상 폭식하고 그 상태가 반 년 이상 지속되는 경우를 말한다. 단기간에 대량의 음식을 섭취하고, 배가 차도 계속 먹으며, 자제가 불가능한 상태가 된다. 심리적인 고통이 심하고 그것을 감추기 위해 숨어서 먹는 경우도 있다.

③ 신경성대식증(bulimia nervosa)

'신경성대식증'은 폭식의 정도가 병적이 된 것으로, 신경성무식욕증의 한 형태로 분류되며, 구토를 반복하거나 설사약을 남용하는 경우도 있다. 여윔과 비만상태가 반복되고, 도둑질을 포함한 비행도 나타난다. 이러한 폭식증상이 있으면 그 내용과 정도를 확인하고, 필요하다면 정신과전문의에게 진찰을 받도록 하는 것이 좋다.

(2) 대리섭식, 야간섭식증후군

대리섭식(간식)이란 배고 고프지 않음에도 불구하고 음식을 먹는 행동이다. 대리섭식에는 불안감을 발산시키기 위해 먹는 '기분전환을 위한 식사', 다른 사람이 먹고 있는 걸 보면 같이 먹게 되는 '충동성식사', '조급한 식사', '교제를 위한 식사', 버리는 게 아까워서 다 먹고 마는 '잔반처리를 위한 식사' 등 여러 가지 유형이 있다.

야간섭식증후군(NES : night eating syndrome)은 스트레스나 감량에 성공하지 못하는 일 등이 계기가 되어 발생하는 경우가 많고, 야간 특히 심야에 과식함으로써 식욕이 없어 아침식사를 거르는 등의 증상이 많고 특징적으로 불면증이 나타난다.

(3) 폭식은 하지 않으나 심리적인 갈등이 있는 경우

이상식사행동을 보이지는 않으나, 심리적 갈등을 안고 있거나 특이한 심리적·성격적 특성을 가지고 있어 감량이 좀처럼 달성되지 않는 사람도 있다. 이러한 증상에는 숨겨진 심리적 기전을 심리테스트 등으로 표면화시켜 그 특성을 파악할 필요가 있다.

요요현상이 반복되는 '복합성비만증환자'는 다음과 같이 특징이 있다.

» 사물을 다면적으로 보려하지 않는다.

» 대충 단순화하여 파악한다.

» 문제해결을 미룬다.

» 자발성이나 적극성이 결여되어 있다.

» 정해진 사고방식을 고집한다.

이와 같이 비만증환자에게는 일상의 스트레스를 먹는 것으로 해소하려는 특성이 공통적으로 나타난다.

(4) 성격적 특성을 고려한 행동요법

치료를 시작할 때는 물론 치료과정에서도 환자가 무의식적 혹은 의식적으로 행하는 식생활의 특징을 자세히 파악하여야 한다. 이 경우에는 '식사행동질문표' 등을 사용하면 효과적이다. 그 자료를 가지고 감량치료계획을 세우도록 한다.

비만인의 식사행동은 무의식적으로 일어나는 경우가 많고, 환자 자신도 그것을 깨닫지 못한다는 점을 이해시킨다. 또한 식습관을 바꾸는 일이 스트레스의 원인이 되어 정서불안정을 가져올 가능성도 있다. 폭식경향이 있는 사람은 감량한다 해도 요요현상이 나타나는 경우가 많으므로 그 대책을 마련해야 한다.

처음부터 목표를 너무 높게 잡는 것보다는 달성할 수 있는 작은 목표를 평소에 설정하면서 목표가 달성되면 큰 보상을 주거나, 자신감을 가지게 하는 동시에 달성감을 느낄 수 있도록 하는 방법을 연구한다. 환자 스스로 실감할 수 있도록 체중변화그래프 등을 이용하면 좋다.

감량 중에는 불면, 불안, 우울감 등의 증상이 있는지를 항상 체크하고, 그에 해당하거나 의심스러운 경우에는 반드시 전문의와 상담하도록 한다.

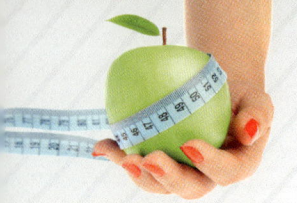
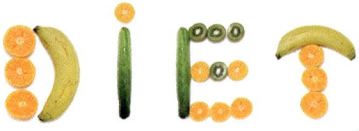

참고문헌

고기준, 김현준, 신기옥 옮김(2007). 살빼기－꿈에서 현실로. 대경북스.

김용수, 정락희, 김복현, 한승호, 김현희 편저(2009). 비주얼 아나토미. 대경북스.

남덕현 역(2009). 체육측정평가 에센스. 대경북스.

대한고혈압학회(2004). 2004년도 우리나라의 고혈압진료지침.

대한비만학회(2001). 임상비만학. 고려의학.

유승희, 김형돈, 송종국, 윤형기(2009). 신체육측정평가 (전정판). 대경북스.

이윤관(2010). 비만은 없다. 대경북스

이창현, 김영임, 이강옥 역((2004). Best 여성건강의학. 대경북스.

장유경, 이보경, 김미라(1996). 임상영양관리. 효일문화사.

정일규(2009). 휴먼퍼포먼스와 운동영양학. 대경북스.

정일규, 윤진환(2006). 휴먼퍼포먼스와 운동생리학. 대경북스.

질병관리본부(2010). 2008국민건강통계.

체육과학대사전 편집포럼(2009). 체육과학대사전. 대경북스.

岡田正彦(2006). 人はなぜ太るのか―肥満を科学する. 岩波書店.

代謝症候群診断基準検討委員会(2005). 代謝症候群の定意と診断基準. 日本内科学会誌, 94,
　　　794-809.

西原利治, et al.(2005). 非アルコール性脂肪肝炎と糖尿病. 糖尿病, 48, 243-245.

阿部純子(2009). 危ないダイエット. 携書.

日本糖尿病学会 編(2004). 根拠に基礎した糖尿病診断ガイドライン, 南堂江.

日本肥満学会 編(2007). 肥満症治療ガイドライン,ダイジェスト版. 協和企画.

中込弥男(1996). ヒトの遺伝. 岩波書店.

蒲原聖可(2001). 肥満症診療ハンドブック. 医学出版社.

蒲原聖可(2001). ダイエットを医学する―人類は丸くなっている? 中公新書.

蒲原聖可(2002). 代替医療―効果と利用法. 中央公論新社.

Yogini 編集部 編(2009). マクロビオティックを始めるための本. エイ出版社.

Ballor, D. L. & Poehlman, E. T.(1994). Exercise-training enhances fat-free mass preservation during diet-induced weight loss:A meta-analytical finding. *Int. J. Obesity, 18*, 35-40.

Bartlett, S. J., Faith, M. S., Fontaine, K. R., Cheskin, L. J. & Allison, D. B.(1999). Is the prevalence of successful weight loss and maintenance higher in the general community than the research clinic? *Obesity Research, 7*, 407-413.

Epstein, L. H., Paluch, R. A., Consalvi, A., Riordan, K., & Scholl, T.(2002). Effects of manipulating sedentary behavior on physical activity and food intake. *The Journal of Pediatrics, 140(3)*, 334-339.

Faith, M. S., Fontaine, K. R., Cheskin, L. J., & Allison, D. B.(2000). Behavioral approaches to the problems of obesity. *Behavior Modification, 24*, 459-493.

Hirsch, J.(1971). Adipose cellularity in relation to human obesity. In *Advances in International Medicine, Vol. 17.* edited by G. H. Stollerman, Chicago, Year Book.

Huenemann, R.(1972). Food habits of obese and non-obese adolescents. *Postgrad. Med., 5*, 99.

Katch, F. I., et al.(1969). Effects of physical training on the body composition and diet of females. *Res. Q., 40*, 99.

Konstantin, N., et al.(1985). Effects of dieting and exercise on lean body mass, oxygen uptake, and strength. *Med. Sci. Sports Exerc., 17*, 466.

Ostlund, R. E., et al.(1990). The ratio of waist-to-hip circumference, plasma insulin level, and glucose intolerance as independent predictors of the HDL2 cholesterol level in older adults. *N. Engl. J. Med., 332*, 229.

Schwartz, M. & Seeley, R.(1997). The new biology of body weight regulation. *J. of the American Dietetic Association, 97*, 54-58.

Thompson, D. A., et al.(1988). Acute effects of exercise intensity on appetite in young men. *Med. Sci. Sports Exerc., 20*, 227.

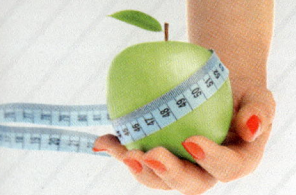
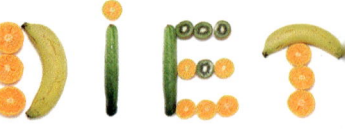

Williamson, D. F., TJ Thompson RF, WH Dietz, V. Felitti.(2002). Body weight and obesity in adults and self-reported abuse in childhood. *Int. J. Obes. Related Metab Disorders. 26(8)*, 1075-1082.

Willmore, J. H.(1983). Appetite and body composition consequent to physical activity, *Res. Q. Exerc., Sport., 54*, 415.

Yu, C. W., & Sung, R. Y. T.(2002). Energy expenditure and physical activity of obese children : Cross-sectional study, *Hong Kong Medical Journal, 8(5)*, 313-317.

Zuti, W. B. & Golding, L. A.(1976). Comparing diet and exercise as weight reduction tools. *Phys. Sportsmed., 4*, 49-53.

http://www.cdc.go.kr
http://www.koreanhypertension.org/
http://www.soc.nii.ac.jp/jasso/
medical.nikkeibp.co.jp

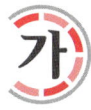

찾아보기

가

각성제와 같은 다이어트약 157

간 식 80

갈색지방(brown fat) 24

감귤류 164

감기약에 쓰이는 식욕억제성분 161

감량목표 258

감량속도 190

감량에 의한 지질대사의 개선 257

감량저해요인의 추출 184

감량치료 실시상의 주의점 274

감량치료 적용여부의 판정 192

감정적 결론 236

갑상샘호르몬제 158

개인화 236

건강검사 140

건강검진이 필요한 비만의 종류 242

걷고 있을 때의 산소소비량 129

걷 기 128

걷기부터 시작한다 126

걷기의 효과 126

걷는 속도 129

걸을 때 주의할 점 126

검약유전자(thrifty genotype) 24, 25

결합저지단백질(UCP : uncoupling protein) 24

경관영양 275

경구섭취가 힘든 경우 276

경도비만임산부 285

경정맥영양요법(TPN : total parenteral nutrition) 275

고도비만임산부 285

고밀도지질단백질(HDL : high-density lipoprotein) 콜레스테롤 120

고요산혈증 56

고요산혈증과 통풍의 치료가이드라인에 기초한 비만증치료 267

고요산혈증에 대한 감량치료의 효과 266

고요산혈증의 식이요법 268

고요산혈증의 운동요법 268

고요산혈증 · 통풍의 진단과 치료 265

고요산혈증 · 통풍의 치료방법 266

고지방식다이어트 213

고지질혈증 38

고혈압 56

고혈압관리를 위한 생활습관 개선 265

고혈압발병에 관여 245

고혈압에 대한 감량치료의 효과 260

고혈압의 진단과 치료 259

곡물채식 219

골염 53

공기치환법(BOD POD) 44

공포심으로 식욕을 조절한다 74

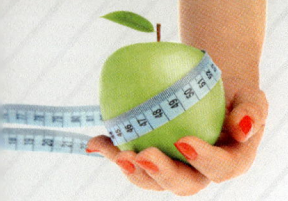
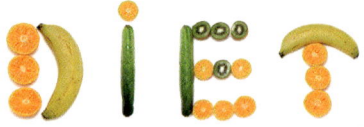

과도한 살빼기의 역효과 89

과산화소체증식체활성인자 191

과소평가 236

과일알러지 210

심장동맥질환 56

심장동맥질환의 치료방법 273

심장동맥질환자에 대한 감량치료의 효과 273

교제를 위한 식사 286

구연산(citric acid, acidum citricum) 269

구연산(citric acid) 214

궁극적인 다이어트약 173

권장섭취량 대비 단백질섭취비율 102

그렐린(ghrelin) 202

근육의 연축(muscle twitch) 281

글루코만난(glucomannan) 156

글루코스수용성뉴런 109

글루타티온(glutathione) 120

글리부라이드 115

금연 260

급성기 뇌경색환자의 운동요법 실시방법 276

기구를 이용한 트레이닝 139

기록다이어트의 함정 211

기록달성만으로 느끼는 자기만족 212

기록을 지속하지 못하는 이유 212

기름죽입자 84

기분전환을 위한 식사 286

기아이뇨 261

기아중추(hunger center) 26

기초대사 102

기초대사와 비만의 관계 102

깊은(심부)정맥혈전증 278

까치콩(偏豆, 鵲豆, kindney bean) 171

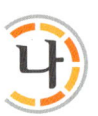

나이아신(niacin) 101

당내성장애를 가지고 있는 비만증환자의
　당뇨병발병률 128

당내성장애장애 · 2형당뇨병 55

내분비계통이상에 의한 비만 28

내장지방의 CT화상 45

내장지방이 축적된 사람들의 특징 252

내장지방이 축적된 사람의 생활습관상 특징 250

내장지방축적형비만 37

내장지방축적형비만의 판정절차 37

내장지방축적형비만인의 체중감소 목표 94

내장지방축적형비만증에 효과적인 운동 59

노동자재해급부제도 242

노아드레날린(noradrenalin) 229

농경민족 특유의 기아인자와 비만과의
　연관성 191

뇌경색 56

뇌경색의 진단과 치료 275

뇌경색의 치료효과 평가 277

뇌경색환자에 대한 운동요법 실시방법 276

뇌를 내 편으로 만들자 204

뇌 속의 아미노에 의한 식욕조절 110

뇌줄기(brain stem) 146

뇌하수체(P : pituitary body) 227

뉴잉글랜드의학저널 121

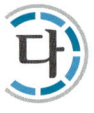

다낭포성난소증후군(PCOS : polycystic ovarian
　syndrome) 40

다불포화지방산(P : polyunsaturated fatty acid)과 포화지방산(S : saturated fatty acid)의 비율 77
다이어트(diet) 70
다이어트 리터러시(diet literacy) 120, 155
다이어트보조제 171
다이어트 보조제의 사용방법 및 주의사항의 예 166
다이어트보조제의 정체 160
다이어트 성공의 비결 86
다이어트의 성공과정 198
다이어트의 효과 85
다이어트의 효과와 요요현상 85
다이어트 클리닉 전단지의 예와 위험성 167
다이어트필(diet pill) 156, 171
다이하이드로피리딘(DHP : dihydropyridine)계 칼슘길항제 264
단백질 112
단순성비만 28
단식과 우울증 218
단일염기변이(SNP : single nucleotide polymorphism) 24
담배를 끊으면 살이 찌는 이유 256
당내성장애 · 2형당뇨병의 진단과 치료 253
당내성장애를 가지고 있는 비만증환자의 당뇨병발병률 128
당뇨병 38, 122
당뇨병, 고혈압 등 생활습관병 예방 122
당분간 지속되는 운동의 효과 143
당지수(GI : glycemic index) 79, 80, 214
당질코티코이드(glucocorticoid) 229
대뇌겉질(cerebral cortex) 146
대두 레시틴(lecithin) 168
대리섭식 286

대사당량(METs : metabolic equivalent) 129
대사증후군(metabolic syndrome) 243, 246
대사증후군과 비만증의 관계 242
대사증후군에 의해 발생하는 질환과 그 구조 244
대사증후군의 구체적인 치료방침 249
대사증후군의 예방 245
대사증후군의 증상 246
대사증후군의 진단기준 246, 247
대사증후군의 치료방법 247
대사증후군의 치료방침 249
대사증후군 진단기준검토위원회 247
대사증후군치료의 기본개념과 치료목표 248
대표적인 음식의 단백질함유량 234
대한비만학회 33
대한비만학회에서 제시한 비만의 약물치료지침 175
덤핑증후군(dumping syndrome) 231
데이비드 카(David Carr) 121
덱스펜플루라민(dexfenfluramine) 160
도코사헥사엔산(DHA : docosahexaenoic acid) 78, 220
도파민(dopamine) 146
동맥경화와 연관있는 혈전형성촉진인자 245
동작별 운동강도 130
둔부형비만 31
둘레계통(대뇌변연계) 145
디곡신(digoxin) 156
디킨스(Dickens) 280
DHA 및 DPA 209
WHO 33

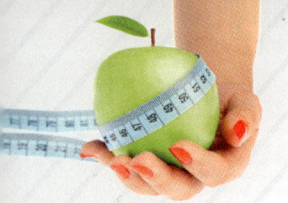
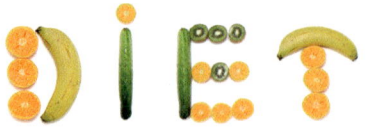

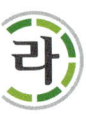

라부아지에(Lavoisier) 65

라이증후군(Reye syndrome) 162

라플라스(Laplace) 65

랜슨(Ranson) 63

레시틴(lecithin) 168

렙틴(leptin) 24, 106, 171, 202

렙틴의 에너지균형 조절 111

렙틴의 에너지 소비증대 효과 106

렙틴의 체지방량 감소효과 106

렙틴의 혈중농도 110

리놀산(linoleic acid) 78

리덕틸(reductil) 156

리바운드(rebound) 196

리보플라빈(riboflavin) 102

리코펜(lycopene) 76

리포스타시스(lipostasis) 65

리포식스(Lipo-6) 164

Laplace 65

Laurence-Moon-Biedl증후군 28

Lavoisier 65

lithic acid 265

LT(lactate threshold) 142

Ranson 63

receptor-γ, PPARγ : peroxisome proliferator
    activafed 191

Röhrer지수 47

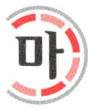

마라톤과 걷기 시의 체지방연소량 121

마른 비만인이 내장지방이 쌓이기 쉬운
    이유 272

마블링(marbling) 234

마음의 필터 236

마이너스 사고 236

마이크로다이어트(microdiet) 222

마진돌(mazindol) 58, 157

마황(麻黃, ephedra sincia) 161

만성기 뇌경색환자의 운동요법 실시방법 277

만성적 스트레스와 복부지방 27

매슬로(Maslow) 74

매크로바이오틱 다이어트(marcrobiotic diet) 219

매크로바이오틱스(marcrobiotics) 219

매크로바이오틱스의 맹점 219

맥스웰 몰츠(Maxwell Maltz) 127

메리디아(meridia) 164

멜라노코르틴-4(melanocortin-4) 202

모노아민산화효소억제제(MAOI : monoamine
    oxidase inhibitor) 166

모노텔펜(monotelpen) 172

모든 쾌감을 관장하는 A10 신경 146

목적을 확실하게 정한다 124

몸속에 저장된 에너지원 104

문제행동의 추출과 해결 181

미국국립보건원(NIH : National Institudes of
    Health) 33

미국국립보건원(NIH : National Institudes of
    Health)의 비만증치료가이드 180

미국식품의약국(FDA : Food and Drug
    Administration) 161

미국에서 인가받은 비만치료용 의약품 175

미국의 체지방률 22

미국정신의학회(APA : American Psychistric
    Association) 26

미국콜레스테롤교육프로그램(NCEP : National Cholesterol Education Program) 246
미국항공우주국(NASA : National Aeronautics and Space Administration) 53
미네랄 112
미래의 비만치료제 172
민간요법의 진실 170
믿을 수 없는 비만클리닉 170

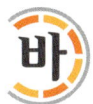

바나나의 장점 208
바세도우병(Basedow's disease) 158
바이오페린(bioperine) 166
발기부전(ED : erectile dysfunction) 165
발열이론 121
발터 푈딩거(Walter Pöldinger) 235
방풍통성산(防風通聖散) 164
배꼽부위의 피하조직에 축적되어 있는 지방의 면적(S : subcutaneous fat) 45
배꼽부위의 횡단면 45
배벽안쪽(내장)에 축적되어 있는 지방의 면적(V : visceral fat) 45
배쪽안쪽시상하부핵(VMH : ventromedial hypothalamic nucleus 63, 108
뱃살을 빼는 운동 139
벌룬카테터(balloon catheter) 274
베타차단제 및 알파베타차단제 263
변형성무릎관절증 40, 278
변형성무릎관절증에 대한 감량치료 279
변형성무릎관절증의 치료방법 279
보상을 사용한 강화 184
보상을 이용한 행동수복 강화 181
보조제가 간기능에 미치는 영향 221
보조제에 들어가는 첨가물 221
보조제의 제조과정 221
보통우유와 저지방우유의 평균영양분 비교 82
보행 시 무릎 · 엉덩관절이 느끼는 부하 279
복부형비만 30
복합성비만증환자 286
부신(A : adrenal gland) 227
부신겉질자극호르몬(ACTH : adrenocorticotropic hormone) 228
부신겉질자극호르몬분비촉진호르몬(CRH : corticotropin-releasing hormone) 227, 230
불포화지방산 209
브로콜리(broccoli) 223
비대 28
비만과 가난 42
비만과 간염 · 간암 41
비만과 노화 41
비만과 무릎관절통증 40
비만과 불임 · 출산 40
비만과 수면무호흡증 39
비만과 스트레스와 운동의 상관관계 144
비만과 식습관 70
비만과 월경이상 및 불임 282
비만과 인슐린저항성 217
비만과 치주질환 40
비만과 피로물질 41
비만에 동반되는 고혈압의 치료계획 262
비만유병률 20
비만유병률 추이 20
비만유전자 24
비만으로 배꼽이 쳐진 경우 36
비만을 유발하기 쉬운 생활습관 203
비만의 배경과 증상의 파악 253

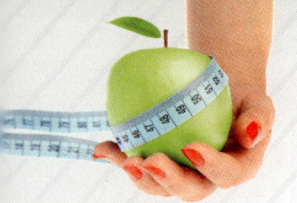
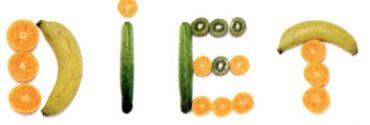

비만의 식사처방 77
비만의 약물치료지침 175
비만의 원인 23
비만의 원인에 의한 분류 28
비만의 의학요법 174
비만의 종류 28
비만이 인체에 미치는 영향 38
비만인의 식사행동 287
비만인의 체중감량 시 지방세포의 변화 29
비만임산부 278, 283
비만임산부의 BMI 수치 283
비만임산부의 증상과 태아에 미치는 영향 284
비만임산부의 체질량지수(BMI) 수치 283
비만저환기증후군(OHS : obesity
　　hypoventilation syndrome) 280
비만저환기증후군의 진단기준 280
비만전환기증후군과 BMI의 관계 281
비만전환기증후군과 체질량지수(BMI)의
　　관계 281
비만증과 2형당뇨병의 관계 253
비만증과 건강장애 35
비만증과 관련된 다양한 문제 57
비만증에 동반되는 고혈압치료방법 260
비만증에 동반되는 뇌경색환자를 위한
　　식이요법 275
비만증에 동반되는 지질대상이상의
　　치료포인트 258
비만증에서 대사증후군의 위치 242
비만증의 기본적인 치료방법 57
비만증의 약물치료현황 156
비만증의 유형별 치료방법 59
비만증의 종류에 따른 치료식단 95
비만증의 진단과 질병의 예방 및 개선 37
비만증의 진단기준 32

비만증의 치료방법 57
비만증진단의 흐름도(flow chart) 35
비만증치료법의 요점 192
비만증치료식단 93
비만증치료식단과 VLCD요법 비교 114
비만증치료식단과 VLCD요법의 차이점 114
비만증치료식단의 결정방법 96
비만증치료식단의 영양소 설정 100
비만증치료식단의 적용기준 95
비만증치료식단 이외의 식이요법을 병행할
　　때의 주의점 113
비만증치료식의 실시흐름도 97
비만증치료식의 효과판정 94
비만증치료에서 중요한 행동요법 60
비만증치료의 기본 57
비만증치료의 목표 56
비만증치료의 새로운 적 97
비만증치료의 원칙은 체지방량감소 56
비만증치료의 의의 56
비만증치료의 중요타겟 87
비만증치료의 필요성 54
비만증치료의 흐름도 61
비만증 판정기준 31
비만증환자의 삶의 질(QOL : quality of
　　life) 118
비만증환자의 식습관 및 생활습관 파악 186
비만증환자의 운동처방 142
비만증환자의 특징적인 식습관 187
비만클리닉 166
비만판정의 국가별 기준 비교 33
비만형태별 관련 질환 153
비알코올성지방간 269
비알코올성지방성간염(NASH : non-alcoholic
　　steatohepatitis) 269

비타민 112
비필수아미노산 233
비후 28
빵과 밥 79
뼈모세포(osteoblastic) 53
뼈염(osteitis) 53
뼈질량(bone mass) 159, 203
뼈파괴세포(osteoclast) 53
BMI 33
BMI 간이환산표 88
BMI와 내장지방축적 254
Broca법 47
VLCD요법의 금기대상과 부작용 115
VLCD요법의 부작용 115
VLCD요법의 적용금기질환 115
VLCD요법의 주의점 113

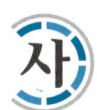

사과형비만 30
사이뇌(시상하부) 193
사회적 서포트 182
살빠지는 약 157
살빼기의 포인트 89
살이 잘 찌지 않는 식사를 위한 10가지
　　수칙 115
상기도양압술(NCPAP : nasal continuous
　　positive airway pressure) 281
새로운 발상의 살빼는 약 171
생리적 욕구 238
생산조절이상 244
생활습관병의 고위험요인 38
생활습관의 개선 252

생활습관의 수정항목 260
서양배형비만 31
선택적세로토닌재흡수억제제(SSRI : selective
　　serotonin reuptake inhibitors) 165, 236
선행자극 조절 181
섭식 시 · 공복 시 · 절식 시 에너지원의
　　이용 105
섭식장애(EDNOS : eating disorder not
　　otherwise specified) 26
섭식조절 관련 호르몬 202
섭식중추(feeding center) 24, 27
섭식중추의 발견 63
섭취에너지량의 제한 118
성격적 특성을 고려한 행동요법 287
성공적인 다이어트과정 198
성인의 혈압분류 260
성장호르몬제 159
세로토닌(serotonin) 90, 209
세인트존스워트허브(St. John's Wort herb) 162
세트포인트설(setpoint theory) 24
세포비대형비만 29
셀프 모니터링(self-monitoring) 180
소아청소년의 비만유병률 23
소화기관에서 나오는 포만감 신호 108
수면무호흡증(SAS : sleep apnea syndrome)
　　39, 280
수면 폴리그래프(polygraph) 280
수분과 비만의 관계 82
수술요법 176
수 영 132
수중체중측정법(underwater weighing) 43
스스로 칭찬하기 239
스트레스가 원인이 되어 나타나는
　　신체반응 230

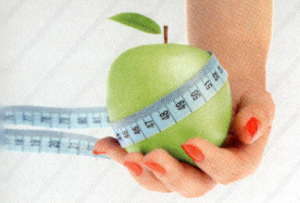

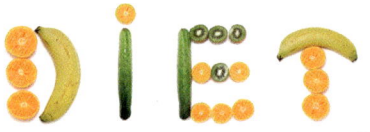

스트레스 관리 181

스트레스내성 향상 233

스트레스 대처법 233

스트레스로 인한 증상 230

스트레스를 식욕으로 풀지 않는 방법 237

스트레스와 과식의 메커니즘 229

스트레스와 비만 228

스트레스와 식욕 226

스트레스와 호르몬 분비 229

스트레스의 약물처방 236

스트레스의 원인 파악 228

스트레스 자가진단 231

스포츠를 위한 건강검사 140

시각교차상핵(SCN : suprachiasmatic nucleus) 193

시부트라민(sibutramine) 164

시부트라민(sibutramine) 164

시상하부(H : hypothalamus) 226, 227

시상하부가쪽구역(LHA : lateral hypothalamic area) 64, 108

시상하부 · 뇌하수체 · 부신 · 지방조직으로 구성된 시스템 226

시상하부복측내핵 63

시아노제(cyanose, zyanose) 281

시트러스(citrus) 164

시트러스오란티움(citrus aurantium) 164

식사유도성열생산 102

식사제한 255

식사처방전 77

식생활의 특징과 시정 250

식염섭취의 제한 260, 261

식욕억제와 체지방량 110

식욕억제제 160

식욕을 없애는 약 160

식욕조절중추의 작용 110

식이요법 57, 70, 261, 268, 270

식이요법과 운동요법의 병행 119

식이요법 실시상의 주의점 113

식이요법에서 고려할 점 258

식이요법의 대상 91

식이요법의 목적 92

식이요법의 실시방법 95

식이요법의 효과 93

식품보존료(food presservative) 220

신경성대식증(bulimia nervosa) 90, 286

신경성식욕부진증(anorexia nervosa) 89

신경성식욕부진증환자 285

신경성식욕전달기구 109

신경펩타이드 Y(NPY : neuropeptide Y) 24, 202, 226

신토불이 219

실행가능한 식사제한 190

심리적 서포트가 필요한 비만증 285

심박수모니터(heart rate monitor) 122

심부전(heart failure) 39

심장근육경색 134

심장동맥질환 39

심장동맥질환의 진단과 치료 272

심장동맥질환자의 감량치료 시 유의점 274

씹는 방법 188

SNS(social networking service) 74

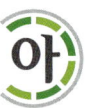

아나필락시쇼크(anaphylaxis shock) 211

아데노신3인산(ATP : adenosine triphosphate) 268

아디포넥틴(adiponectin) 32, 173

아디포사이토카인(adipocytokine) 244

아라키돈산(arachidonic acid) 220, 234

아미노(amino) 110

아미노산(amino acid) 229

아브라함 매슬로(Abraham H. Maslow) 237

아세트알데히드(acetaldehyde) 80

아스팔텀(asphaltum) 79

아스피린(aspirin) 161

아침 바나나다이어트 208

아침 바나나다이어트의 문제점 208

아크릴아마이드(acrylamide) 74

안드로이드형비만 30

안드로이드형비만(android-type obesity) 30

안전의 욕구 238

안전한 운동방법 132

안정기 275

안지오텐신Ⅱ수용체차단제(ARB : angiotension receptor blocker) 263

안지오텐신전환효소억제제(ACE-I : angiotension converting enzyme inhibitors) 263

안티에이징(antiaging) 124

알라닌아미노전이효소 270

알라닌아미노트란스페라제 270

알코올섭취 제한 260, 262

암페타민(amphetamine) 157

애킨스(Atkins) 213

애킨스 다이어트 216

야간섭식증후군(NES : night eating syndrome) 26, 286

약물요법 57

약물요법 실시상의 주의점 154, 268, 271

약물요법에 의한 비만증의 치료기간 152

약물요법의 병행 263

약물요법의 적용기준 152, 153

약물요법의 적용대상 152

약물요법의 치료대상자 152

약물요법의 평가 154

약물을 사용한 혈압강하 시의 주의점 263

약물치료현황 156

약제성비만 28

양압기(CPAP : continuous positive airway pressure) 42

양적이상에 34

엄격한 에너지제한식 113

엄격한 초저칼로리다이어트 99

에너지 및 영양소 섭취현황 100

에너지밸런스 100

에너지소비를 위한 10가지 수칙 149

에스테틱 살롱(esthetic salon) 124

에스트로겐(estrogen) 28

에이코사펜타엔산(EPA : eicosapentaenoic acid) 78

에페드라(ephedra) 160

에페드라(ephedra) 무배합 165

에페드린(ephedrine) 164

엔도르핀(endorphin) 235

엔도르핀이론 121

엘리자베스 블랙번(Elizabeth Blackburn) 42

엡스타인(Epstein) 25

연령별 비만유병률 21

연령별·성별 기초대사량 103

연축(twitch) 281

열중증(heat stroke) 134

염산에페드린(ephedrine hydrochloride) 161

염산페닐프로파놀아민(phenylpropanolamine hydrochloride) 161

영양섭취량의 조절 284

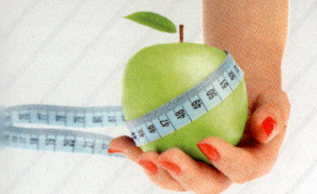
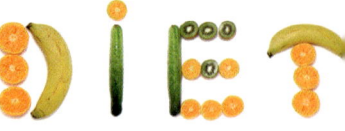

영양소섭취상의 주의점 112

영양소의 배분 99

오를리스타트(orlistat) 160, 171

오메가3지방산 209

오버웨이트(over weight) 34

오스모틴(osmotin) 174

오즈비(odds ratio) 250, 251

옥산로초산(oxaloacetic acid) 213

옥살산(oxalic acid) 210

올바르게 먹는 법 220

올바른 살빼기 176

올바른 살빼기를 위한 종합작전 177

외식 리터러시로 자기방어 75

외측시상하부구역 108

요구르트 73

요산(uric acid, lithic acid) 265

요요현상 97, 196

요요현상방지법 201

요요현상을 고려한 식이요법 99

요요현상의 발생과정 196, 197

요요현상이 나타나지 않게 하는 방법 199

요요현상이 반복되는 복합성비만증환자 286

요요현상이 없는 다이어트 204

요요현상이 적고 효과적으로 감량할 수 있는
    운동요법 123

요힘빈(yohimbin/yohimbe) 165

욕구단계설(motivational hierarchy) 74, 237

우로코르틴(urocortin) 227

우리나라 사람의 비만 특징 32

우리나라와 다른 나라 사람들의 영양섭취
    비교 100

우리나라의 비만 실태 20

우울증 셀프테스트 231, 232

운동강도 129

운동부족 25

운동 시 산소소비량(에너지소비량)에 따른
    운동의 분류 130

운동 시 주의점 139

운동에 의한 체중감량 120

운동요법 57, 268, 271

운동요법에서 고려할 점 258

운동요법에 의한 인슐린감수성 개선 119

운동요법의 의의 118

운동요법의 지속방법 148

운동요법의 평가방법 148

운동요법의 포인트 262

운동요법의 효과 120, 142

운동으로 스트레스 해소 235

운동을 지속하기 위한 요령 124

운동의 도입 251

운동의 효과 143

운동이 다이어트에 유익한 이유 121

운동저금 125

운동처방전 141

울열성(鬱熱性) 발열 134

원푸드(onefood)다이어트 211

월경이상 282

웨이트 사이클링(weight cycling) 148, 196

웨이트 사이클링(weight cycling) 현상 97

위험한 약물 다이어트 155

위험한 원푸드다이어트 211

위험한 허브 162

유리지방산 122

유리지방산(FFA : free fatty acid) 228, 244

유산소운동 50

유전성비만 28

유전적 요인 24

음식 남기지 않고 다 먹기 71

음식의 단백질함유량 234

음양의 조화 219

의무적 사고 236

의약품의 이용이 필요한 경우 174

이뇨제 263

이뇨제와 비슷한 물질 50

이상체중(desirable body mass) 32

이상체중의 산정 33

이상체중이 60kg인 사람의 식이요법 271

이자베타세포의 증식과 전사인자 191

이중에너지X선흡수법(DEXA : dual-energy
　　X-ray absorp-tiometry) 44

이차성다혈증(secondary polycythemia) 281

이케다니 유니(池谷裕二) 204

2형당뇨병으로의 진행방지와 관계있는
　　생활습관 254

이화항진(hypercatabolic) 284

인간게놈 프로젝트 244

인간과 세트포인트설 65

인공감미료의 섭취와 비만 79

인슐린감수성(insulin receptivity) 119

인슐린내성 118

인슐린수용성 119

인슐린저항성(insulin resistance) 118

인슐린저항성 개선 118

인슐린저항성을 유발 245

인지재구축 182

인터넷에서 판매하는 다이어트보조제 164

인터벤션(intervention) 272

인터벤션(intervention) 치료법 274

1개월에 1kg 정도 감량 199

일물전체 219

일반적인 VLCD의 형태 114

일본비만학회 32, 33

일본비만학회(JASSO : Japan Society of the
　　Study of Obesity) 55, 242

일본의사회(JMA : Japan Medical Association)
　　242

일상생활동작(ADL : activities of daily living) 277

일시적이고 위험한 수분상실법 148

일일에너지섭취량의 기준 78

일일총에너지섭취량 결정 시의 주의점 98

일일총에너지섭취량 결정의 포인트 98

일일총에너지섭취량 구하는 방법 96

임산부에게 나타나는 대사동태의 변화 284

임신고혈압증후군(임신중독증) 282

임신시기별 비만임산부의 판정기준 283

ALT(alanine aminotransferase) 270

EPA(eicosapentaenoic acid) 209

impotence 치료제 165

obesity 34

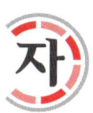

자궁몸통암(endometrial cancer) 40

자기공명영상(MRI : magnetic resonance
　　imaging) 237

자기평가를 높이기 위한 사고방식 239

자기평가를 높일 것 238

자동온도조절기(thermostat) 107

자동온도조절장치(thermostat) 64

자색증 281

자아실현의 욕구 238

자아(자존)의 욕구 238

자연살해세포(NK cell : natural killer cell) 218

자율신경계통기능과 비만의 관계 193

작업형태별 소비칼로리 78

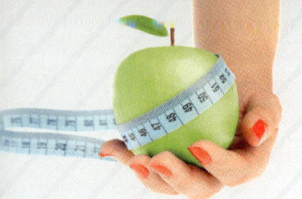
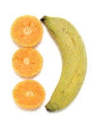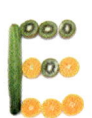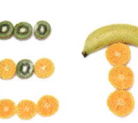

잔류농약 210
잔반처리를 위한 식사 286
잘못된 식습관 26, 70
잘못된 식습관 TOP 5 70
장경인대염 135
저밀도지질단백질(LDL : low-density
    lipoprotein) 콜레스테롤 120
저인슐린다이어트 213
저인슐린다이어트의 포인트 214
저인슐린다이어트의 함정 213
저탄수화물다이어트 213
저혈당의 위험성 216
적당한 체중증가 285
적당한 치료기간 189
적용방법 186
적정체중의 유지 260
적정행동의 지속 184
적합한 치료방법의 실시 192
전기근육자극(EMS : electrical muscle
    stimulation) 170
전산단층조영술(CT : computeized
    tomography) 37
점적주입법(instillation) 275
정신장애진단통계편람-Ⅳ(DSM : diagnostic
    statistical manual of mental disorders) 26
정체를 알 수 없는 약의 공포 163
정크푸드(junk food)중독 73
젖산역치 142
제니칼(xenical) 164
제지방조직(LBM : lean body mass) 113, 196
조급한 식사 286
조깅 131
좌선·명상으로 스트레스 해소 237
좌선방법 237

주기성호흡(periodic breathing) 281
죽음의 사중주 242
죽음의 사중주의 상호관계 243
중추성식욕조절기구 107
중추에서의 식욕조절 107
증후성비만 28
지방간 56
지방간에 대한 감량치료의 효과 270
지방간의 식이요법 270
지방간의 운동요법 271
지방간의 진단과 치료 269
지방간의 치료방법 270
지방간이 있는 비만증환자의 식사지도 270
지방세포(A : adipocyte) 227
지방세포에서 분비된 사이토카인 244
지방세포의 양적이상에 의한 비만증 55
지방세포의 양적이상에 의한 비만증의
    치료방법 60
지방세포의 양적이상에 의한 비만증의
    합병증 278
지방세포의 질적이상에 의한 비만증 55
지방세포의 질적이상에 의한 비만증의
    치료방법 59
지방세포의 체내분포부위에 따른 분류 30
지방연소를 위한 운동시간 122
지방의 축적과 뇌의 작용 62
지방이 많은 식품 83
지방이 많은 식품과 콜레스테롤 83
지방조직에서 스트레스반응계로 가는
    피드백기구 227
지 질 112
지질대사이상의 진단과 치료 257
지질대사이상이 있는 비만증환자의
    치료포인트 258

짐 픽스(Jim Fixx) 131
GI(glycemic index)다이어트 213
GI(glycemic index, 당지수) 214
GI가 높은 감자 215
GI 다이어트의 보완법 217
gynoid-type obesity 31
Jack Szostak 42
XENICAL(제니칼) 160
zyanose 281

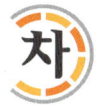

청색증 281
체격요인을 이용한 비만도측정공식 46
체내 식욕억제호르몬을 이용하자 201
체성분 측정 43
체중 70kg인 남성의 에너지원 105
체중감량 118, 261
체중감량약물 156
체중감량에 좋은 운동 128
체중감량을 위한 운동의 3요소 122
체중변화그래프 186
체중에 의한 기초대사량 추정식 103
체중의 세트포인트설 63, 64
체중조절의 기전 62
체지방량의 조절기전 106
체질량지수(BMI : body mass index) 47, 58
체질량지수를 기준으로 한 비만유병률 20
체질량지수에 의한 비만판정법 47
체질량지수(BMI)와 내장지방축적 254
초저비중지질단백질(VLDL : very low density
    lippoprotein) 257
초저칼로리다이어트(VLCD : very low calorie

diet) 60, 92, 93, 265
최대심박수 122, 133
추출된 피페린(piperine) 166
축처진 뱃살을 빼는 운동 139
축합 213
충동성식사 286
취미와 운동 137
치료가 필요한 비만증 55
치료결과의 평가방법 189
치료기간의 설정 155
치료방법의 선택과 치료계획결정 192
치료식단의 종류 92
치료의 기본개념과 치료목표 248
치료의 원칙은 체지방량감소 56
치료효과의 기준 281
치료효과의 평가 155
치주질환(periodontal disease) 40
친화(소속감)의 욕구 238

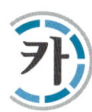

카니트렉스(carnitrex) 165
카니틴(carnitine) 165
카바(kava) 162
카일로마이크론(chylomicron) 84
칼로리를 낮춘 대체음식 리스트 76
칼륨과다섭취의 위험성 209
칼륨의 주요작용 209
칼슘길항제 263
캘리퍼(피지후계) 43
캘리퍼를 이용한 측정법 43
컴퓨터단층촬영법(CT : computerized
    tomography) 45

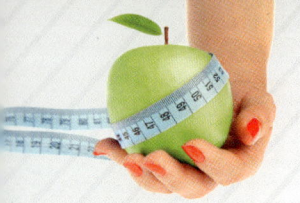
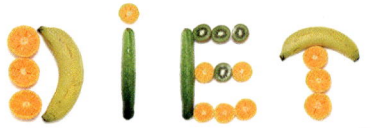

케네디의 지방평형 65

케이크 73

케토시스(kitosis) 213

케톤산증(ketoacidosis) 112, 217

케톤체의 축적(ketosis) 112

코티졸(cortisol) 28, 230

코티졸(cortisol)의 분비 228

콜레스테롤이 많은 식품 베스트 10 85

콜레시스토키닌(cholecystokinin) 216

콜레우스 포르스콜린(coleus forskolin) 165

콩팥기능부전에 인한 투석 38

콩팥위샘 227

쾌감신경 146

쾌감을 기억시키는 신경(A10신경) 145

쿠싱증후군(Cushing syndrom) 28

쿠키 등을 먹으면 허리둘레가 늘어나는
    이유 73

Carol Greider 42

Kaup지수 47

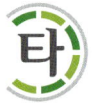

타이로신(tyrosine) 229

타이아자이드(thiazide)계 이뇨제 264

탄수화물 112

탄수화물 섭취제한다이어트와 건강문제 213

텔로메라제(telomerase) 42

텔로미어(telomere) 41, 42

통풍의 식이요법 268

통풍의 운동요법 268

통풍의 치료방법 266

트리글리세라이드 84

트립토판(tryptophan) 209, 229

특수한 병상태를 동반하는 건강장애 34

특징적인 정신증상 285

티라딘(Thyradin) 159

Turner증후군 28

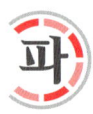

파스타(pasta) 78

파이토케미컬(phytochemical) 223

팔미틴산(palmitic acid) 78

펜펜(Fen-Phen) 160

펜플루라민(fenfluramine) 160

펩타이드 YY3-36(PYY) 202

펩타이드 YY(peptide YY) 201

편의점도시락의 공포 74

폐색성수면무호흡증(OSAS : obstructive sleep
    apnea syndrome) 280, 281

폐용증후군(disuse syndrome) 276

포도당에 의한 포만감 109

포만감을 느끼게 되는 원리 110

포만감을 느끼는 3가지 요소 200

포만감을 주는 물질 99

포만감지수(satiety index) 215

포뮬러(formula)식 92, 222

포뮬러식의 단점 222

포스파티딜콜린(PPC : phosphatidylcholine)
    168

폭 식 285

폭식장애(binge-eating disorder) 286

폭식증 26, 286

폭식증환자의 특징적인 정신증상 285

폴리페놀(polyphenol) 223

푈딩거(Walter Pöldinger) 235

표준체중(standard weight) 31
플로리진(phlorizin) 172
피스톨(Michel Pistor) 168
피크위크문서(Pickwick Papers) 280
피크위크증후군(pickwickian syndrome) 160
피페린(piperine) 166
피하지방축적형비만 252
필수아미노산 233
Pickwick증후군 280
PPARγ(peroxisome proliferator activafed
　receptor-γ) 191
progesterone 160
PS비 77

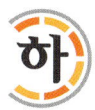

항상성(homeostasis) 196
항진(allentuation) 227
행동수복의 내용 184
행동수복의 단계 184
행동수복의 단계와 실시법 183
행동수복의 실제 184
행동수복의 실행과 평가 184
행동수복의 확대와 184
행동요법 57
행동요법의 7가지 요점 180
행동요법의 단계 185
행동요법의 단계와 적용방법 185
행동요법의 실제 182
행동요법의 적용방법 186
행동요법의 치료단계와 실시법 183
행동요법의 평가방법 189, 190
행동요법의 흐름 182

허리둘레를 기준으로 한 비만유병률 22
허브(herb) 162
허파색전증 278
허혈뇌졸중 39
현명한 GI 다이어트방법 217
혈당치 이외의 조절목표 255
혈압강하제(hypotensive agents) 263
혈압강하치료의 일차 선택약 263
호르몬제의 정체 158
호흡지수(RQ : respiratory quotient) 193
홀터심전도(Holter electrocardiogram) 242
화학합성첨가물 74
확대해석과 과소평가 236
확실한 감량효과 190
활동대사의 3가지 102
활성산소 136
활성산소에 의해 나타나는 증상 136
활성산소의 영향 136
활성산소의 주요 발생원 136
황색체호르몬제(luteal hormone) 159, 160
효과가 전혀 없는 지방흡입술 169
흡연자나 술을 자주 마시는 사람이 비만이 되기
　쉬운 이유 81
Hetherington 63
hyperplasia 28
hypertrophy 28

약어정리

ADL : activities of daily living → 일상생활동작

ALT : alanine aminotransferase → 알라닌아미노트란스페라제

APA : American Psychistric Association → 미국정신의학회

ARA : arachidonic acid → 아라키돈산

ATP : adenosine triphosphate → 아데노신3인산

BMI : body mass index → 체질량지수

CPAP : continuous positive airway pressure → 양압기

CRH : corticotropin-releasing hormone → 부신겉질자극호르몬분비촉진호르몬

CT : computeized tomography → 전산단층조영술, 컴퓨터단층촬영법

DEXA : dual-energy X-ray absorptiometry → 이중에너지X선흡수법

DHA : docosahexaenoic acid → 도코사헥사엔산

DHP : dihydropyridine → 다이하이드로피리딘

EDNOS : eating disorder not otherwise specified → 달리 분류되지 않는 섭식장애

EMS : electrical muscle stimulation → 전기근육자극

EPA : eicosapentaenoic acid → 이코사펜타에노익산

FDA : Food and Drug Administration → 미국식품의약국

FFA : free fatty acid → 유리지방산

GI : glycemic index → 당지수

HDL : high-density lipoprotein → 고밀도지질단백질

JASSO : Japan Society of the Study of Obesity → 일본비만학회

JMA : Japan Medical Association → 일본의사회

LBM : lean body mass → 제지방조직

LDL : low-density lipoprotein → 저밀도지질단백질

LHA : lateral hypothalamic area → 시상하부가쪽구역

LT : lactate threshold → 젖산역치

MAOI : monoamine oxidase inhibitor → 모노아민산화효소억제제

METs : metabolic equivalent → 대사당량

MRI : magnetic resonance imaging → 자기공명영상

NASH : non-alcoholic steatohepatitis → 비알코올성지방성간염

NCEP : National Cholesterol Education Program → 미국콜레스테롤교육프로그램

NCPAP : nasal continuous positive airway pressure → 상기도양압술

NES : night eating syndrome → 야간섭식증후군

NIH : National Institudes of Health → 미국국립보건원

NK cell : natural killer cell → 자연살해세포

NPY : neuropeptide Y → 신경펩타이드 Y

OSAS : obstructive sleep apnea syndrome → 폐색성수면무호흡증

PCOS : polycystic ovarian syndrome → 다낭포성난소증후군

PPAR γ : peroxisome proliferator activafed receptor-γ → 과산화소체증식체활성인자

PPC : phosphatidylcholine → 포스파티딜콜린

RQ : respiratory quotient → 호흡지수

SAS : sleep apnea syndrome → 수면무호흡증

SNP : single nucleotide polymorphism → 단일염기변이

SSRI : selective serotonin reuptake inhibitors → 선택적 세로토닌재흡수억제제

TPN : total parenteral nutrition → 경정맥영양요법

UCP : uncoupling protein → 결합저지질단백질

VLCD : very low calorie diet → 초저칼로리다이어트

VLDL : very low density lipoprotein → 초저비중지질단백질

WHR : waist-hip ratio → 엉덩이둘레에 대한 허리둘레의 비율

저 자 소 개

이 윤 관

· 동아대학교 체육학과 졸업
· 동아대학교 대학원 체육학석사
· 동아대학교 대학원 이학박사
· 대구한의대학교 한방스포츠의학과 교수
· 대구경북 체육학회 부회장
· 대구경북 체육교수회 감사
· 발육발달학회 이사

· 유아체육학회 이사
· 운동처방학회 이사
· 대한운동사회 교육위원
· 한국골프학회 부회장
· 중국 하북 중의대학교 협력교수
· 중국 심양요경성 중의대학교 협력교수
· 경산시 생활체육 스킨스쿠버다이빙협회 회장

[저서]
· 트레이닝의 과학적 기초
· 추나마사지
· 스포츠의학 특강

비만과 체중관리

초판발행/2013년 7월 15일
초판3쇄/2025년 3월 15일
발행인/김영대
발행처/대경북스
ISBN/978-89-5676-415-3

등록번호 제 1-1003호
서울시 강동구 천중로 42길 45 2F
전화: 02) 485-1988, 485-2586~87·팩스: 02) 485-1488
e-mail: dkbooks@chol.com·http://www.dkbooks.co.kr